はじめての食事療法

毎日おいしい
高血圧の減塩レシピ

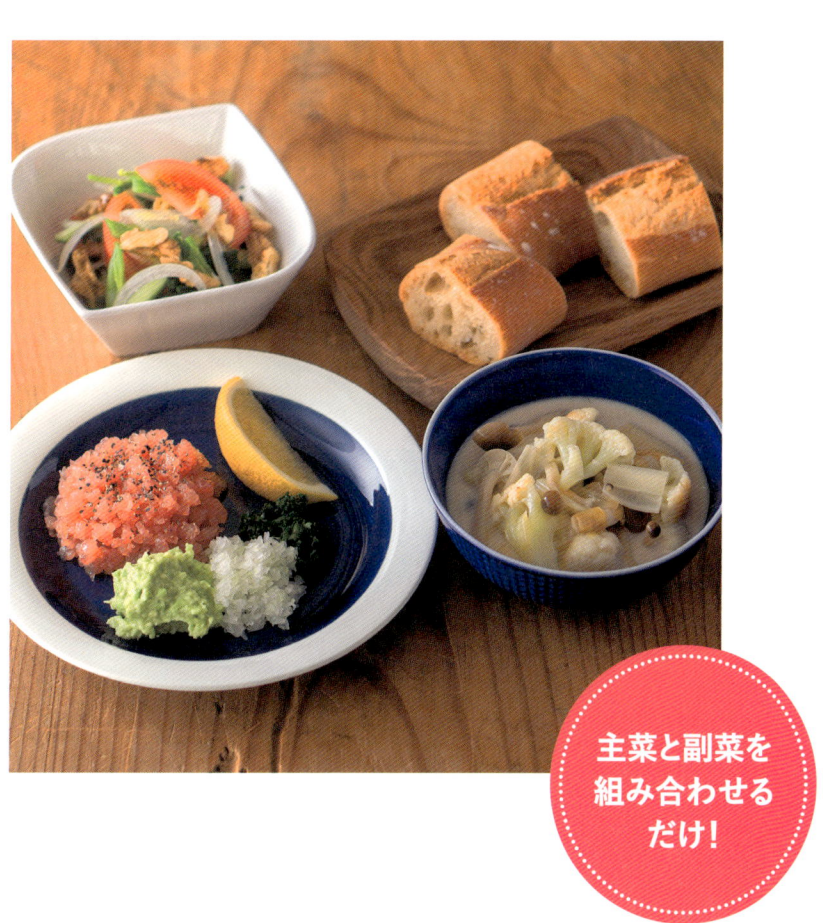

主菜と副菜を
組み合わせる
だけ！

成美堂出版

MESSAGE

高血圧治療の第一歩は、食塩量コントロール

高血圧は、「外来血圧140／90mmHg、家庭血圧135／85mmHg以上」と定義されています。わが国では、高血圧患者さんは約4300万人と言われ、"国民病"の一つです。高血圧は、多くの臓器（心臓、脳、腎臓、血管、眼底など）にいろいろな障害を起す万病の元ですが、30、40歳代の高血圧患者では8〜9割が未治療であり、高血圧患者全体の約半数は管理不十分とされています。

血圧とは、心臓から送り出された血液が血管の壁に与える圧力のことで、上腕にカフを巻いて測定します。血圧は、心臓からでる血液の量（心拍出量）と血管の硬さ（末梢血管抵抗）を掛けた値に相当します。この心拍出量の増加に関係しているのが塩分（食塩）の過剰摂取です。高血圧患者では6ｇ／日未満が推奨されていますが、わが国における平均食塩摂取量は、依然10ｇ／日程度と報告されています。各医療機関では、管理栄養士が減塩指導を行い日常診療に活かしています。しかし、少ないと思っても、かなりの食塩量が含まれている食材もあり、また、毎日の食事で食塩摂取量を厳格に守っていくことは大変難しいことです。

そのような背景をふまえ、管理栄養士の佐藤芳子さんのご協力も得てこの本を監修させていただきました。本書が、高血圧患者さんとご家族の食事療法の一助になれば、大変うれしく思います。

順天堂大学名誉教授

富野 康日己

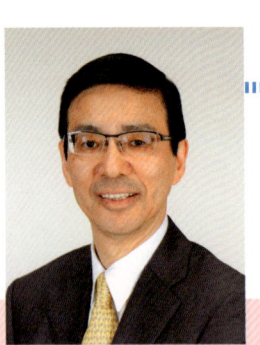

MESSAGE

新しい食習慣を作り、減塩を実現する

高血圧症の怖いところは、自覚症状が出にくく、症状が現れた時は合併症を発症していることも多いこと。また原因が、はっきりとしないことも怖いところです。多くの原因は生活環境にあるとされ、なかでも食生活が大きく関わっています。そのため、血圧のコントロールには、食生活の管理が不可欠です。

食事を管理するということは、とても大変そうに思いますが、見方を変えると、高血圧の予防や改善が、お医者さんや薬だけに頼らず、自分自身でできるという素晴らしいことです。

高血圧の食事療法では、減塩が一番のポイントになります。ただ塩やしょうゆを減らせばよいというものではありません。塩は調味料の基本でおいしさに大きく関わります。塩を控えたら、バランスよく甘味も加減し、酸味や香りを補って、いっそうおいしく仕上げます。忘れてはいけないのは、薄味でもたくさん食べたら塩分の摂取量は多くなるということです。

慣れ親しんだ濃い味とはきっぱりと別れ、新たな習慣を作りましょう。塩を控えてきちんと調味すると、食材本来の味に気づき、味覚も敏感になります。摂取する塩分を1日のなかで上手に配分し、今まで以上に充実した食生活を送りましょう。

料理研究家　検見﨑 聡美

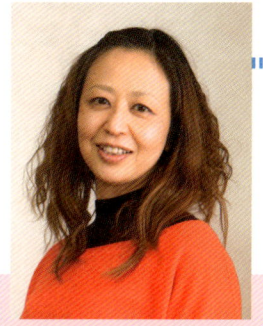

毎日おいしい高血圧の減塩レシピ CONTENTS

MESSAGE 2
レシピの表記ルール 9
この本の上手な使い方 10

第1章 高血圧 減塩ごはんの基礎知識 11

高血圧はこんな病気 12
高血圧の診断 14
高血圧の治療 16
食事のポイント1
食塩を1日6gに抑える 18
〈覚えておきたい減塩調理のコツ〉
① 加工食品は控えめに使いましょう 20
② 旨味のある「だし」を使いましょう 21
③ 調味料は控えめに使いましょう 22
④ 調味料は、計って使いましょう 23
⑤ 汁物は1日1回までにしましょう 24
⑥ 旬の新鮮な素材を使いましょう 24
⑦ 酸味を使いましょう 25
⑧ 香辛料や香味野菜を使いましょう 25
⑨ 焼き色をつけて香ばしくしましょう 26
⑩ トロミをつけて味を全体にからめましょう 26
食事のポイント2
適正エネルギー量を栄養バランスよく 28
食事のポイント3
血圧を下げる栄養素の摂取 30
もっと知りたい高血圧Q&A 32

第2章 1週間献立 朝食 35

1日3食がそのまま作れる1週間献立

「チキンサラダ」献立 44
「鮭缶とキャベツのミルクスープ」献立 46
「ゆで豚と青梗菜の薬味だれ」献立 48

「豆腐とれんこん、みつばの卵炒め」献立 36
「鯛とレタスのお粥」献立 38
「豆腐の粒マスタード焼き」献立 40
「クレソンオムレツのサンドイッチ」献立 42

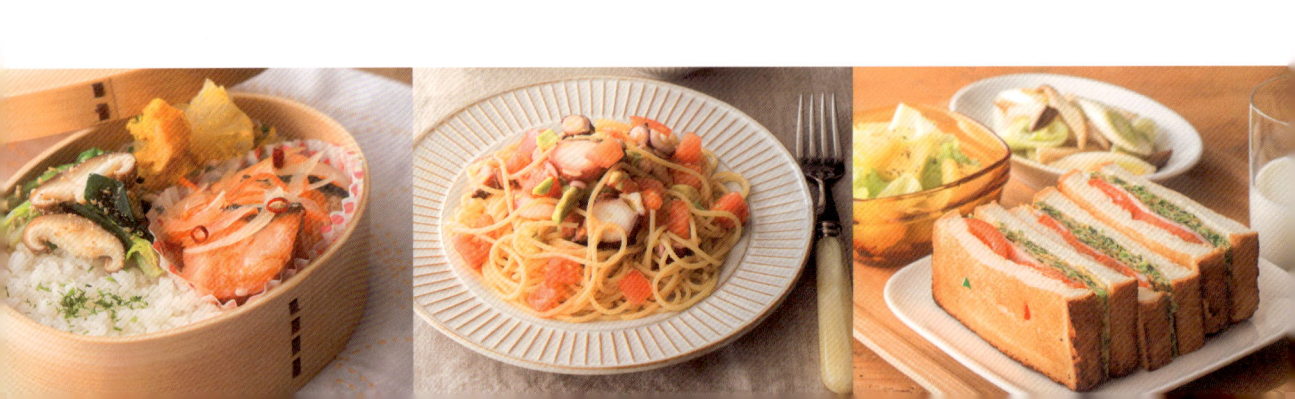

第3章 1週間献立 昼食 … 51

「豚肉とえのきのチヂミ」献立 … 52
「牛肉と香り野菜のチャーハン」献立 … 54
「にらタマ黒酢あん」献立 … 56
「鮭の南蛮漬け」献立 … 58
「鶏肉と白菜のあんかけごはん」献立 … 60
「豆腐のカレーじょうゆ煮」献立 … 62
「たことアボカド、トマトのパスタ」献立 … 64

第4章 1週間献立 夕食 … 67

「手羽先の酢煮」献立 … 68
「豚ヒレ肉のトマト煮」献立 … 70
「ぶりと大根の塩煮」献立 … 72
「厚揚げのドライカレー」献立 … 74
「ほたて貝柱の中華風ミルク煮」献立 … 76
「豆腐のおろし煮」献立 … 78
「まぐろのタルタルステーキ風」献立 … 80

組み合わせ自由自在 選ぶレシピ

第5章 選ぶ主食 … 83

一皿料理
ごぼうとチキンのカレー … 84
豆乳スープかけごはん … 85
豆腐、おかかあえそば … 86
ねぎと牛肉のピリ辛焼きそば … 87
もずく入りお好み焼き … 88
生トマトのナポリタン … 89

混ぜごはん
鮭の混ぜごはん … 90
エスニック混ぜごはん … 91
ゆで牛の混ぜごはん … 92
まぐろの混ぜ寿司 … 93

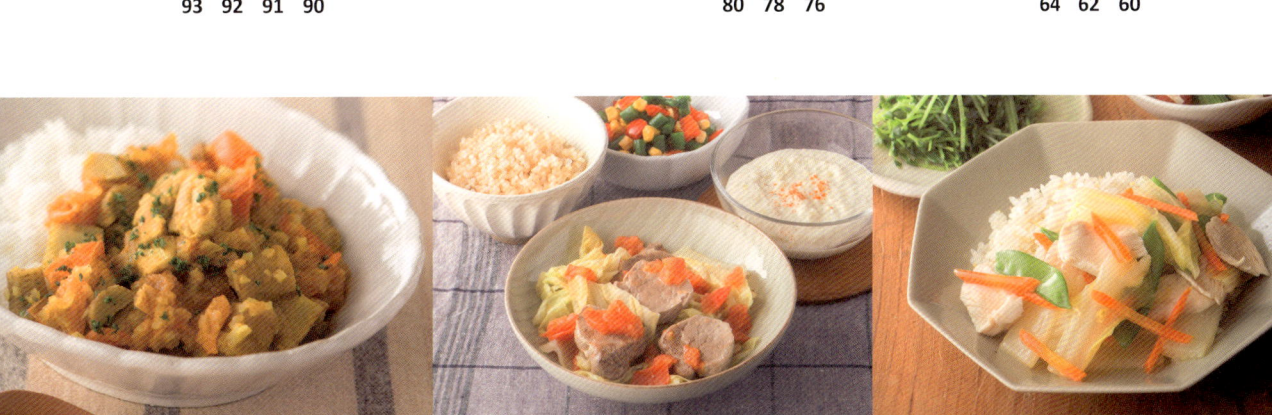

第6章 選ぶ主菜 103

お弁当
- 「鯛の漬け焼きアスパラ添え」弁当 … 94
- 「牛肉のこしょう焼き」弁当 … 96
- 「ポークソテーサンド」弁当 … 98
- 「たらのかき油煮」弁当 … 100

魚介類
- さばのおろし蒸し … 104
- あじのねぎみそ焼き … 105
- 鮭のコーンクリーム煮 … 106
- ぶりのココナッツミルク煮 … 107
- さわらのねぎマヨ焼き … 107
- 鯛の中華風刺し身 … 108
- いかとかぼちゃの煮物 … 108
- たこ、あさり、じゃがいものトマト煮 … 109
- えびの豆板醤炒め … 109

牛肉
- 牛肉の豆乳煮 … 110
- 牛肉のボルシチ風煮物 … 111
- 牛ひきハンバーグ … 112
- 長いも入り青椒肉絲 … 113
- 牛肉、トマト、しその炒め物 … 113
- 牛肉とれんこんの炒め物 … 114
- 牛肉とレタスのすき煮 … 114
- 牛肉とアスパラ巻き焼き … 115
- ビーストロガノフ風 … 115

豚肉
- 豚ヒレのマリネ … 116
- 豚肉とカリフラワーの炒め煮 … 117
- 豚ひきのクリーム煮 … 118
- 豚しゃぶの薬味おろしかけ … 119
- 豚つくね焼き … 119
- 黒酢酢豚 … 120
- 豚肉ときゅうり、きくらげの酢炒め … 120
- 豚ヒレのごま煮 … 121
- 豚ロースの辛子焼き … 121

鶏肉
- ささ身のピザ風 … 122
- 鶏だんごの中華風煮こみ … 123
- 鶏ももの酒粕煮 … 124
- ささ身の青のり衣揚げ … 125
- 鶏ももとトマトのてり焼き … 125
- 鶏むねのワイン蒸し … 126
- 鶏むねとじゃがいも、玉ねぎのこしょう炒め … 126
- 鶏ももとセロリ、マッシュルームのハーブ炒め … 127
- 鶏むねのタンドリー風 … 127

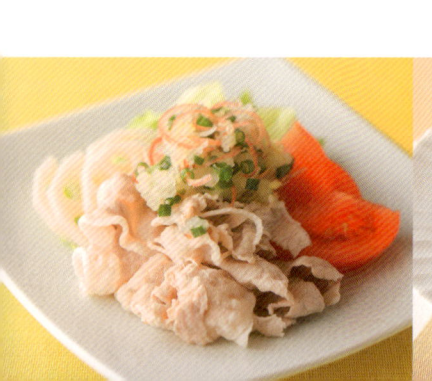
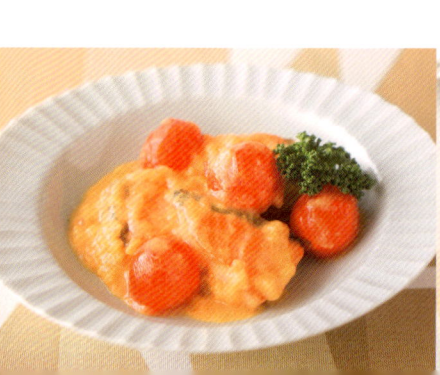
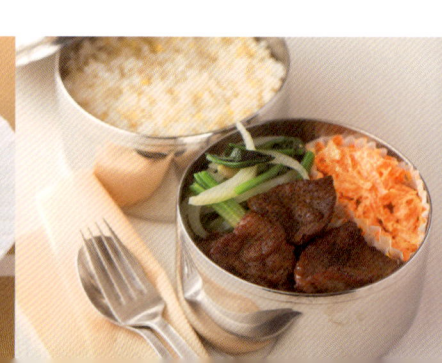

第7章 選ぶ副菜 …135

卵
- 納豆とわけぎのオムレツ … 128
- もずく、ねぎ、えのきの平焼きオムレツ … 128
- 卵炒め、なめこあんかけ … 129
- ブロッコリーとほたての卵炒め … 129
- ごぼう、しいたけ、牛肉の卵とじ … 130
- 高野豆腐の卵とじ … 130
- 卵炒め、オクラとかにのあんかけ … 131
- 中華風トマト卵炒め … 131

大豆製品
- ほたてとれんこんの蒸し豆腐 … 132
- チリコンカーン … 132
- 豆腐のグラタン … 133
- マーボー豆腐 … 133

緑黄色野菜
- アスパラとにんにくのアーモンド炒め … 136
- いんげんのナムル … 136
- 豆苗とピーナッツの白あえ … 137
- 絹さやと桜えびの煮浸し … 137
- オクラの納豆あえ … 138
- かぶの葉の卵炒め … 138
- 水菜のツナマヨあえ … 139
- 小松菜ととろろ昆布の煮浸し … 139
- ししとうの炒め漬け … 140
- 春菊のヨーグルトあえ … 140
- 青梗菜、エリンギ炒め … 141
- トマトのチーズ焼き … 141
- にらとひじきのアボカドあえ … 142
- ピーマンとしめじの煮浸し … 142

淡色野菜
- ほうれん草のアーモンドあえ … 143
- ブロッコリーのにんにくスープ煮 … 143
- レタスの豆乳煮浸し … 144
- キャベツとツナのあえ物 … 144
- ゆで玉ねぎのサラダ … 145
- ズッキーニのトマト煮 … 145
- れんこんのピーナッツみそ炒め … 146
- ごぼうのしょうゆ煮 … 146
- きゅうり、わかめ、かに缶の酢の物 … 147
- セロリと豆腐の辛子あえ … 147
- カリフラワーとアボカドのサラダ … 148
- ゴーヤのくるみ酢あえ … 148
- なすとしらすの煮浸し … 149

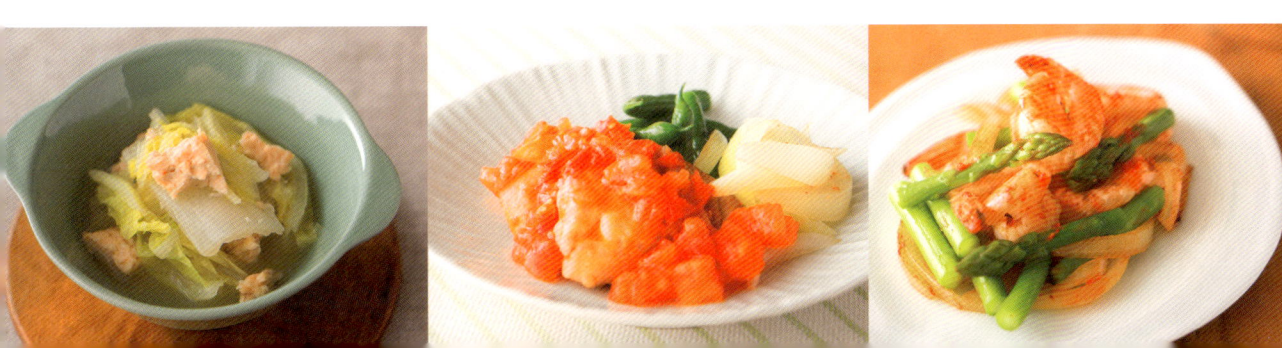

かぶと油揚げの煮物 …… 149
白菜と鮭缶のスープ煮 …… 150
もやしと切り昆布の豆板醤炒め …… 150
長ねぎのスープ煮 …… 150
大根の黒こしょう炒め …… 151
海藻・きのこ
焼きしいたけの薬味おろし …… 152
エリンギの黒酢炒め …… 152
しめじのくるみ炒め …… 153
マッシュルームのミルク煮 …… 153
もずくとキウイの酢の物 …… 154
めかぶとなめこのポン酢あえ …… 154
ひじきのヨーグルトサラダ …… 155
わかめと長いもの炒め物 …… 155
大豆製品
焼き油揚げの薬味あえ …… 156
高野豆腐とのりの卵とじ …… 156
ゆばの辛子あえ …… 157
干ししいたけとにんじんの納豆あえ …… 157
かぼちゃ・いも
かぼちゃのザーサイ蒸し …… 158
たたきごぼうとろろとアボカドのトマトあえ …… 158
里いものトマト煮 …… 159
さつまいものヨーグルトあえ …… 159

もっと副菜1 低塩常備菜
れんこん甘酢煮 …… 160
きくらげの酢炒め …… 160
さつまいもの黒酢煮 …… 160
こんにゃくと牛肉のしぐれ煮 …… 161
くるみ、アーモンド、じゃこの佃煮風 …… 161
ひじきと鮭缶のいり煮 …… 161
じゃがいもと桜えびの煮物 …… 162
かぼちゃのしいたけだし煮 …… 162
しいたけじゃこ煮 …… 163
にんじんの塩きんぴら …… 163
ごぼうのカレーきんぴら …… 163
こんにゃくのこしょうきんぴら …… 164
エリンギのマリネ …… 164
たこ、赤パプリカ、玉ねぎのマリネ …… 164
キャベツのマリネ …… 165
黒大豆のピクルス …… 165
ミニトマトのピクルス …… 165
アーモンドとくるみのピクルス …… 165

もっと副菜2 低塩汁物
キムチスープ …… 166
サンラータン …… 166
さばのスープ …… 166
玉ねぎのカレースープ …… 167
豆乳みそスープ …… 167
トマト、のり、卵のスープ …… 167

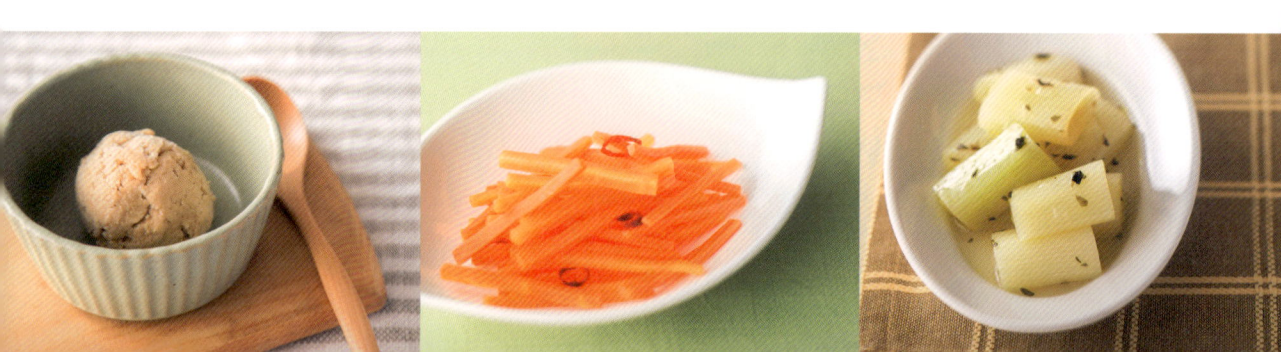

第8章 デザート&ジュース

- キウイとレモンのシャーベット ……… 170
- 山いものアイス風 ……… 171
- ドライフルーツ入りいもきんとん ……… 172
- きびもちのずんだあん添え ……… 172
- ごまのブラマンジェ ……… 173
- かぼちゃと豆乳の汁粉 ……… 173
- クレソン白玉 くるみだれ ……… 174
- 小豆のしょうがシロップ煮 ……… 174
- りんごとキャベツのジュース ……… 175
- トマトといちごのジュース ……… 175
- ゴーヤとなしのジュース ……… 175

- 1週間の食塩摂取量チェックシート ……… 176
- 食材の食塩データ ……… 178
- 外食メニューの食塩データ ……… 182
- 高血圧の人の外食メニューの選び方 ……… 186
- エネルギー量、食塩量、栄養素で引くINDEX ……… 188

column

1. 食品の栄養表示の見方を覚えよう ……… 50
2. 食卓でも減塩対策を！ ……… 66
3. アメリカ発DASH食とは？ ……… 82
4. スプレー調味料のすすめ ……… 102
5. 降圧薬との付き合い方 ……… 134
6. 自宅での血圧の測り方 ……… 168

レシピの表記ルール

- 大さじ1＝15㎖、小さじ1＝5㎖、1カップ＝200㎖が基準です。
- レシピの分量は1人分が基本です。ただし量がまとまらないと作りにくい常備菜やデザートなどは2〜4人分の分量になっています。
- 塩は食塩を使った分量で表記されており、塩小さじ1は6gです。塩0.7gまでは、小さじの分量を併記しています。
- 塩0.6g以下は、「少々」と表記し、g量も合わせて表記しています。0.6g以下は、手ばかり、ミニ計量スプーン、電子ばかりなどを使って計量できます（P.23参照）。
- 材料の分量を示す、「小1/4個」「3本」「1/2束」などはあくまでも目安量です。各食材によって大きさが異なるので注意してください。
- 材料のg量は、基本的に皮などをのぞいた可食部分、正味の量です。
- 野菜などをゆでるときに塩は使っていません。塩を入れてゆでる場合は、その分の食塩量を調味料などから減らすようにしてください。
- レシピに出てくる「だし汁」は、昆布とかつおでとった和風だし（P.21参照）を使っています。市販されている粉末や顆粒のだしの素には塩が含まれていますので、使う場合は、味つけの塩加減に注意してください。

この本の上手な使い方

本書では、1週間の献立、主食、主菜、副菜、デザートなど、全216品のレシピを紹介しています。本書を活用して高血圧の食事作りをする場合、次のようにご使用ください。

❶ 高血圧と食事療法を理解 ▶▶▶ 第1章

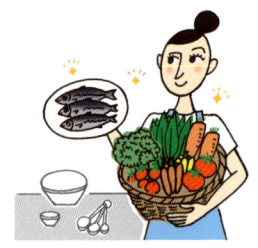

第1章では、高血圧という病気の診断や治療法とともに、食塩を1日6gに抑えるための減塩調理のコツ、適正エネルギー量の算出法、血圧を下げる6栄養素の摂り方など、覚えておきたい食事療法の基礎知識が紹介されています。まずは基本的な知識をここでマスターしましょう。

❷ 各レシピの見方をマスター

どのレシピにも、レシピ名の近くに、エネルギー量、食塩量がまとめて表記されています。血圧を下げる6栄養素（P.30）はマークで表示され、各レシピで摂取できる栄養素のマークが点灯するようになっています。またレシピ末の MEMO 欄では、食事の工夫やアドバイスを紹介しています。

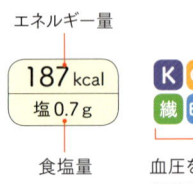

エネルギー量 / 187kcal / 塩0.7g / 食塩量 / 血圧を下げる栄養素（K Ca Mg 繊 E.D T）

食事療法の工夫やアドバイスの欄。

MEMO
酢じょうゆの酸味と辛子のピリッとした刺激で、おいしく減塩できます。

❸ 1日3食がそのまま作れる 1週間献立を使う ▶▶▶ 第2章、第3章、第4章

第2章〜第4章では、1週間7日分の朝食、昼食、夕食、計21食の献立例を紹介しています。1食の献立には主食も含まれています。1日の献立は、「1日の適正エネルギー量1800kcal、塩分6g未満」を満たすように組み立てられています。適正エネルギー量が1800kcalより少ない、または多い人は、献立の主食量を増減してエネルギー量を調整するとよいでしょう。適正エネルギーの算出法はP.28をご覧ください。

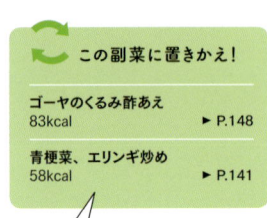

この副菜に置きかえ！
ゴーヤのくるみ酢あえ 83kcal ▶ P.148
青梗菜、エリンギ炒め 58kcal ▶ P.141

副菜2品を別のレシピに置きかえて、献立のバリエーションを増やしましょう。

該当するページを参照して、1日3食の献立を組み立てます。

[2日目の献立]
朝 「鯛とレタスのお粥」献立 505kcal ▶ P.38
昼 「豆腐のカレーじょうゆ煮」献立 637kcal ▶ P.54
夜 「豚ヒレ肉のトマト煮」献立 639kcal ▶ P.70

❹ 組み合わせ自由自在の 選ぶレシピを使う ▶▶▶ 第5章、第6章、第7章、第8章

第5章では主食、第6章では主菜、第7章では副菜のレシピを豊富に紹介しています。自分の適正エネルギー量と食塩6g未満の範囲内で、自由自在に献立を組み合わせてください。食事に楽しさを加えてくれる第8章デザート＆ジュースのレシピも、適正エネルギー量の範囲内で組み合わせてみてください。

第5章の主菜レシピには「組み合わせたい副菜」例が表示されています。献立作りの参考にしてください。

組み合わせたい副菜
かぼちゃのザーサイ蒸し 71kcal ▶ P.158
大根の黒こしょう炒め 64kcal ▶ P.150

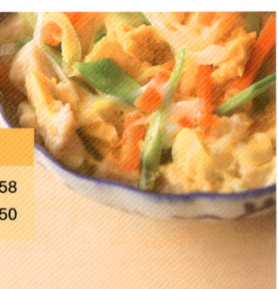

10

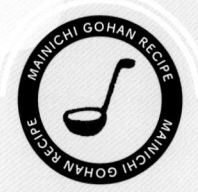

第1章
高血圧 減塩ごはんの 基礎知識

自覚症状がなく、放っておくとさまざまな合併症を招く高血圧。第1章では高血圧がどんな病気か、発症する原因や治療法、改善法をみていきます。さらに生活改善の食事療法について、塩分制限のコツや調味料の使い方、血圧コントロールによい栄養素なども合わせてご紹介しましょう。

高血圧はこんな病気

高血圧は、血液が流れるとき動脈にかかる圧力が慢性的に高くなる病気。血管壁が狭くなったり血液量が増えたりすることが原因で、動脈硬化を起こしながら体にさまざまな合併症も起こします。

食塩により血液量が増えると勢いが増して血圧が上昇

血液は全身の細胞に酸素や栄養素を届けます。収縮と拡張を繰り返す心臓からポンプのように送り出され、体中に張り巡らされている血管によってすみずみまで運ばれています。血圧とは、このとき血管にかかる圧力のことです。

心臓が収縮して動脈に血液が送り出されるとき血管にかかる高い圧力を、収縮期血圧（最高血圧）といいます。また血液を出し切った心臓が拡張して新しい血液を取り込むとき、最小になる血圧が拡張期血圧（最低血圧）です。

血圧は、心臓がドクンドクンと収縮して送り出す血液量が多くなるほど、すみずみの末梢（毛細）血管にまで圧力がかかり、上昇するものです。その関係は

「血圧＝心拍出量×末梢血管抵抗」と表されます。

ただし血圧は「日内変動」といって、健康な人でも1日のうちで変化があります。起床時から徐々に上がり始めて日中は高い状態で安定し、夜半になると下がるのが一般的です。高血圧とは、その高い状態が慢性的に続く病気なのです。

血圧が上がる要因は、塩分や脂肪分が多い食事で血液量が増えすぎ、血管が「渋滞」することと、コレステロールなどの不純物が血管壁に付着して狭くなる粥状硬化の2つです。血管がこのような状態になると、血液が流れるとき、慢性的に強い圧力がかかるのです。

高血圧は血管を狭くして動脈硬化とともに進行する

高い圧力は血管に大きな負担をかけます。最も気をつけたいのが、高血圧と因果関係にある動脈硬化でしょう。血管は柔軟性の高い組織ですが、高血圧が続くと血管壁もなめらかですが、高血圧が続くと内壁に負担がかかり厚く硬くなっていきます。この現象は加齢でも起こります。そのうえ食塩や脂肪分が多い食事を続けると、傷つきやすくなった血管壁にコレステロールなどが沈着して内腔が狭くなり、さらに圧力がかかってしまうのです。

高血圧で動脈硬化が進み、動脈硬化で高血圧がさらに進行するというように、高血圧と動脈硬化は同時進行して悪循環に陥ります。生命維持に必要不可欠な血管が傷むため、適切な治療を受けておかないと、さまざまな合併症を引き起こします。健診などで高血圧と指摘されても放置する人が少なくありませんが、早めに対処してリスクを回避しましょう。

血圧は「蛇口とホースの関係」で表せます

血圧は、水道に置きかえて考えられます。蛇口（心臓の活動）をひねったとき水（血液）の量が増えすぎると勢いが増してホースの圧力（血圧）が高くなります。またホース（血管）が狭くなっても水の勢い（血流）が強くなってホースの圧力（血圧）が高くなります。

蛇口を全開

ホースの出口を押さえる

蛇口を開く（心拍）と水（血液）が流れる。血圧は水（血液）の流れの勢い。

水量（血液量）が多くなると、水（血液）の勢いが強くなる。
↓
血圧が高くなる

ホース（血管）が狭くなると、水（血液）の勢いが強くなる。
↓
血圧が高くなる

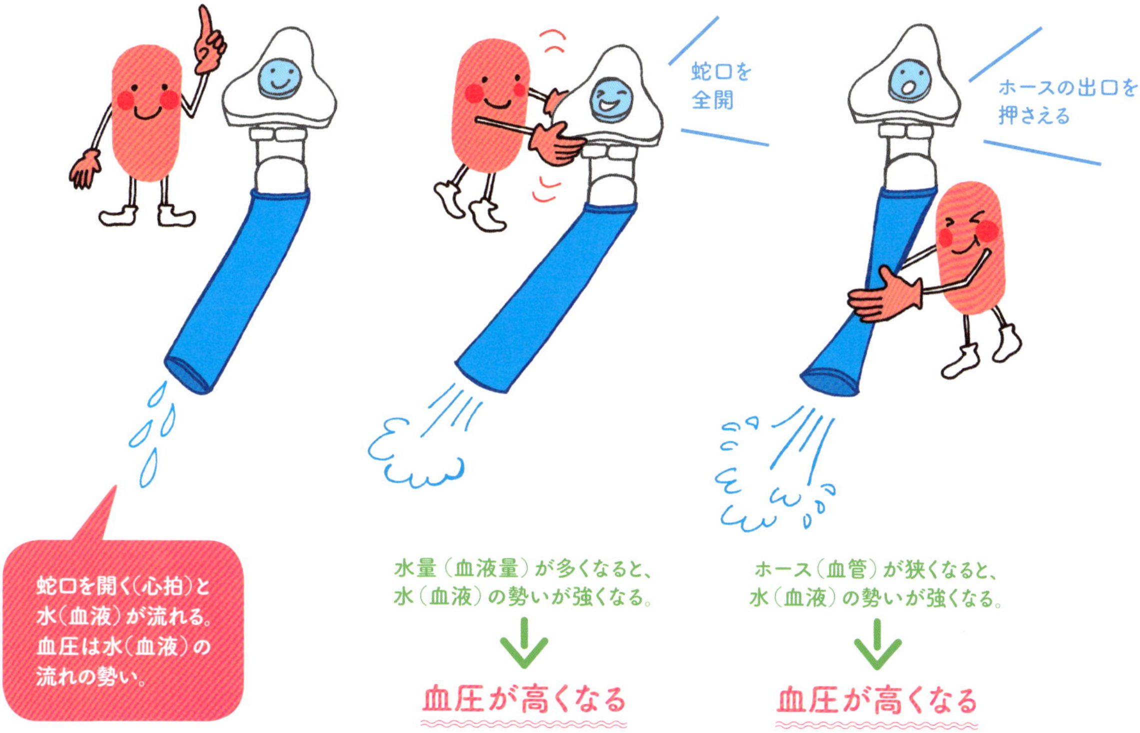

高血圧は動脈硬化を引き起こします

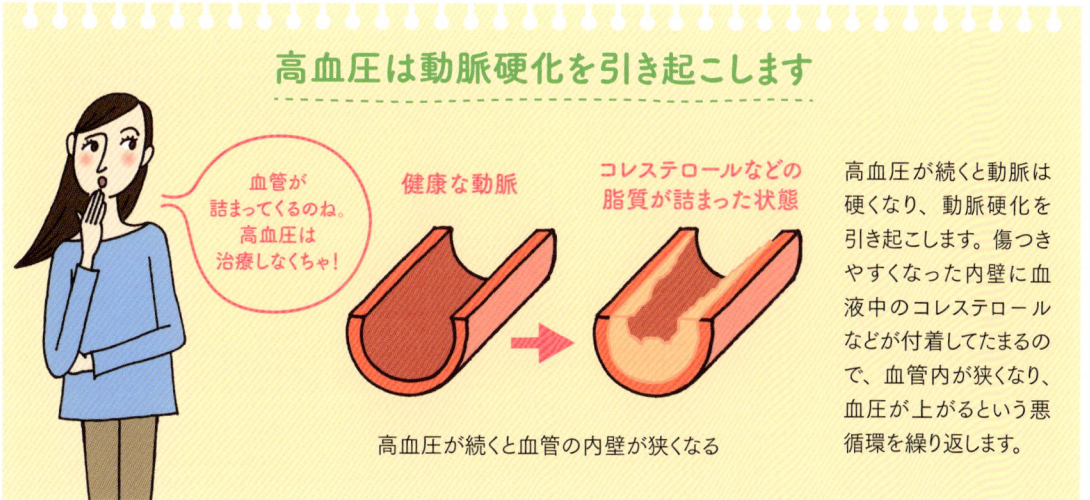

血管が詰まってくるのね。高血圧は治療しなくちゃ！

健康な動脈

コレステロールなどの脂質が詰まった状態

高血圧が続くと血管の内壁が狭くなる

高血圧が続くと動脈は硬くなり、動脈硬化を引き起こします。傷つきやすくなった内壁に血液中のコレステロールなどが付着してたまるので、血管内が狭くなり、血圧が上がるという悪循環を繰り返します。

高血圧の診断

血圧が上がる原因を検査し重症度で3つに分類される

高血圧患者の80％以上は生活習慣や遺伝的要因が影響しあって起こる「本態性高血圧」で、血圧値によって3段階のレベルに分けられます。正常範囲内でも油断はできません。

高血圧は「本態性高血圧」と「二次性高血圧」の2つに分けられます。

本態性高血圧は80～90％をしめ、遺伝的因子に加え、生活習慣や生活環境などの影響で起こるといわれています。

二次性高血圧のほうは腎臓疾患やホルモンの異常などの病気が原因で起こるものですから、原因疾患を治せば血圧も安定していきます。

高血圧は自覚症状がないため気づきにくいのも特徴で、ほとんどが健康診断などで発見されます。日本高血圧学会によると収縮期血圧が140mmHg以上、拡張期血圧が90mmHg以上の場合を高血圧と定めており、発見されたら精密検査で原因をしっかり探ることが先決です。

たとえば血液検査や尿検査、胸部X線検査、眼底検査などで動脈硬化や腎臓疾患、心臓疾患などの有無を調べ、高血圧の改善や治療の目安とするのです。

なかには病院で測るときに限って血圧値が上がる「白衣高血圧」という一過性の高血圧もありますが、これは医師などを前にして緊張することが原因です。すぐに治療する必要はありませんが、おおむね血圧がやや高めの予備軍の方に多く現れる症状といわれています。

高血圧の診断基準は日本高血圧学会の定めにより、軽症のⅠ度高血圧、中等症のⅡ度高血圧、重症のⅢ度高血圧という3段階に分類されています。Ⅰ度高血圧のすぐ上にある「高値血圧」の人は本当にギリギリのラインで、油断すると高血圧に移行しやすいという状態ですので十分注意してください。

成人の血圧値の分類（診察室血圧）(mmHg)

	分類	収縮期血圧		拡張期血圧
正常域血圧	正常血圧	120 未満	かつ	80 未満
	正常高値血圧	120-129	かつ	80 未満
	高値血圧	130-139	かつ/または	80-89
高血圧	Ⅰ度高血圧	140-159	かつ/または	90-99
	Ⅱ度高血圧	160-179	かつ/または	100-109
	Ⅲ度高血圧	180 以上	かつ/または	110 以上
	（孤立性）収縮期高血圧	140 以上	かつ	90 未満

※収縮期血圧と拡張期血圧が異なる分類に属する場合は、高いほうに分類します。正常血圧：合併症の危険が少ない範囲　正常高値血圧：注意が必要な数値　収縮期高血圧：上の血圧（収縮期血圧）だけが高く（140mmHg以上）、下の血圧（拡張期血圧）は低い（90mmHg未満）タイプ。高齢になって動脈の弾力がなくなると起こる

『高血圧治療ガイドライン2019』（日本高血圧学会）から作成

高血圧患者のリスクの層別化

血圧以外の リスク要因＼血圧分類	高値血圧／ Ⅰ度高血圧	Ⅱ度高血圧	Ⅲ度高血圧
予後影響因子*なし	低リスク	中等リスク	高リスク
年齢（65歳以上）、男性、脂質異常症、喫煙のいずれかがある	中等リスク	高リスク	高リスク
脳心血管病既往、非弁膜症性心房細動、糖尿病、蛋白尿のあるCKDのいずれか、または、年齢（65歳以上）、男性、脂質異常症、喫煙のうち3つ以上がある	高リスク	高リスク	高リスク

*予後影響因子＝血圧、年齢（65歳以上）、男性、脂質異常症、喫煙、脳心血管病（脳出血、脳梗塞、心筋梗塞）の既往、非弁膜症性心房細動、糖尿病、蛋白尿のあるCKD（慢性腎臓病）

『高血圧治療ガイドライン2019』（日本高血圧学会）から作成

気づかれにくい仮面高血圧に気をつけて

診察室でのみ血圧が上がる白衣高血圧とは逆に、朝、晩に家庭で測るときは高いのに日中、受診して測るときは正常値になるケースがあります。これは本来の高血圧が仮面の下で姿を隠していることから「仮面高血圧」と呼ばれ、治療が必要なのに病院では発見されにくいため、注意すべき症状といわれています。

このタイプは3つの症状に分かれ、一つが、夜寝ている間の血圧が高い「夜間高血圧」です。健康な人なら就寝すると血圧は下がっていくものですが、この症状の人は夜間に血圧が下がらないか、あるいは逆に夜間になると血圧が上がります。脳出血などのリスクが高いといわれていますので注意が必要です。

また、朝に血圧が高くなる「早朝高血圧」は、夜間との差がかなり大きい場合、脳出血などのシグナルのこともありますので、起床時の家庭血圧135／85mmHg以上を示すようなら必ず受診してください。このほか職場や家庭などで心身にストレスを感じるときに起こる「ストレス下高血圧」もあります。

仮面高血圧は発見しにくいので、24時間血圧計などを使用して1日分の血圧を測定してみるとよいでしょう。

進行度によって合併症のリスクを判断する

高血圧の重症度は、合併症のリスクを把握して治療に生かすため、レベルによって分けられます。動脈硬化が進むと血栓ができやすくなりますし、血管ももろくなります。もし脳や心臓などの重要な動脈にトラブルが起こると、生命の危険にさらされる可能性が高まります。

たとえば脳の動脈が血栓で詰まると脳梗塞、血管が破れると脳出血を起こしますし、心臓に起こると心不全や心筋梗塞に陥ることになります。高血圧で最も怖いのが、この心血管病を引き起こしやすいということなのです。

発症のリスクは、その人がもつ予後影響因子に影響されます。肥満や脂質代謝異常の既往歴があること、また、65歳以上の高齢などの条件が重なるとリスクも高まりますが、とくに糖尿病と慢性腎臓病をもつ人は高リスクですので徹底的に管理してください。Ⅰ度高血圧で予後影響因子がない人は心血管病のリスクが低く、65歳以上、男性、脂質異常症、喫煙のいずれかがある人には中等程度のリスクが生じるというように、高血圧のレベルと予後影響因子の数で判断できますので、治療や改善に生かしましょう。

高血圧の治療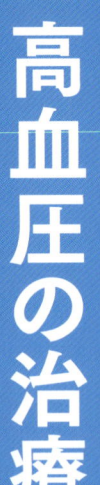

高血圧の治療は血圧をコントロールして正常値で安定させ、合併症を未然に防ぐことを目標に進めていきます。基本は生活改善と薬物療法ですが、最も大切なのが食事療法になります。

リスクに応じて段階的に治療を進める

遺伝的因子に加え、食塩の多い食生活や運動不足、過度な飲酒に喫煙、肥満、ストレスといったバランスの悪い食事などの生活習慣の影響で起こるといわれるのが本態性高血圧です。そこで治療の目的は、血圧を下げて重篤な合併症を予防することになります。

高血圧治療では、血圧をどこまで下げて安定させるかという降圧目標（診察室血圧）を75歳以上では収縮期血圧140mmHg／拡張期血圧90mmHg未満としています。さらに75歳未満では130／80mmHg未満、糖尿病・腎障害患者の場合は130／80mmHg未満としています（家庭血圧は、それぞれ5mmHg低くしています）。

本態性高血圧の場合、原因ははっきり特定できませんが、遺伝的要素や生活習慣が大きく関わっていることは確かです。

そのため、重症度のリスクに応じて治療計画を段階的に立て、治療方針は年齢や性別、合併症の種類、生活環境や暮らし方を総合的に見ながら決めます。高血圧治療は、個人個人の体に合わせ、オーダーメイドで進めていきます。

低リスク群の人は生活習慣の改善が最優先で、3ヵ月間行っても140／90mmHg以上なら降圧薬治療を始めます。中等リスク群はもっと早めに判断し、生活改善1ヵ月で目標値に下がらない場合、降圧薬治療を開始することになります。さらに高リスク群の人はかなり危険な状態で一刻も早く血圧を下げる必要がありますので、生活改善と同時進行で降圧薬治療を行わなければなりません。

高リスクで合併症を抱えている人は十分な注意が必要です。脳出血などの脳血管障害や心血管障害の合併症がある人は、生命の危険が高いので二度と発作を起こさないよう徹底的に管理して降圧目標血圧を維持します。腎臓病は血圧コントロールで進行を防ぎます。糖尿病の人はある種の降圧薬で悪化することがあるため注意しながら治療を進めます。

高血圧治療の降圧目標
140／90 mmHg未満*

＊75歳以上の高齢者、脳血管障害患者、慢性腎臓病（蛋白尿陰性）

治療は 2 段階
- 第1段階　生活習慣の改善
- 第2段階　降圧薬投与

第1章 高血圧減塩ごはんの基礎知識

6つの生活習慣の改善で、血圧を下げましょう

血圧を下げるには、食事でとる食塩を1日6g未満に定め、運動やバランスのよい食生活で肥満を解消するほか、禁煙や節酒を心がけるなど生活習慣を改めましょう。

1 減塩

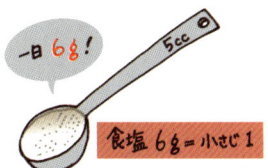

食塩を1日6g未満に抑える。調味料は計って使い、だしや香辛料、酸味などを生かし、薄味に慣れていく。

2 食事

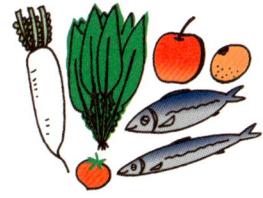

血圧を下げる栄養素を含む野菜や果物、魚、海藻類や大豆食品などをバランスよく食べる。

3 減量

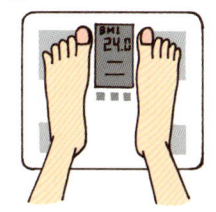

ウォーキングや水泳などの有酸素運動を行い、食べすぎに注意して肥満を解消する。BMI 25未満が理想。

4 運動

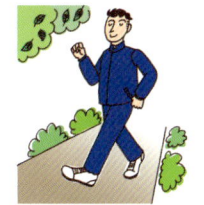

運動不足で筋力が落ちると心肺機能も低下する。適度な運動は血液の循環を促して血圧を下げるのに役立つ。

5 節酒

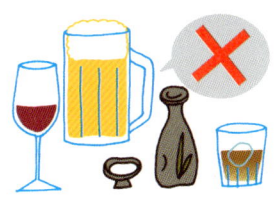

適度な飲酒なら問題ないが、飲みすぎると血圧を上げるので要注意。日本酒なら1日1合程度に抑えること。

6 禁煙

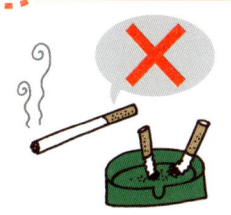

タバコは脳卒中や心筋梗塞などのリスクを高め、血圧を上昇させるので、禁煙を厳守すること。

食塩過多や運動不足などの生活習慣から改めよう

生活習慣の改善を行うとき、その中心となるのが食事療法です。なかでも食塩の多い食事は血液量を増やして血圧を上昇させますので、減塩は高血圧治療の最も大事なポイントです。濃い味つけの料理を控え、バランスのよい食生活を送ってください。さらに運動不足は心肺機能を低下させて代謝が悪くなり、肥満や高血圧の悪化につながります。食生活の見直しや適度な運動は治療の第一歩です。

このほか高血圧を招く要因はさまざまですので自分の生活を振り返り、対処していく必要があります。

また白衣高血圧やストレス下高血圧があるように、血圧は心の影響を受けやすいことがわかっています。過度なストレスを受けると、交感神経が活発になって心拍数や血圧も上がります。だれでもストレスはありますが、上手なリラックス方法をみつけることが高血圧など生活習慣病全体の予防につながります。

食事のポイント 1 食塩を1日6gに抑える

日本人の食塩摂取量の推移

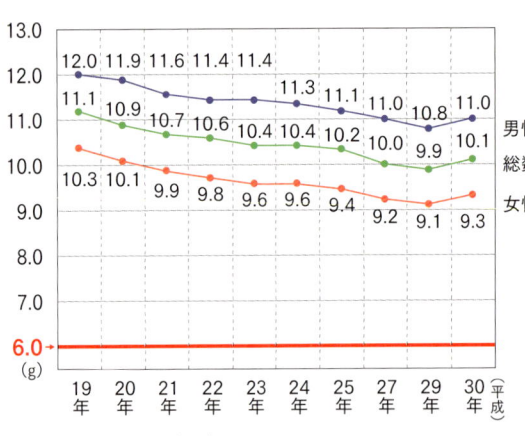

平成30年国民健康・栄養調査より

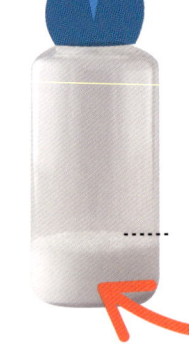

減塩目標 **6g**（1日平均）

日本人の食塩摂取量 **10.1g**（平成30年度の1日平均）

食塩過多が招く血圧上昇 減塩は高血圧対策の要に

日本人は世界でもとくに食塩の摂取量が多いといわれる国民です。1日あたりの平均食塩摂取量は約10.0gで、欧米人の平均8g前後を軽く上回ります。食塩の過剰摂取は、日本人に高血圧患者が多い要因のひとつです。では、食塩がなぜ高血圧を招くのかそのメカニズムを考えていきましょう。

塩は体内でナトリウムに変わり、食べ物の消化吸収や細胞活性を助ける重要な成分です。そのため血液中のナトリウム濃度は、腎臓の働きによって常に一定に保たれています。しかし過剰な食塩を摂ると、ナトリウム濃度を薄めようと腎臓はせっせと血液を作ります。またナトリウムは交感神経を刺激して血管を収縮させますし、血管壁に侵入して血管を狭くします。つまり、食塩が血液量を増やし、血管を収縮させ、血管を狭くする

ことで、血圧が上昇するのです。そのため、減塩は高血圧対策の要になるというわけです。

現在、厚生労働省が定める食塩摂取量目標値は1日あたり男性7.5g未満、女性6.5g未満です。平成19年からの推移を見ていくと11g強だった男女の平均値は、徐々に下がっていますが、それでもまだ目標値を上回っています。また昨今では小児の食塩摂取量も増加傾向にあり懸念されています。子どものときから濃い味のものを食べていると、成人以降に高血圧や心臓病などのリスクが

液体の塩分濃度 塩分チェッカーでかんたんチェック！

スープやみそ汁などの塩分濃度を知りたいとき、塩分チェッカーが便利。調理時の塩加減や味見では判断できない塩分濃度を把握することで、塩分コントロールができる。写真は「しおみスプーン」（タニタ）。

18

第1章 高血圧減塩ごはんの基礎知識

食品の食塩量早見表　1食当たり

参考資料：『食品別「塩分量」早わかり手帳』（三才ブックス）
『塩分早わかり第3版』（女子栄養大学出版部）など

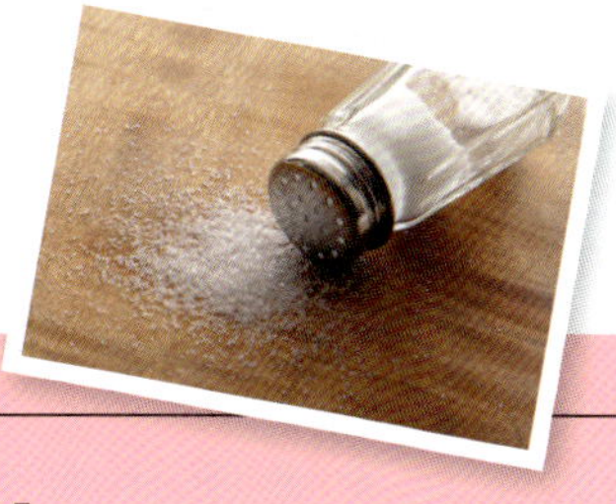

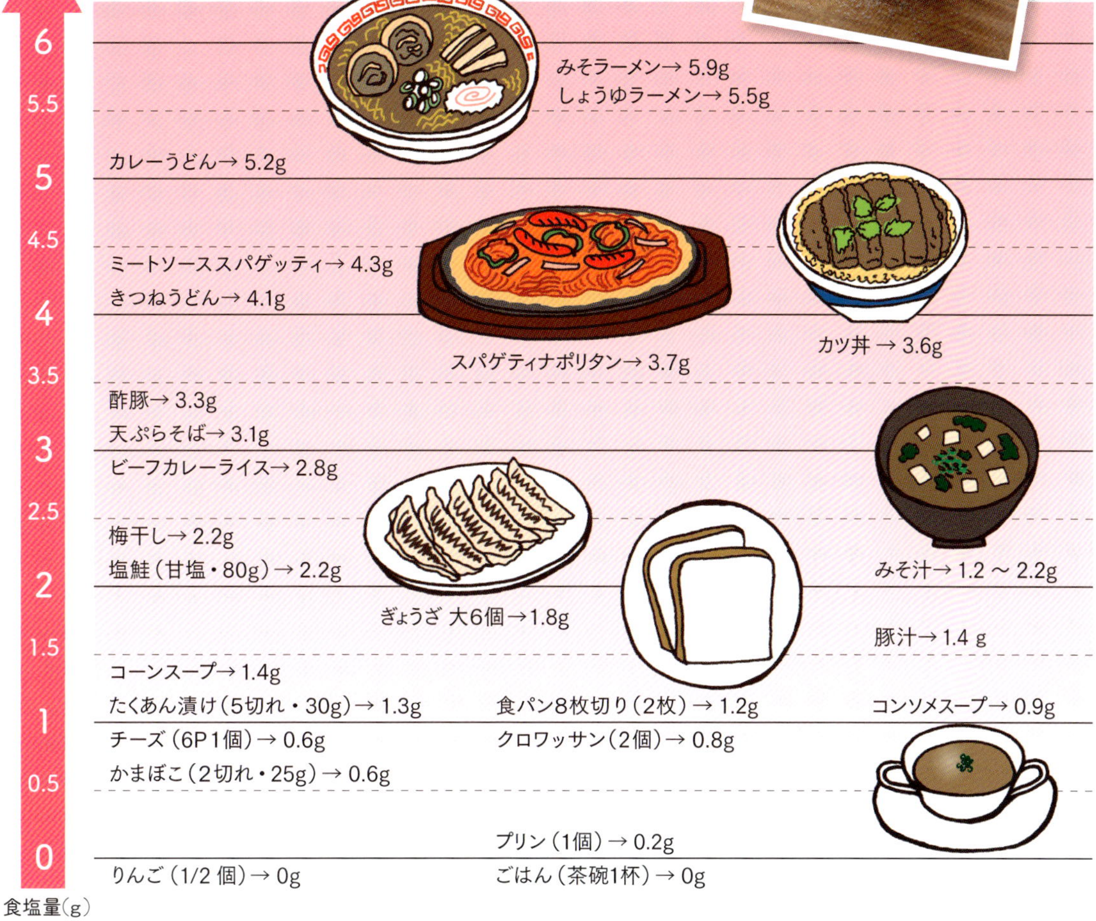

食塩量（g）

- みそラーメン → 5.9g
- しょうゆラーメン → 5.5g
- カレーうどん → 5.2g
- ミートソーススパゲッティ → 4.3g
- きつねうどん → 4.1g
- スパゲティナポリタン → 3.7g
- カツ丼 → 3.6g
- 酢豚 → 3.3g
- 天ぷらそば → 3.1g
- ビーフカレーライス → 2.8g
- 梅干し → 2.2g
- 塩鮭（甘塩・80g） → 2.2g
- みそ汁 → 1.2〜2.2g
- ぎょうざ 大6個 → 1.8g
- 豚汁 → 1.4g
- コーンスープ → 1.4g
- たくあん漬け（5切れ・30g） → 1.3g
- 食パン8枚切り（2枚） → 1.2g
- コンソメスープ → 0.9g
- チーズ（6P1個） → 0.6g
- クロワッサン（2個） → 0.8g
- かまぼこ（2切れ・25g） → 0.6g
- プリン（1個） → 0.2g
- りんご（1/2個） → 0g
- ごはん（茶碗1杯） → 0g

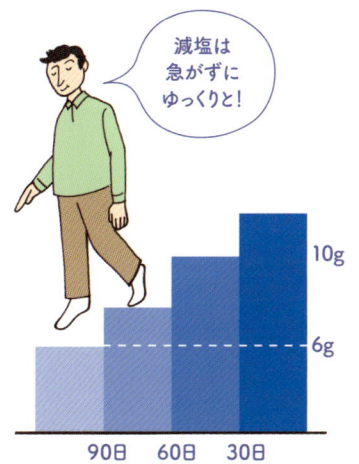

減塩は急がずにゆっくりと！

10g → 6g（30日 → 60日 → 90日）

高まるからです。
日本高血圧学会では、高血圧の人の食塩摂取量を、1日6g未満と推奨しています。これはラーメン約1杯分の食塩量です。みそ汁の食塩量は多いものだと2・2gですから、朝1杯飲むと、残りは3・8g未満の食塩しかとれません。減塩をしっかり実践しようとするなら、食物の食塩量の知識や、調理の工夫や努力が必要になります。自分の食塩量を正確に把握するには、調理の際に調味料の分量をきちんと計ること。また外食時などには、市販の塩分チェッカーなどを使って含有量を計ることもおすすめです。ただし、いきなり6gに減らすような無理をすると長続きはしません。あせらずゆっくり舌を慣らすのがコツです。

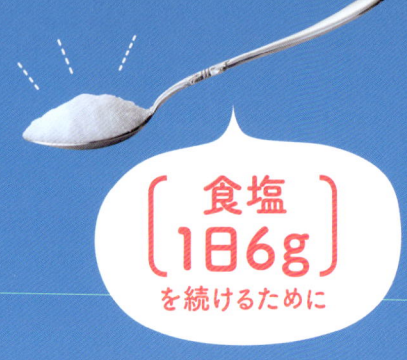

覚えておきたい減塩調理のコツ10

[食塩1日6g]を続けるために

もともと濃い味に慣れていた人がいきなり1日6gを目指すのは難しいでしょう。少しずつ6gに近づけるよう、食品選びや調理の工夫などすぐに実践できる減塩調理の10のコツをご紹介します。

減塩調理のコツ 1

加工食品は控えめに使いましょう

減塩を考えるとき、料理に用いる塩をどのくらい減らすか悩みますが、食塩の多い食品を、調理に使うのを避けることも大切です。なかでも見逃してしまいがちなのが漬け物やハム、魚の干物などといった加工食品です。これらは意外と食塩量が多いので気をつけてください。

とくに、たらこや塩さば、塩辛など魚貝類の加工食品は、かなり塩分が高いのでなるべく控え、食べる回数を減らすことです。さつま揚げやはんぺんなどの魚肉練り製品はさほど塩味を感じないのに、プロセスチーズの約2倍もの塩分が含まれています。油断して食べているとあっという間に1日分の6gを超えてしまいますから、料理に使いたいときは食塩の量を調べ、使用するとよいでしょう。ソーセージやさつま揚げは水からゆでて火を止め10分間おく、またハムは沸騰した湯に1分間浸しておくと、旨味はそのままで塩抜きできます。

意外と多い加工食品の食塩量

■加工食品の食塩量に要注意！

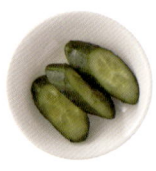
きゅうりのぬか漬け
5切れ（30g）
食塩量 1.6g

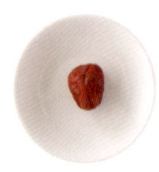
梅干し 大1個
（13g、正味10g）
食塩量 2.2g

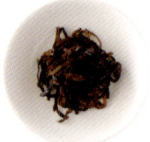
昆布のつくだ煮
大さじ1杯（10g）
食塩量 0.8g

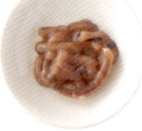
いかの塩辛
大さじ1杯（17g）
食塩量 1.2g

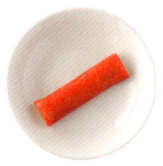
かに風味かまぼこ
1本（11g）
食塩量 0.3g

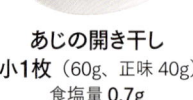
あじの開き干し
小1枚（60g、正味40g）
食塩量 0.7g

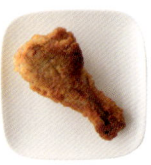
フライドチキン
1個（70g）
食塩量 1.2g

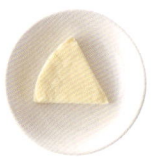
プロセスチーズ
6Pタイプ1個（20g）
食塩量 0.6g

参考資料：『五訂日本食品成分表』（文部科学省）、『塩分早わかり第3版』（女子栄養大学出版部）

減塩調理のコツ 2

旨味のある「だし」を使いましょう

薄味をおいしくするだしのコクが旨味に

物足りなさを感じる減塩食でも、調理の工夫一つでおいしくすることができます。とくに「だし」を上手に使うと素材の味が引き立ち、料理にコクと旨味を引き出しますので手を抜かずていねいにとりましょう。

だしの素材はだし昆布に削りがつお、いりこや煮干し、干ししいたけなど多彩ですから、質の良いものを2種類以上使うとより深みのあるだしがとれます。

ただし、手軽で使いやすい市販のインスタントだしは、食塩が多く含まれているものもあるので、使うときは栄養表示を確認し、みそやしょうゆなどの調味料を減らして塩分を調整するとよいでしょう。

水に入れて置くだけ
昆布の水出し

本来はていねいに下準備をしてじっくり火にかけるのがだしのとり方ですが、時間のない人や作業上の負担を避けたい人には手軽な水出しのだしもおすすめです。水からじっくりコクが引き出されるので、クセのない上品なだしになります。

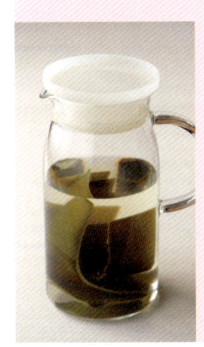

材料
水…1ℓ 昆布…10g

作り方
昆布は流水でさっと洗って汚れを落とし、容器に入れて分量の水を注ぎます。そのまま一晩置けばできあがり。保存は冷蔵庫で。昆布の代わりに、干ししいたけ3～4枚でも同様にできます。

手作りだしの作り方
かつお＆昆布だし

材料
水…1ℓ
昆布…20㎝長さまたは10㎝角
かつお節…20g（ひとつかみ強）

1
昆布の表面を乾いた布巾で拭き、汚れをとる。水に昆布を入れ十分戻し、弱火にかける。

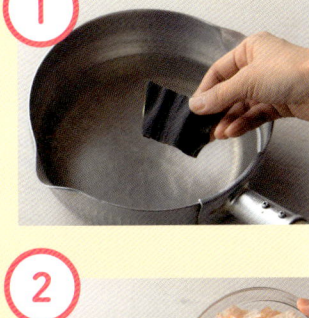

2
沸騰する直前に昆布を取り出し、削り節を一度に入れてすぐ火をとめる。

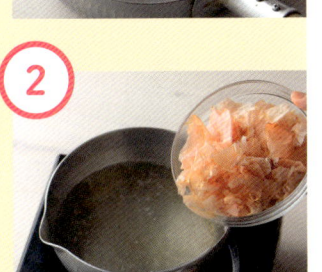

3
削り節が沈んだら、目の細かい万能こし器か布巾で静かにこす。削り節は絞ると味が悪くなる。

かつお昆布だしは、たくさん作って余った分は保存ボトルに入れ、冷蔵庫に保存しておくと4、5日は日持ちします。だしストックがあれば、いちいちだしをとらずにすむので調理時間の短縮にもなります。

第1章 高血圧減塩ごはんの基礎知識

■主な調味料の食塩量

参考資料：『塩分早わかり第3版』（女子栄養大学出版部）

ほとんどの調味料には食塩が含まれています。いつも使う調味料の食塩量を把握し、減塩生活に生かしましょう。

減塩調理のコツ 3

調味料は控えめに使いましょう

■ 食塩
小さじ1（6g）
食塩量 6.0g

■ 粗塩
小さじ1（5g）
食塩量 5.0g

■ 濃口しょうゆ
小さじ1（6g）
食塩量 0.9g

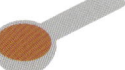
■ 薄口しょうゆ
小さじ1（6g）
食塩量 1.0g

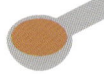
■ 減塩しょうゆ
小さじ1（6g）
食塩量 0.5g

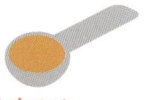
■ 白みそ
（西京みそなど）
小さじ1（6g）
食塩量 0.4g

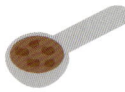
■ 麦みそ
（田舎みそなど）
小さじ1（6g）
食塩量 0.6g

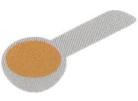
■ 淡色辛みそ
（信州みそなど）
小さじ1（6g）
食塩量 0.7g

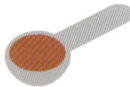
■ 赤色辛みそ
（仙台みそなど）
小さじ1（6g）
食塩量 0.8g

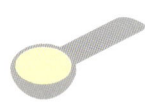
■ マヨネーズ
（卵黄型）
小さじ1（4g）
食塩量 0.1g

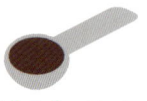
■ ウスターソース
小さじ1（6g）
食塩量 0.5g

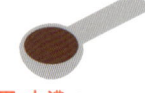
■ 中濃ソース
小さじ1（6g）
食塩量 0.4g

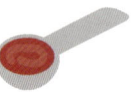
■ トマトケチャップ
小さじ1（5g）
食塩量 0.2g

■ コンソメスープの素
1個（5.3g）
食塩量 2.4g

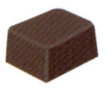
■ カレールー
1皿分（20g）
食塩量 2.2g

調味料の隠れ食塩量もきちんと把握しよう

調味料にはかなりの食塩が含まれます。みそやしょうゆだけでなく、だしの素やケチャップなどにも食塩が隠れていますので十分注意してください。

日本人は食材から1日平均2gの食塩を摂っているといわれています。目標値1日6g未満を守るなら調味料からの食塩は残り4g（小さじ2/3）となります。それぞれの食塩量を正確に把握し、料理にはなるべく控えめに使いましょう。

たとえば薄口しょうゆと濃口しょうゆでは、薄口しょうゆのほうが食塩量が多めですし、マヨネーズは意外と食塩量が少ないのでカロリーに注意しながら上手に使いたい調味料です。

また食卓にしょうゆさしやソースさし、食卓塩などは置かないようにしましょう。目の前にあるとついつい味つけされているおかずにさらにかけて、食塩過剰になってしまいます。

どうしても一味つけ加えたいという人は酢やすりごま、香辛料など酸味や風味を増すものを置いてみましょう。おいしくスムーズに減塩生活を乗り切ることができるはずです。

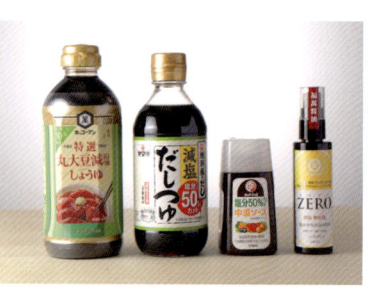

しょうゆ、つゆ、ソースなど市販されているいろいろな減塩調味料。塩分ゼロのしょうゆ『ソイゼロ』（福萬醤油）（右）もある。

第1章 高血圧減塩ごはんの基礎知識

減塩調理のコツ 4
調味料は、計って使いましょう

（計量の道具）

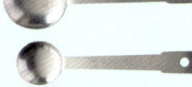

計量カップ
左）200mlカップ（200CC）、500mlカップ（500CC）。だしや水はカップで計ります。酸や熱に強い耐熱ガラスやステンレス製を。

大さじ1杯（15ml）
小さじ1杯（5ml）
へら

計量スプーン
主な調味料は、大さじや小さじを使って計ります。へらはスプーンをすり切りにしたり、粉物をスプーン内で、半分や数分の一に切り分けるのに使います。

（液体の計り方）

■ 小さじ1
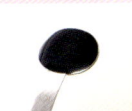
液が表面張力で盛り上がりこぼれおちない状態。

■ 小さじ1/2
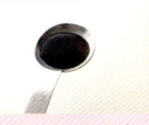
見た目には2/3程度の量を注いだ状態が1/2。

（粉の計り方）

■ 小さじ1/4
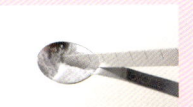
1/2量を作り、さらに2等分し片方を落とす。

■ 小さじ1/3
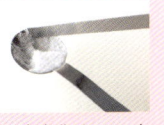
3等分に切り分け、2つを捨て一つを残す。

■ 小さじ1/2
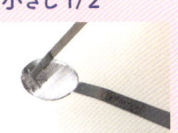
へらで中央にすじを入れ、1/2量を落とす。

■ 小さじ1
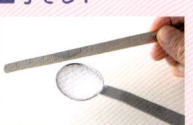
軽く山盛りにし、へらで平らにすり切る。

少量の塩の計り方

■ 手ばかり

指2本＝塩少々
0.1g〜0.6g
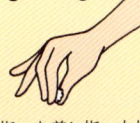
親指と人差し指の2本の指先で、塩をひとつまみした量。

指3本＝塩ひとつまみ
0.7g〜1.2g
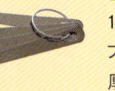
親指、人差し指、中指の3本の指先でつまんだ量。

■ ミニ計量スプーン
1ml以下を計測できるのがミニ計量スプーン。写真は、0.1mlまで計れる極厚計量スプーン4本組（EBM）。

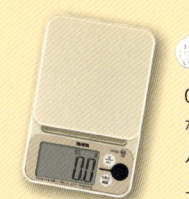

■ 電子ばかり
0.1g〜1gの微量な塩を正確に計量するなら電子ばかりがおすすめ。左はデジタルクッキングスケールKJ-202（タニタ）、上はデジタル計量スプーン（メテックス）

調味料からの食塩量は1日4gに

料理を作るとき、調味料を目分量で使う人は少なくありません。しかし高血圧改善を目指して減塩食にする場合は、計量器具で正確に計り、目標値6g未満を実践することが大切です。

計量器具は、粉物や液体など食品の素材によって比重が異なることを頭に入れて使いましょう。たとえば小さじ1杯は5ml（5cc）で、水なら5gですが、食塩だと6gです。調味料を計ったら、その都度食塩量を換算し、調味料からの食塩量＝1日約4gを目指しましょう。

減塩調理のコツ 5
汁物は1日1回までにしましょう

食塩量が多めな汁物はとりすぎに注意して

高血圧の人が、みそ汁やすまし汁、スープなどの汁物を、食事に取り入れる場合は注意が必要です。汁ものは意外と食塩が多く、みそ汁なら種類にもよりますが1杯の食塩が1.2～2.2gといわれています。これを3食飲んでいるとみそ汁だけで1日の食塩摂取量がみそ汁だけで約4～6gになってしまうからです。

そこで、汁物をとる場合は、1日1回までにして食塩量を調整しましょう。また、だしをていねいにとり、野菜やきのこ類などをたくさん入れて具だくさんの汁物にすると、旨味が増すため、減塩していてもおいしくいただけます。

減塩のためには、みそ汁や汁物を飲まないという選択もあります。しかし日本食にはみそ汁が習慣化しています。また、みそは、良質のたんぱく質やミネラル分が豊富に含まれる健康食でもあります。みそ汁を続けるなら、1日1回までにして、だしを利かせてみそを控え、たっぷりの具を入れて汁の量は少なくするという工夫をすることをおすすめします。

〔 具だくさんの汁物献立例 〕

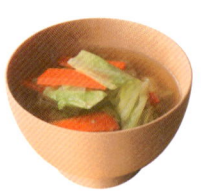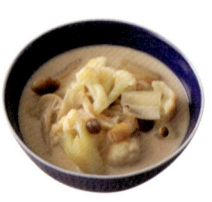

左は「にんじんとキャベツのみそ汁」（P.36）、右は「カリフラワー、しめじ、ねぎのミルクスープ」（P.80）。具だくさんだから汁の量が少なくてすみます。

減塩調理のコツ 6
旬の新鮮な素材を使いましょう

栄養価が高く旨味も濃い旬の素材を

生鮮食品では、新鮮な素材や旬の素材を選ぶことも大事です。

とくに旬の野菜には、その季節に必要な栄養素が詰まっています。夏野菜は体内の熱を逃がし、余分な水分を排出させるカリウムが多めですし、冬は血行をよくして体を温めるかぼちゃなどの根菜が出回ります。味わい深い季節の食材を使って上手に減塩しましょう。

しかし新鮮な食材は味も風味も生きていて、素材そのものの味わいが深いため薄い味つけでも十分おいしさを引き出せます。

鮮度の落ちた魚介や肉類、季節外れのハウス栽培の野菜などは栄養価も減っていますし、旨味も今一つ感じられないためついつい濃い味つけになってしまいがちなのです。

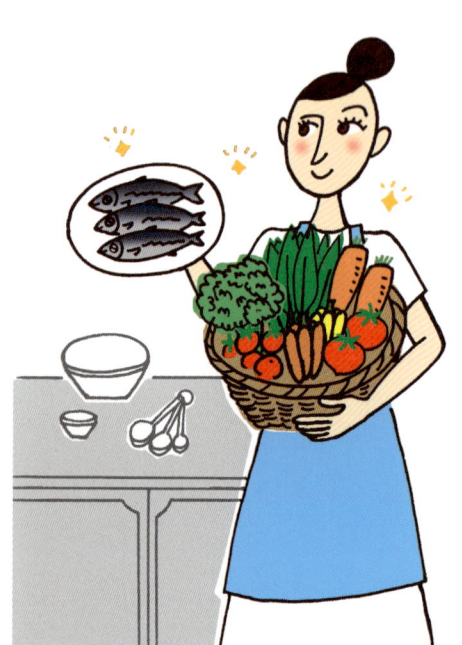

第1章 高血圧減塩ごはんの基礎知識

減塩調理のコツ 7　酸味を使いましょう

酢やレモンの酸味でもう一味をカバー

酸味は塩味の薄さを上手に補ってくれます。減塩によって食塩、しょうゆ、みそを控えめにしか使えないときは、代わりに酢や柑橘類をプラスすると、食塩の少なさや薄味のもの足りなさが気にならなくなります。

レモン、ゆず、すだちなどの果物はさわやかな香りで料理を引き立て、ビタミンCも摂取できます。焼き魚やフライ、天ぷらなどの揚げものに最適ですが、おひたしやあえ物にも塩の代わりにたっぷり使うと減塩を感じずにいただけます。

また、酢は種類が豊富で、米酢や黒酢などの穀物酢や、りんご酢などの果実酢のほか、ワインビネガーやバルサミコ酢などの海外の酢もあり、料理の味つけにふくらみを出せます。

好みの酢にハーブやスパイスを加えた手作りの香味酢も減塩の手助けになります。料理の仕上げに使うとコクが出て薄味をカバーできます。サラダや炒めものにかけても意外においしいので試してみてください。

酢や柑橘類の酸味も減塩の手助けに。ゆずやすだちなど柑橘類は種類によって異なる風味を楽しめます。

減塩調理のコツ 8　香辛料や香味野菜を使いましょう

カレー粉や青じそも薄味のスパイスに

濃い味に慣れている人にとってはぼやけた味に感じる減塩メニューを、ぐっと引き立てる素材が香辛料や香味野菜です。

香りが豊かなカレー粉や山椒、ピリッとした刺激で料理が生きるわさびや辛子（マスタード）、唐辛子などは、煮物から炒め物までさまざまな料理をおいしくします。これらのスパイスは香りづけや辛みをつけるだけでなく、魚や肉の臭みを消したり、彩りを加えるなど料理のアクセントになります。

また香りの強いにらやセロリ、長ねぎなどの野菜は食べ応えのある食材ですし、しょうが、青じそ、みつばやみょうが、にんにくなどの香味野菜は和風や中華に、パセリやクレソン、バジルなどのハーブは洋風の料理にぴったりです。たとえばおろしたにんにくをボウルの内側に薄くぬってサラダを作ると、ほのかな香りで食欲が増します。

こうした香りの強い野菜を下ごしらえから仕上げまでさまざまな料理に使えば、独特の香りが味わいを深め、塩分控えめでも満足感が得られます。

香味野菜のほかカレー粉やペッパー、タイムなど強い風味のスパイスが減塩調理を助けます。

減塩調理のコツ 9　焼き色をつけて香ばしくしましょう

香ばしさが食欲を刺激する

魚や肉を焼いたときの香ばしさと軽い焦げ味も、味わいを増す工夫の一つでしょう。料理の味は甘みやしょっぱさだけでなく、香りや食感もおおいに影響するものです。

適度に焦げをつけた魚や肉は見た目にもおいしく、香ばしさが嗅覚を刺激するので塩分控えめのもの足りなさを補ってくれます。肉などは網焼きにすると香ばしくなるだけでなく、余分な脂が落ちてカロリーも抑えられます。また魚などは表面の皮を薄く焦がすと、パリパリした食感がおいしいアクセントに。コンロのグリルや、焼き網を利用するほか、グリルパンや、オーブントースター、オーブンレンジなど素材に合わせて調理してみましょう。

また、ごまや刻んだくるみをふりかけたり、焼きのりを仕上げに散らすなど、香ばしい素材で香りづけする工夫も、食欲を刺激してくれます。

〔焼き色をつけた献立例〕

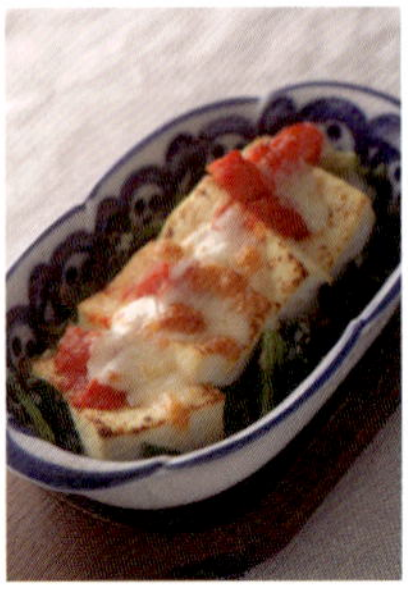

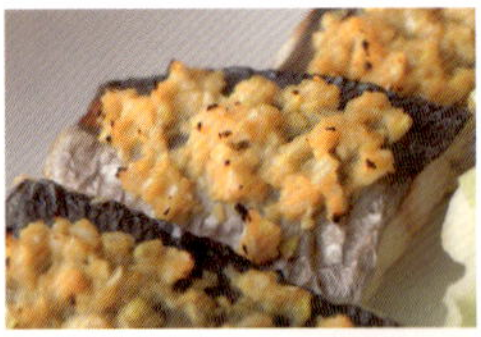

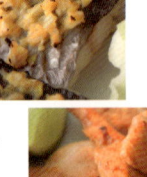
あじのねぎみそ焼き（P.105）

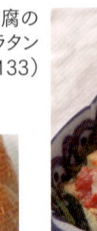
鶏むねのタンドリー風（P.127）

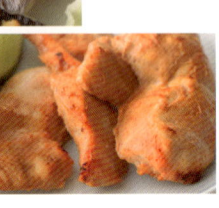
豆腐のグラタン（P.133）

減塩調理のコツ 10　トロミをつけて味を全体にからめましょう

とろとろの食感が濃い味に錯覚させる

炒めものや煮物に、片栗粉でとろみをつけると、薄味でもおいしくいただけます。とろみが舌に広がって長くとどまるため、濃い味に感じるのです。

片栗粉は大さじ1杯10gで33kcal。とろみあんに使うのは1人分2.5g程度、約8kcalと、とても低カロリー。塩分だけでなく、エネルギー量も抑えられます。

丼物は、濃い目のつゆをかけがちで減塩生活の際は必要です。しかし調味料を薄めにし、汁の量も減らしてとろみを加えたつゆにすれば、おいしさはそのままで減塩丼になります。蒸した魚などに野菜あんや甘酢あんをかけると、見た目も華やかになり食が進むでしょう。野菜炒めの仕上げに水溶き片栗粉を入れて薄いとろみをつけると、ボリューム感と香ばしさで満足感のあるおかずになります。また、薄味の野菜スープやカレーなどにすったじゃがいもを足しても自然なとろみがつき、味を引き立てます。

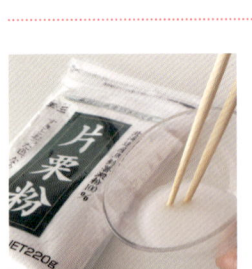
片栗粉は少量の水で溶いて料理に入れ、加熱する。

〔とろみをつけた献立例〕

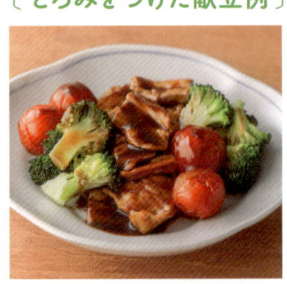
黒酢酢豚（P.120）

■減塩調理のコツをマスターすれば 1食分の食塩量がこんなに減らせます!

朝食の減塩例

減塩前の献立
- 食パン(8枚切り)2枚
- ベーコンエッグ
- 野菜のソテー
  (ほうれん草、エリンギ、コーン、にんじん)
- サラダ(レタス、スプラウト、にんじん、トマト)

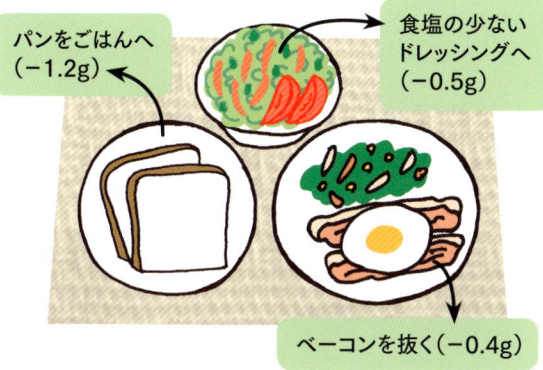

- パンをごはんへ(−1.2g)
- 食塩の少ないドレッシングへ(−0.5g)
- ベーコンを抜く(−0.4g)

食塩 3.5g ⋯➔ 1.4g

昼食の減塩例

減塩前の献立
- スパゲッティミートソース
- 温野菜のサラダ
  (ブロッコリー、赤・黄パプリカ、アスパラガス)
- キウイフルーツ
- ヨーグルト

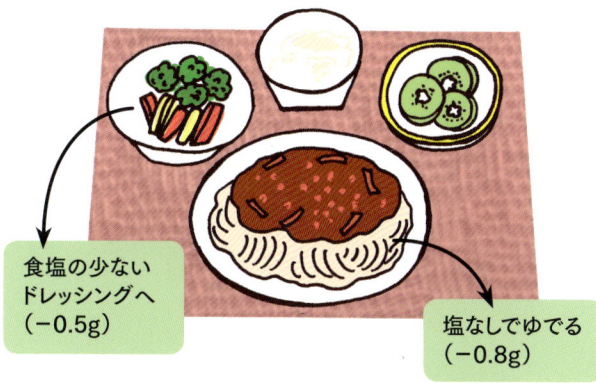

- 食塩の少ないドレッシングへ(−0.5g)
- 塩なしでゆでる(−0.8g)

食塩 3.9g ⋯➔ 2.6g

夕食の減塩例

減塩前の献立
- ごはん(十穀米)
- みそ汁
- さんまの塩焼き(大根おろし＋すだち＋しょうゆ)
- 水菜ともやしのあえもの
  (水菜、もやし、にんじん、しょうゆ)
- きゅうりの塩もみ

食塩 4.4g ⋯➔ 2.1g

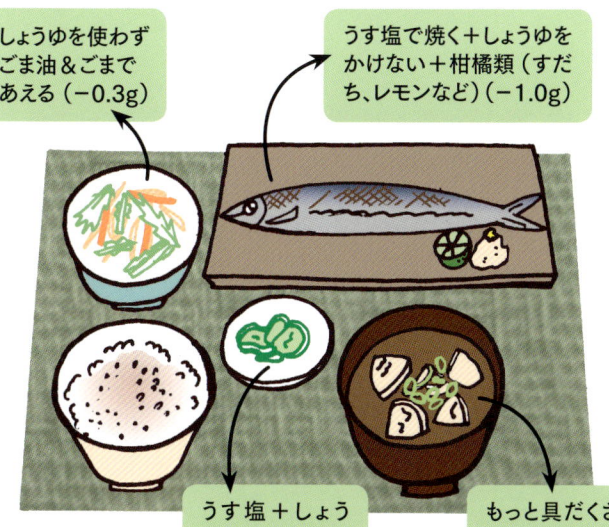

- しょうゆを使わずごま油＆ごまであえる(−0.3g)
- うす塩で焼く＋しょうゆをかけない＋柑橘類(すだち、レモンなど)(−1.0g)
- うす塩＋しょうが＆かつお節(−0.3g)
- もっと具だくさんにして、汁を少なめに(−0.7g)

食事のポイント 2　適正エネルギー量を栄養バランスよく

■自分に合った1日の適正エネルギー量を計算しましょう

肥満は血圧上昇を促進する要因でもあります。減塩と同時にエネルギーの取りすぎに気をつけ、適度な運動も開始して標準体重に近づけてください。

① 標準体重を求める

標準体重 ＝ 身長（m） × 身長（m） × 22 (※)

(※) 22＝国際基準の体格指数 BMI（Body Mass Index）の標準値

② 生活活動強度による標準体重1kgあたりの必要エネルギー量を知る

生活活動強度	日常生活の内容	標準体重1kgあたりの必要エネルギー量
Ⅰ（低い）	生活の大部分が座位で、静的な活動が中心の場合。	30〜35kcal
Ⅱ（ふつう）	座位中心の仕事だが、職場内での移動や立位での作業・接客等、通勤・買い物での歩行、家事、軽いスポーツ、のいずれかを含む場合。	35〜40kcal
Ⅲ（高い）	移動や立位の多い仕事への従事者、あるいは、スポーツ等余暇における活発な運動習慣を持っている場合。	40〜45kcal

※標準体重1kgあたりに必要なエネルギー量の数値には幅がありますが、やせ型や若い人は高いほうの数値を使い、逆に肥満した人や年配の人は低いほうの数値を使います。　日本人の食事摂取基準（2020年版）をもとに作成

③ 1日の適正エネルギー量を求める

1日に必要な適正エネルギー量（kcal） ＝ 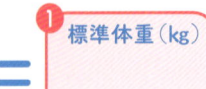標準体重（kg） 生活活動強度による標準体重1kgあたりの必要エネルギー量（kcal）

肥満を解消すれば血圧は自然に下げられる

肥満と高血圧は深く関わっています。標準体重を10％以上超える肥満の人は、やせている人の2〜3倍のリスクで高血圧を発症すると報告されています。こういう人は、体重を落とすだけでも十分血圧が下がりますので、まずは減量の努力をしてみましょう。

減量には、まず自分の標準体重から1日に必要な適正エネルギー量を算出することが大切です。標準体重の求め方は、自分の身長（m単位）の2乗に、BMI標準値の22を掛けた数値で、165cmの人なら1.65×1.65×22＝60kgとなります。1日の適正エネルギー量を出すときは、自分の生活活動の強さに合わせた体重1kgあたりの必要エネルギー量に自分の標準体重を掛けます。そのエネルギー量が適正な食事量ですから、算出して覚えておいてください。

28

■5大栄養素をバランスよく摂取

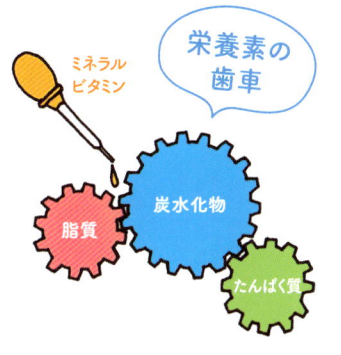

炭水化物やたんぱく質、脂質の3大栄養素を体内で効率よく吸収させ、働かせるには、ビタミン・ミネラルという潤滑油が必要不可欠です。5大栄養素のバランスを守りましょう。

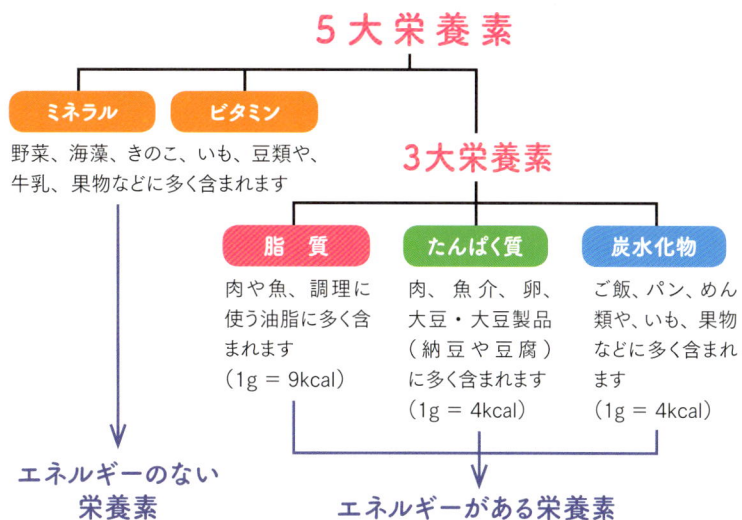

3大栄養素の摂取配分を知っておきましょう

3大栄養素の比率は炭水化物が食事全体の半分以上で、残りの約半分ずつで脂質とたんぱく質を補うとバランスが保たれます。

- 炭水化物 55〜60%
- たんぱく質 15〜20%
- 脂質 20〜25%

適正エネルギー別理想的な摂取配分

1日の適正エネルギー	炭水化物	たんぱく質	脂質
1400kcal	840kcal (210g)	252kcal (63g)	306kcal (34g)
1600kcal	960kcal (240g)	280kcal (70g)	360kcal (40g)
1800kcal	1080kcal (270g)	320kca (80g)	396kcal (44g)
2000kcal	1200kcal (300g)	360kcal (90g)	441kcal (49g)

栄養素の配分を考えて健康的に減量しよう

私たちの体は、たんぱく質と炭水化物、脂質の3大栄養素から作り出されるエネルギーと、各器官のサポートとなるビタミンやミネラルのサポートによって円滑に機能しています。高血圧の食事療法では、つい食塩量とエネルギー量ばかりを考えがちですが、これらの栄養バランスも重要なポイントです。

エネルギーを補給するためには、毎日の食事から大切な栄養素をとりいれなければなりません。実際の食事で偏りなく栄養素をとるには、「主食・主菜・副菜」の中に適切に配分します。

炭水化物は総エネルギー量の約60％で主食のごはんやパン、めん類から、たんぱく質は15〜20％を、主菜の肉や魚からとるようにすれば、3大栄養素を効率よく摂取できます。ビタミンやミネラルは副菜の野菜や果物からとることができます。食事量と栄養バランスに気をつけてあせらず血圧の改善に努めてください。

食事のポイント 3 血圧を下げる栄養素の摂取

K カリウム
余分なナトリウムを排出させる

カリウムは野菜や果物にたくさん含まれ、ナトリウムと深い関わりがある必須栄養素です。もともと細胞内に多く存在していて、体内にナトリウムが増えすぎると体外への排出を促す役割をもっています。この働きによって体内のナトリウム濃度は一定に保たれているので、カリウムは、減塩生活になくてはならないミネラルだといえます。

またカリウムには末梢血管を拡張させる働きがあるため、血液の流れがスムーズになります。さらに血圧を下げる酵素を増やし、血圧上昇のホルモンを抑えるという相乗効果で血圧の上昇を防ぐことができることから、天然の降圧薬ともいわれています。

加熱に弱く水溶性なので、野菜なら生でいただくか、スープなどで丸ごと食べると効率よく吸収できます。

カリウムが多く含まれる食品

可食部100gあたりに含まれるカリウム量（mg）。「ゆで」と記載のない場合は生の食品の含有量。『七訂日本食品標準成分表』に準拠。

いも類	
じゃがいも	410mg
さつまいも	480mg
さといも	640mg
ながいも	430mg
やまといも	590mg

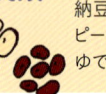

豆類・種実類	
ゆであずき	460mg
ゆで大豆	530mg
納豆	660mg
ピーナッツ（落花生）	770mg
ゆで栗	460mg

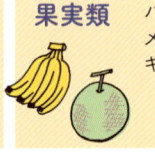

果実類	
バナナ	360mg
メロン	350mg
キウイ	290mg

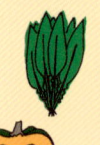

野菜類	
ほうれん草	690mg
小松菜	500mg
セロリ	410mg
かぼちゃ	450mg
カリフラワー	410mg
ブロッコリー	360mg
ゆでたけのこ	470mg

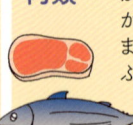

魚・肉類	
あじ	360mg
かつお	430mg
かれい	330mg
まだい	440mg
ぶり	380mg
牛かた肉（皮下脂肪なし）	310mg
牛もも肉（皮下脂肪なし）	340mg
豚ロース肉（皮下脂肪なし）	340mg
豚ヒレ肉（大型）	430mg
鶏むね肉（皮なし）	370mg
鶏もも肉（皮なし）	320mg

Ca カルシウム
不足すると血管が収縮

カルシウムは骨や歯の主成分ですが、腎臓から効率よくナトリウムを排出させて血圧を下げ、高血圧の予防や改善につなげる作用もあります。しかし、血中に不足すると骨から溶け出して血管の細胞にたまり、動脈硬化の原因になりますし、骨粗鬆症のリスクも高まります。カルシウムが豊富な小魚、乳製品、海藻類、大豆製品、緑黄色野菜を積極的にとり、血圧の安定を保ちましょう。

P36〜175のレシピページでは、これら「血圧を下げる6栄養素」をマークで表示しています。

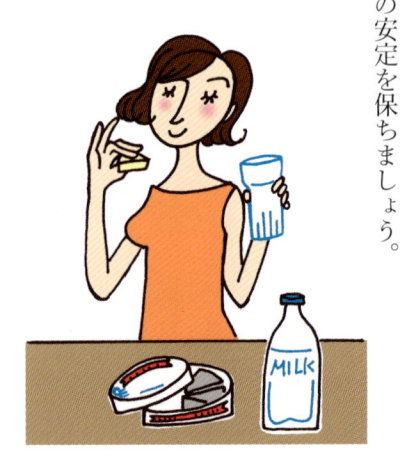

第1章 高血圧減塩ごはんの基礎知識

血管を広げて血流を促す
Mg マグネシウム

マグネシウムは海藻類や魚介類、木の実類に多く含まれ、体温や血圧を調整する働きがあります。通常は細胞外にあるカルシウムが中に侵入して動脈を収縮させるのを防ぎ、血流をスムーズにすることで血圧を調整します。インスタント食品は、マグネシウムの吸収を妨げるリンを多く含みますので、一緒に海藻類などを食べマグネシウムを補いましょう。

塩分や脂質を排泄させる
繊 食物繊維

食物繊維には、体内の余分な物質を排泄させる役割があります。海藻類や果物、山いもなどに含まれる水溶性食物繊維は、ナトリウムを吸着・排出し血圧上昇を防ぎます。また、根菜や穀物、きのこなどに多い不溶性食物繊維は便通を促し、高血圧の原因にもなる便秘を予防します。高血圧の食事療法では、どちらの食物繊維もたっぷり摂取しましょう。

血液サラサラで血圧調整
E,D EPA、DHA

EPA（エイコサペンタエン酸）とDHA（ドコサヘキサエン酸）は、青背の魚に多く含まれる不飽和脂肪酸です。常温で固まりにくいため血中をスムーズに通って血栓を防ぎ、血管を広げることで血圧を自然に下げます。体内では合成されませんので意識して魚を食べましょう。また、えごま油やくるみなどに多く含まれるα-リノレン酸も、体内でDHA、EPAに変わるのでおすすめです。

※EPAは国際的にはIPAとも呼ばれています。

EPAとDHAが多い魚
可食部（正味部分）100gに含まれる量

食品名	100g分の目安量	EPA量	DHA量
本まぐろ（トロ）	刺し身5～6切れ	1.4g	3.2g
さば（ノルウェー産）	大1切れ	1.8g	2.6g
きんき	1尾	1.5g	1.5g
はまち（養殖）	刺し身5～6切れ	0.5g	0.9g
ぶり	刺し身5～6切れ	0.9g	1.7g
さんま	1尾	0.9g	1.6g
いわし（まいわし）	大1尾	0.8g	0.9g

「七訂 日本食品標準成分表 脂肪酸成分表編」から作成

脂質を調整し動脈硬化を予防
T タウリン

タウリンはアミノ酸の一種で、人体ではとくに脳や筋肉、心臓、肝臓などの臓器に存在している重要な成分です。魚介類に多く含まれており、ストレスなどで緊張する交感神経を抑えて落ち着かせ、血圧の上昇を防ぐ作用があります。また、肝機能を高めて胆汁酸の分泌を促すので、血中コレステロールを下げて血中の脂質を調整します。不整脈などの心臓病の予防、疲労回復、視力回復の効果も期待されます。体内での合成は微量ですので食品で補うのがよいでしょう。

タウリンが多い魚介

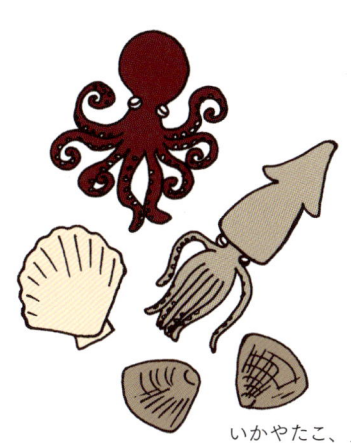

いかやたこ、貝類に、とくに多く含まれます。

もっと知りたい高血圧 Q&A

よくあるQ

高血圧の基礎知識、食事、避けるべき合併症についてQ&Aにまとめました。

Q1 高血圧と診断されましたが症状がありません。治療しなければなりませんか？

A 高血圧は目立った症状が起こらないので、指摘されてもピンとこない人がほとんどです。しかし血圧の高い状態というのは、血管に大きな負担をかけるため、放置すると動脈硬化の引き金となります。さらに血栓をつくって脳卒中や心筋梗塞などを引き起こせば、生命の危険にさらされます。合併症を起こす前に生活習慣を改め、血圧の改善に努めることをおすすめします。軽度なら食塩を控えたバランスのよい食事に変え、適度な運動で肥満を解消すれば、薬を飲まなくても高血圧の改善につなげられます。

Q2 肥満だと高血圧になりやすいのですか？

A 肥満している人の約半数に高血圧がみられるという報告があります。肥満者は減量によって血圧も下がるケースがよくみられます。とくにメタボリックシンドロームと呼ばれる内臓型肥満は、高血圧に大きな影響があります。このタイプは血液中の脂質が多い脂質異常症に陥りやすく、コレステロールなどの不純物が血管壁に蓄積して血流を阻害するために血圧が上がります。また脂肪組織に大量の血液を循環させるため、心臓のポンプがフル稼働となり、さらに血圧を上げることになります。肥満の改善に努めることは、高血圧の予防にもなります。

Q3 上の血圧と下の血圧、どちらをどのように見たらよいのでしょうか？

A 血圧には上と下の2つがありますが、上とは心臓が収縮して血液を送り出すときの収縮期血圧で、下は心臓が拡張して血液を取り込むときの拡張期血圧です。血圧は、上と下の両方で判断しますので、上が基準値でも下が高ければ高血圧となり、逆も同様です。たとえば上の血圧だけが高いと大動脈、下が高いと細動脈の異常で血圧が上がっていると考えられます。また上下の差が大きいのもよくありません。とくに50歳以上の人でその差が65以上なら動脈硬化が疑われます。

32

食事に関するQ

Q4 なぜ食塩を摂りすぎると血圧が高くなるのですか？

A 私たちの体には、ナトリウム濃度を一定に保とうとする働きがあります。体内でナトリウムが過剰になると濃度を薄めるために水分（血液）量が増えます。すると心臓は多くの血液を送り出さなければならなくなり、心拍出量を上げて必死に働きます。大量に運ばれてくる血液は、血管に強い圧力をかけながら全身を巡るので、この状態が続くと慢性的な高血圧になるのです。また、増えすぎたナトリウムが血管壁の細胞に侵入すると交感神経を刺激し、血管を収縮させます。この収縮が続くとやがて血管の内腔が狭くなり、ますます血圧が上がるのです。このように食塩の摂りすぎは、血管を傷めて血圧を上げる生活習慣といえます。

Q5 減塩目標「1日6g」と聞いて心配になりました。無理なく続けるコツは？

A 今まで濃いめの味つけに慣れてきた人にとって、いきなり減塩食というのはつらいものです。最初はもの足りず、食事の楽しみを失うかもしれません。そこでいきなり薄味にするのではなく、段階を踏んで少しずつ食塩量を減らしていきます。また塩の代わりに酢やレモンの酸味を加えたり、香味野菜や香辛料で香りや刺激をプラスするのもおすすめ。全体は減塩にして、1品だけ通常の味つけにするのもメリハリが利いて満足できます。減塩調味料なども利用して、あせらず一歩ずつ減塩をすすめましょう。

Q6 高血圧で節酒を指導されました。飲酒量を減らすにはどうしたらよい？

A 少量のアルコールを毎日飲む人は、飲まない人に比べ「動脈硬化が軽度である」「心血管病による死亡率が低い」といった報告があります。アルコールには血管を拡張し、心身をリラックスさせる効果があるので、適量なら体にはよいようです。しかし適量を超すと血圧が上がりますので、節酒を心がけるのはよいことです。量を減らすにはまず事前に飲む量と時間を決め、それを守ることです。また、お酒の前には水分をとり、食前酒は控えます。買い置きはしないで飲む分だけ買い、あれこれチャンポンしないように。1日3食栄養バランスの整った食事をとり、おいしいお酒を時間をかけてゆっくり楽しみましょう。

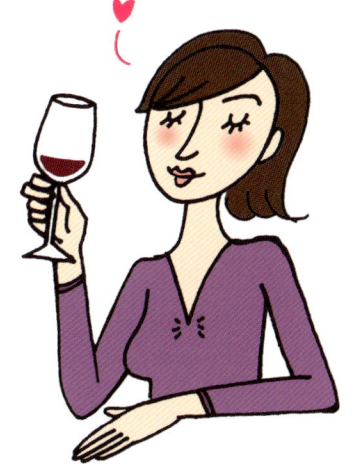

合併症に関するQ

Q7 高血圧には、どんな合併症のリスクがありますか?

A
高血圧が続くと、動脈の内腔が狭くなり、さらに血管壁に不純物のコレステロールや中性脂肪が付着し、アテロームと呼ばれるドロドロした粥状物質がたまります。これがアテローム動脈硬化といわれ、血栓をつくりやすい厄介な病態です。

この血栓が脳や心臓の血管を詰まらせると、脳卒中や心筋梗塞といった生命に関わる合併症を起こすことになります。また、動脈硬化が腎臓の細い血管に及ぶと、腎臓が硬く萎縮する腎硬化症を招くことも。こうなると血液のろ過機能が低下し、やがて腎不全から尿毒症へと最悪な状況へ進みかねません。合併症の予防には、生活習慣の改善と血圧コントロールが欠かせません。

Q8 腎臓病がある場合は、どのような食事療法になりますか?

A
高血圧で腎臓病を合併している人は、ろ過能力が落ちているのでできるだけ腎臓の負担を軽くしなければなりません。食生活のポイントはたんぱく質、カリウム、食塩、エネルギー、水分の5つ。たんぱく質は腎臓から排泄される老廃物を増やすので、腎臓の働きに応じて1日30～50gに抑えます。腎機能が低下するとカリウムを排出しづらくなるので、野菜や果物を控えてカリウムを制限してください。また食塩は1日6g未満が目安

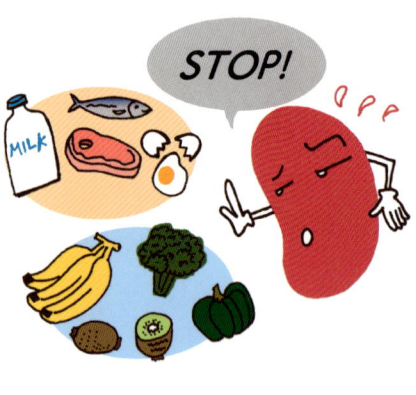

ですが、症状で異なります。エネルギーは1800～2200kcalと多めに摂りますが、体液をろ過するとき負担がかかるので病状によっては水分量も制限します。いずれも主治医によく相談し、指示に従うことです。

Q9 糖尿病がある場合は、どのような食事療法になりますか?

A
糖尿病を合併している人は、医師から指示された1日の総エネルギー量の範囲内で食事します。肉類や乳製品などの動物性脂肪や、糖分に代わるごはんや麺類などの炭水化物は量を守って控えます。よく食べる料理や食品のエネルギー量を覚えておくことも必要になります。1日の総エネルギーは個人の病状や体重などによって異なるので、医師の指示に従ってください。海藻類やきのこに多い食物繊維、野菜や果物に多いビタミン、ミネラルなどを積極的にとり、食後の血糖値を上げない食事の工夫も大切です。

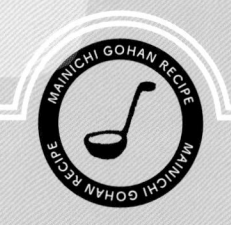

第2章
1週間献立
朝食

1日の始まりの朝食は、目覚めたばかりの胃に負担がかからないような献立にします。主食・主菜・副菜で献立を組み立て、朝食は減塩効果が高く現れるので、薄味を徹底します。エネルギーに代わる炭水化物と、血や肉になるたんぱく質、さらにミネラル豊富な野菜を補給して1日をスタートしましょう。

1日目の朝食

579 kcal
塩 1.9g

にんじんとキャベツのみそ汁 （副菜）

43 kcal ／ 塩 0.9g
K Ca Mg 繊 E.D T

材料（1人分）
にんじん……3cm（30g）
キャベツ……2枚（80g）
だし汁……130ml
赤色辛みそ……小さじ1

作り方
❶にんじんは短冊に切る。キャベツは一口大に切る。
❷鍋に、だし汁と①を入れ中火で煮る。しんなりしたら、みそを溶き入れる。

MEMO
野菜たっぷりの具だくさんのみそ汁なので、飲む汁量も少なくてすむため、減塩できます。

りんご 1/3個（75g）
41 kcal ／ 塩 0g
K Ca Mg 繊 E.D T

ごはん 150g
252 kcal ／ 塩 0g
K Ca Mg 繊 E.D T

小松菜ともやしの辛子あえ （副菜）

16 kcal ／ 塩 0.3g
K Ca Mg 繊 E.D T

材料（1人分）
小松菜……40g
もやし……30g
A ┌ 酢……小さじ2
　│ しょうゆ……小さじ1/3
　└ 練り辛子……小さじ1/3

作り方
❶もやしは根をつんで、さっとゆで、ざるに取って冷ます。小松菜は色よくゆでて冷水に取り、水気をしぼり、3cm長さに切る。
❷ボウルにAを混ぜ合わせ①をあえる。

MEMO
酢じょうゆの酸味と辛子のピリっとした刺激で、おいしく減塩できます。

豆腐とれんこん、みつばの卵炒め （主菜）

227 kcal ／ 塩 0.7g
K Ca Mg 繊 E.D T

材料（1人分）
豆腐（木綿）……150g
れんこん……30g
みつば……40g
卵……1個（50g）
サラダ油……小さじ1/2
塩……少々（0.5g）

作り方
❶れんこんは薄いいちょう切りにし、水洗いして水気を切る。みつばは2cm長さに切る。
❷フライパンにサラダ油を中火で熱し、れんこんを炒める。透き通ったら豆腐をくずし入れ、みつばを加えて炒め、卵を溶いて流し入れる。大きく混ぜて火を通し、塩をふる。

MEMO
香り高いみつばをたっぷり加えると風味がプラスされます。シャキシャキした歯ざわりも心地よい一品です。

この副菜に置きかえ！
きゅうり、わかめ、かに缶の酢の物
33kcal ▶ P.147

絹さやと桜えびの煮浸し
29kcal ▶ P.137

[1日目の献立]
朝 「豆腐とれんこん、みつばの卵炒め」献立
579kcal ▶ P.36
昼 「たことアボカド、トマトのパスタ」献立
594kcal ▶ P.52
夜 「手羽先の酢煮」献立
603kcal ▶ P.68

〈血圧を下げる栄養素〉 K カリウム　Ca カルシウム　Mg マグネシウム　繊 食物繊維　E.D EPA、DHA　T タウリン

第2章 1週間献立 朝食

「豆腐とれんこん、みつばの卵炒め」献立

たっぷりの野菜でビタミン・ミネラルを、胃腸にやさしい豆腐と卵でたんぱく質を補給。朝の体をすっきり目覚めさせるヘルシー献立。

小松菜ともやしの辛子あえ

にんじんとキャベツのみそ汁

豆腐とれんこん、みつばの卵炒め

さつまいもと切り昆布のきんぴら 副菜

91 kcal ／ 塩 0.7g
K Ca Mg 繊 E,D T

材料（1人分）
さつまいも……40g
切り昆布（乾燥）……10g
ごま油……小さじ1/2
A ┌ 水……1/4カップ
　├ みりん……小さじ1/2
　└ しょうゆ……小さじ1/2
一味唐辛子……少々

作り方
❶さつまいもは皮つきのまま細切りにし水に20分さらし水気を切る。切り昆布は水に15分つけてもどし、水気を切る。
❷フライパンにごま油を中火で熱し①を炒める。なじんだらAを加え、汁気がなくなるまで炒め、一味唐辛子をふる。

🍲 MEMO
昆布のアミノ酸には、旨味成分だけでなく、血圧を下げる効果もあります。

キウイフルーツ
3/4個（75g）

40 kcal ／ 塩 0g
K Ca Mg 繊 E,D T

蒸し鶏と春菊、しめじのピーナッツあえ 副菜

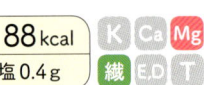

88 kcal ／ 塩 0.4g
K Ca Mg 繊 E,D T

材料（1人分）
ささ身（筋なし）……20g
酒……小さじ1
春菊……1/4束（40g）
しめじ……30g
ピーナッツ……8g
A ┌ だし汁……小さじ2
　└ しょうゆ……小さじ1/3

作り方
❶ささ身は鍋に入れ、酒をからめて水を少量入れ、ふたをして中火にし、煮たってきたら弱火にして7、8分蒸しゆでにする。冷めてから細くさく。
❷春菊は湯を煮立てて色よくゆでる。冷水に取り水気をしぼり3cm長さに切る。
❸しめじは石づきを取ってほぐす。アルミホイルでぴったりと包みトースターで5〜6分焼く。
❹すり鉢にピーナッツを入れ、すりこ木ですりつぶし、Aを加えてすり混ぜ①、②、③をあえる。

🍲 MEMO
ピーナッツはよくすりつぶして香りを引き立たせ、春菊やしめじの風味と合わせれば、減塩でも味わいを楽しめます。

2日目の朝食

505 kcal
塩 1.4g

鯛とレタスのお粥 主食&主菜

286 kcal ／ 塩 0.3g
K Ca Mg 繊 E,D T

材料（1人分）
米……1/3合弱（45g）
水……2と1/2カップ
レタス……3枚（100g）
鯛（刺し身用、冊）……80g
塩……少々（0.2g）

作り方
❶米は研いで水気を切る。
❷鍋に①、分量の水を入れふたをして強火にかける。煮立ったら弱火にし、米がふっくらと柔らかくなるまで40〜50分炊く。
❸レタスは一口大にちぎる。鯛は4mm厚さに切る。
❹②にレタスを加え、しんなりしたら鯛を加えて一煮し、塩を加える。

🍲 MEMO
レタスは手でちぎり、軽く火を通してシャキシャキ感を残します。

この副菜に置きかえ！
ゴーヤのくるみ酢あえ　83kcal ▶ P.148
青梗菜、エリンギ炒め　58kcal ▶ P.141

[2日目の献立]
朝 「鯛とレタスのお粥」献立　505kcal ▶ P.38
昼 「豆腐のカレーじょうゆ煮」献立　637kcal ▶ P.54
夜 「豚ヒレ肉のトマト煮」献立　639kcal ▶ P.70

〈血圧を下げる栄養素〉　K カリウム　Ca カルシウム　Mg マグネシウム　繊 食物繊維　E,D EPA、DHA　T タウリン

第2章 1週間献立 朝食

「鯛とレタスのお粥」献立

主菜と主食を兼ねる鯛入りのお粥が、
胃腸をやさしく刺激し、朝の体を温めます。
しめじや海藻の小鉢で食物繊維もたっぷりと。

さつまいもと切り昆布のきんぴら

蒸し鶏と春菊、
しめじのピーナッツあえ

鯛とレタスのお粥

3日目の朝食
522 kcal
塩 1.5g

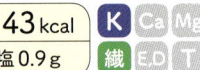

かぶと玉ねぎのみそ汁 （副菜）
43 kcal / 塩 0.9g
K Ca Mg 繊 E.D T

材料（1人分）
かぶ……小1個（50g）
玉ねぎ……1/4個（50g）
だし汁……130ml
赤色辛みそ……小さじ1

作り方
① かぶは5mm厚さの半月に切る。玉ねぎは7mm幅に切る。
② 鍋にだし汁、①を入れ中火で煮る。柔らかくなったらみそを溶き入れる。

MEMO
熱を加えると甘みが増すかぶと玉ねぎを使えば、みそ控えめでも十分な味わいです。

玄米ごはん 150g
248 kcal / 塩 0g
K Ca Mg 繊 E.D T

ほうれん草と長いものおかかあえ （副菜）
77 kcal / 塩 0.3g
K Ca Mg 繊 E.D T

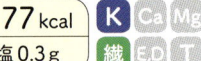

材料（1人分）
ほうれん草……40g
長いも……2cm（50g）
A ┌ みりん……小さじ1/2
　├ しょうゆ……小さじ1/3
　└ ごま油……小さじ1/2
かつお節……3g

作り方
① ほうれん草は湯を煮立て色よくゆでる。冷水に取り、水気をしぼって3cm長さに切る。
② 長いもは一口大に切り、ビニール袋に入れてたたきつぶす。
③ ボウルに②を入れ、Aを混ぜ、①をあえる。仕上げにかつお節を混ぜる。

MEMO
ほうれん草と長いものシャキシャキした歯ざわりと、香り高いおかかのアクセントで、減塩が気になりません。

豆腐の粒マスタード焼き （主菜）
154 kcal / 塩 0.3g
K Ca Mg 繊 E.D T

材料（1人分）
豆腐（木綿）……150g
ごま油……小さじ1/2
粒マスタード……8g
トマト……大1/4個（50g）

作り方
① 豆腐は食べやすい大きさに切り、ペーパータオルではさんで水気を取り、ごま油をからめる。
② ①に粒マスタードをのせ、オーブントースターで7〜8分、こんがりと焼く。
③ 皿に盛り、くし形に切ったトマトを添える。

MEMO
あっさりした豆腐も、マスタードとごま油の香りで香ばしく焼けば、風味豊かな主菜になります。

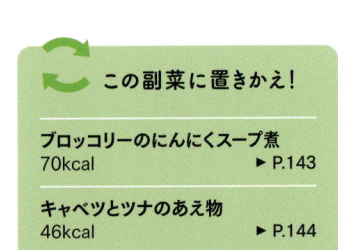

この副菜に置きかえ！
ブロッコリーのにんにくスープ煮
70kcal ▶ P.143
キャベツとツナのあえ物
46kcal ▶ P.144

［ 3日目の献立 ］
朝「豆腐の粒マスタード焼き」献立
522kcal ▶ P.40
昼「鶏肉と白菜のあんかけごはん」献立
638kcal ▶ P.56
夜「ぶりと大根の塩煮」献立
635kcal ▶ P.72

〈血圧を下げる栄養素〉 K カリウム　Ca カルシウム　Mg マグネシウム　繊 食物繊維　E.D EPA、DHA　T タウリン

第2章 1週間献立 朝食

「豆腐の粒マスタード焼き」献立

玄米ごはんの歯ごたえと野菜のうま味を堪能。
忙しい朝にもすぐ作れる豆腐のオーブン焼きや
長いものあえ物も添えた風味豊かな朝食です。

かぶと玉ねぎのみそ汁

ほうれん草と長いものおかかあえ

豆腐の粒マスタード焼き

4日目の朝食

551 kcal

塩 2.1 g

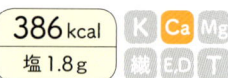

エリンギとねぎのソテー 〔副菜〕

44 kcal / 塩 0.2 g
K Ca Mg 繊 E.D T

材料（1人分）
エリンギ……大1本（50g）
長ねぎ……20cm（50g）
オリーブオイル……小さじ1/2
塩……少々（0.2g）
こしょう……少々

作り方
① エリンギはたてに5mm幅に切る。長ねぎは5mm幅の斜め切りにする。
② フライパンにオリーブオイルを中火で熱し①を炒める。しんなりしたら、塩、こしょうする。

📝MEMO
香りのよいエリンギと、熱すると甘みが増す長ねぎを合わせることで、旨味が引き出せます。

牛乳 120ml

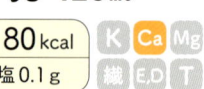

80 kcal / 塩 0.1 g
K Ca Mg 繊 E.D T

レタスとパインのサラダ 〔副菜〕

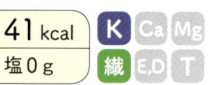

41 kcal / 塩 0 g
K Ca Mg 繊 E.D T

材料（1人分）
レタス……1～2枚（40g）
パイナップル……50g
A ┌ オリーブオイル……小さじ1/4
  │ 粗びきこしょう……少々
  └ レモン汁……小さじ1

作り方
① レタス、パイナップルは一口大に切る。
② ボウルに①を入れ、Aを順に加えてあえる。

📝MEMO
レタスのシャキシャキ感とパイナップルの甘酸っぱさに、こしょうとレモンで味わいをプラスして食塩ゼロのサラダに。

クレソンオムレツのサンドイッチ 〔主食&主菜〕

386 kcal / 塩 1.8 g
K Ca Mg 繊 E.D T

材料（1人分）
食パン……8枚切り2枚（90g）
卵……1個（50g）
クレソン……40g
サラダ油……小さじ1/2
トマト……大1/2個（100g）
ロースハム……1枚（15g）

作り方
① 食パンは軽くトーストする。
② クレソンは細かく刻む。フライパンにサラダ油を熱し、クレソンをさっと炒め、卵を溶いて流し入れこんがりと焼く。
③ トマトは5mm厚さに切る。
④ ①に②、③、ハムをはさむ。

📝MEMO
トーストの香ばしさと、クレソンの香りを包みこんだ卵焼き、ハムの塩気で、おいしくいただけます。

🔄 この副菜に置きかえ！
ミニトマトのピクルス
49kcal　▶ P.165

ごぼうのカレーきんぴら
34kcal　▶ P.163

［ 4日目の献立 ］
朝「クレソンオムレツのサンドイッチ」献立
551kcal　▶ P.42

昼「鮭の南蛮漬け」献立
629kcal　▶ P.58

夜「厚揚げのドライカレー」献立
633kcal　▶ P.74

〈血圧を下げる栄養素〉　K カリウム　Ca カルシウム　Mg マグネシウム　繊 食物繊維　E.D EPA、DHA　T タウリン

第2章 1週間献立 朝食

「クレソンオムレツのサンドイッチ」献立

カラフルな彩りのサンドイッチに、食欲がわきます。
レタスとパインのさわやかな甘みで頭もスッキリ。
目覚めの朝にぴったりのビタミンメニューです。

エリンギとねぎのソテー

レタスとパインのサラダ

クレソンオムレツのサンドイッチ

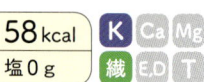

5日目の朝食

499 kcal
塩 0.7g

かぼちゃの甘煮 [副菜]

58 kcal / 塩 0g
K Ca Mg 繊 E.D T

材料（1人分）
かぼちゃ……50g
砂糖……小さじ1

作り方
❶かぼちゃは一口大に切る。
❷①をゆでる。柔らかくなったら湯をひたひたまで捨て、砂糖を加える。弱火で5〜6分煮て味をなじませる。

📝MEMO
● かぼちゃには食物繊維とカリウムが豊富です。
● 少々の砂糖を加えて、かぼちゃの甘みを引き出します。

ごはん 150g

252 kcal / 塩 0g
K Ca Mg 繊 E.D T

白菜、にんじん、しいたけのスープ煮 [副菜]

26 kcal / 塩 0.3g
K Ca Mg 繊 E.D T

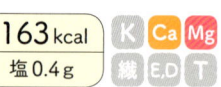

材料（1人分）
白菜……1枚（50g）
にんじん……3㎝（30g）
しいたけ……2〜3個（40g）
だし汁……80ml
塩……少々（0.2g）

作り方
❶白菜は一口大に、にんじんは短冊に切る。しいたけは軸を切り取り薄切りにする。
❷鍋にだし汁、①を入れ、ふたをして中火にかける。しんなりしたら塩を加える。

📝MEMO
しいたけは旨味の強い材料です。野菜と組み合わせるとさらに旨味が増して、減塩に役立ちます。

チキンサラダ [主菜]

163 kcal / 塩 0.4g
K Ca Mg 繊 E.D T

材料（1人分）
鶏むね肉（皮なし）……70g
酒……小さじ1
きゅうり……1/3 本（30g）
トマト……大 1/4 個（50g）

A ┌ 練りごま……10g
　│ だし汁……小さじ1
　│ 砂糖……小さじ 1/2
　│ しょうゆ……小さじ 1/3
　└ 酢……小さじ1

作り方
❶鶏肉は鍋に入れ、酒をからめて少量の水を入れ、ふたをして中火にし、煮たってきたら弱火にして7、8分蒸しゆでにする。冷ましてから食べやすく切る。
❷きゅうりは細切り、トマトは半月に切る。
❸ボウルにAを混ぜ合わせておく。
❹器に①、②を盛り合わせ、③をかける。

📝MEMO
● 鶏肉は蒸しゆでにして旨味を閉じ込めます。
● ごまだれは風味が強く、塩を控えても気になりません。

🔄 この副菜に置きかえ！
ズッキーニのトマト煮
64kcal ▶ P.145

こんにゃくのこしょうきんぴら
21kcal ▶ P.163

［ 5日目の献立 ］
朝 「チキンサラダ」献立
499kcal ▶ P.44
昼 「豚肉とえのきのチヂミ」献立
604kcal ▶ P.60
夜 「ほたて貝柱の中華風ミルク煮」献立
685kcal ▶ P.76

〈血圧を下げる栄養素〉 K カリウム　Ca カルシウム　Mg マグネシウム　繊 食物繊維　E.D EPA、DHA　T タウリン

第2章 1週間献立 朝食

「チキンサラダ」献立

メインの鶏肉と小鉢の根菜で、ボリューム感抜群の朝ごはんに。にんじんやかぼちゃがもつ自然の甘みは、薄味を感じさせない隠し味です。

白菜、にんじん、しいたけのスープ煮

かぼちゃの甘煮

チキンサラダ

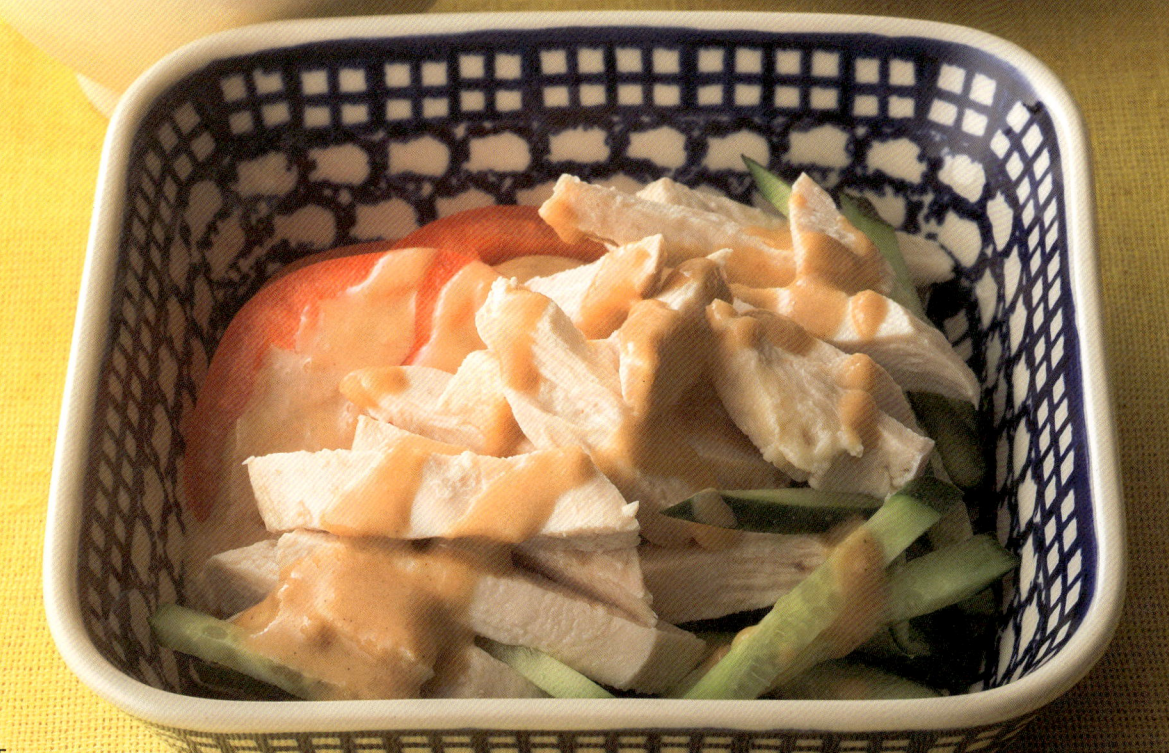

6日目の朝食

552 kcal
塩 1.9 g

じゃがいもとマッシュルームのソテー 〔副菜〕

100 kcal / 塩 0.2 g
K Ca Mg 繊 E,D T

材料（1人分）
じゃがいも……小1個（100g）
マッシュルーム……5個（50g）
オリーブオイル……小さじ 1/2
A ┬ 塩……少々（0.2g）
　├ タイム……少々
　└ オレガノ……少々

作り方
❶じゃがいもは一口大に切り、水洗いし柔らかくゆでる。マッシュルームは半分に切る。
❷オリーブオイルを中火で熱し、①を炒めAを加えて炒める。

📝 MEMO
腹持ちのいいじゃがいもは淡白ですが、タイムなどのハーブやオリーブオイルの風味をプラスすれば香り豊かな味わいに。

食パン（トースト）
1枚（6枚切り）60g

158 kcal / 塩 0.8 g
K Ca Mg 繊 E,D T

トマトとブロッコリーのサラダ 〔副菜〕

46 kcal / 塩 0 g
K Ca Mg 繊 E,D T

材料（1人分）
トマト……1/2 個（80g）
ブロッコリー……30g
A ┬ オリーブオイル……小さじ 1/2
　├ 粗びきこしょう……少々
　└ レモン汁……小さじ 2

作り方
❶トマトは一口大に切る。ブロッコリーは小さく分けて色よくゆで、ざるに取る。
❷ボウルに①を合わせ、Aを順に加えてあえる。

📝 MEMO
緑黄色野菜のトマトやブロッコリーは、食塩を排泄する栄養素、カリウムが豊富なので、積極的に摂りましょう。

鮭缶とキャベツのミルクスープ 〔主菜〕

248 kcal / 塩 0.9 g
K Ca Mg 繊 E,D T

材料（1人分）
キャベツ……2〜3枚（100g）
オリーブオイル……小さじ 1/2
鮭缶（水煮）……小1缶（90g）
牛乳……1/2 カップ
こしょう……少々

作り方
❶キャベツは一口大に切る。
❷鍋にオリーブオイルを中火で熱し、①を炒める。くったりするまで炒め、鮭缶を缶汁ごと加えて炒め合わせる。牛乳を加え、煮立ち始めたらこしょうを加える。

📝 MEMO
鮭の水煮に含まれる旨味と塩気を利用したスープは、塩を加えなくても十分な味わいです。キャベツの甘みも加わって、まろやかに。

🔄 この副菜に置きかえ！

里いものトマト煮
83kcal　▶ P.159

カリフラワーとアボカドのサラダ
56kcal　▶ P.148

[6日目の献立]

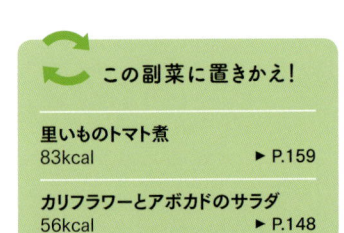

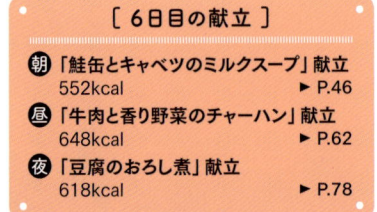

朝「鮭缶とキャベツのミルクスープ」献立
552kcal　▶ P.46
昼「牛肉と香り野菜のチャーハン」献立
648kcal　▶ P.62
夜「豆腐のおろし煮」献立
618kcal　▶ P.78

〈血圧を下げる栄養素〉　K カリウム　Ca カルシウム　Mg マグネシウム　繊 食物繊維　E,D EPA、DHA　T タウリン

第2章 1週間献立 朝食

「鮭缶とキャベツのミルクスープ」献立

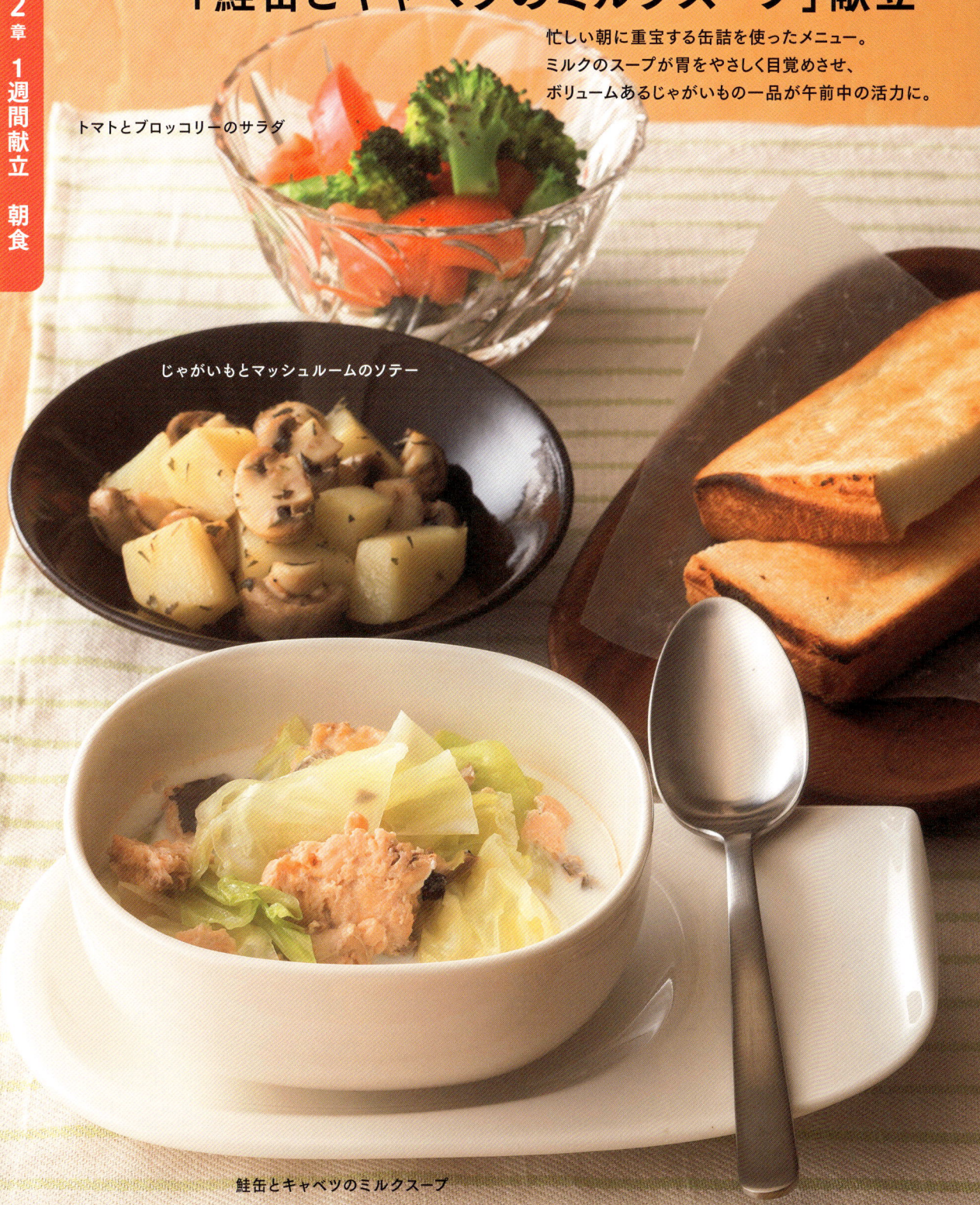

忙しい朝に重宝する缶詰を使ったメニュー。
ミルクのスープが胃をやさしく目覚めさせ、
ボリュームあるじゃがいもの一品が午前中の活力に。

トマトとブロッコリーのサラダ

じゃがいもとマッシュルームのソテー

鮭缶とキャベツのミルクスープ

水菜とわかめの煮浸し 副菜

| 20 kcal | K | Ca | Mg |
| 塩 0.4g | 繊 | E,D | T |

材料（1人分）
水菜……1/4 株（50g）
わかめ（カット）……0.5g
A ┌ だし汁……1/4 カップ
　├ みりん……小さじ 1/3
　└ しょうゆ……小さじ 1/3

作り方
❶水菜は4cm長さに切る。わかめは水でもどす。
❷鍋にAを合わせ中火で煮立てる。①を加え、しんなりするまで煮る。

🔖MEMO
煮てもゆでてもサラダにしてもおいしい水菜は、シャキシャキとした心地よい歯ざわりが味の一工夫に。

オレンジ　1/4個（50g）

| 20 kcal | K | Ca | Mg |
| 塩 0g | 繊 | E,D | T |

雑穀ごはん　150g

| 242 kcal | K | Ca | Mg |
| 塩 0g | 繊 | E,D | T |

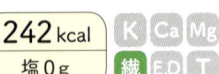

にんじんと玉ねぎのわさび酢 副菜

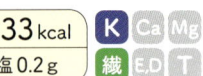

| 33 kcal | K | Ca | Mg |
| 塩 0.2g | 繊 | E,D | T |

材料（1人分）
にんじん……2cm（20g）
玉ねぎ……1/4 個（50g）
A ┌ おろしわさび……少々
　├ 酢……小さじ2
　├ 塩……少々（0.2g）
　└ 砂糖……小さじ 2/3

作り方
❶にんじん、玉ねぎは細切りにしてそれぞれゆでる。ざるに取って冷まし、水気をしぼる。
❷ボウルにAを混ぜ合わせ①をあえる。

🔖MEMO
軽くゆでて甘みが増したにんじんと玉ねぎに、わさび酢のぴりっとした酸味がアクセントとなり、味を引き立てます。

7日目の朝食
524 kcal
塩 1.0g

ゆで豚と青梗菜の薬味だれ 主菜

| 209 kcal | K | Ca | Mg |
| 塩 0.4g | 繊 | E,D | T |

材料（1人分）
豚ロース肉（しゃぶしゃぶ用）……60g
青梗菜……1と1/4 株（100g）
A ┌ 長ねぎ（みじん切り）……10g
　├ しょうが（みじん切り）……1/2 片
　├ 酢……小さじ2
　├ しょうゆ……小さじ 1/3
　└ ごま油……小さじ 1/2

作り方
❶豚肉は湯を煮立ててゆでる。青梗菜は色よくゆでて冷水に取る。水気をしぼり一口大に切る。
❷Aを混ぜ合わせておく。
❸皿に①を盛り合わせ②をかける。

🔖MEMO
しょうがやねぎの風味を加えた酸味のある薬味だれが、薄切りのゆで豚にからんで、しっかりした味わいです。

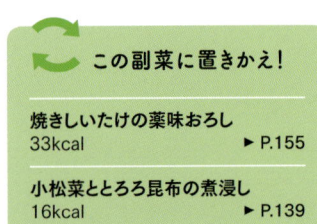

この副菜に置きかえ！
焼きしいたけの薬味おろし
33kcal　▶ P.155

小松菜ととろろ昆布の煮浸し
16kcal　▶ P.139

［ 7日目の献立 ］
朝「ゆで豚と青梗菜の薬味だれ」献立
524kcal　▶ P.48
昼「にらタマ黒酢あん」献立
624kcal　▶ P.64
夜「まぐろのタルタルステーキ風」献立
639kcal　▶ P.80

〈血圧を下げる栄養素〉　K カリウム　Ca カルシウム　Mg マグネシウム　繊 食物繊維　E,D EPA、DHA　T タウリン

第2章 1週間献立 朝食

「ゆで豚と青梗菜の薬味だれ」献立

ジューシーな豚肉とカラフルな野菜の競演で
朝食のテーブルが明るく華やぎます。
さっぱりした味わいですが食べ応えは十分です。

にんじんと玉ねぎのわさび酢

水菜とわかめの煮浸し

ゆで豚と青梗菜の薬味だれ

column 1

食品の栄養表示の見方を覚えよう

食品のエネルギー量
「熱量」とは食品のエネルギー量で、kcal（キロカロリー）という単位で表されます。「1包装あたり」「一袋あたり」など食品全体を示す場合と、「100gあたり」など部分量の表示もありますので間違えないよう確認しましょう。

食品のナトリウム量
「Na」はナトリウムを表します。ナトリウム量から食塩量を計算できます。ただし、「食塩相当量」という表示の場合は、食塩そのものの量を示します。Na量の単位もmgとgの表示がありますので注意しましょう。

■ ナトリウム量から食塩量を計算しよう

$$食塩量(g) = ナトリウム量(mg) \times 2.54 \div 1000$$

市販食品を選ぶときは栄養成分表示で内容を確認しよう

わが国では、厚生労働省が1996年に定めた栄養表示基準制度に基づいて、ほとんどの加工食品に栄養成分表示がなされています。表示内容はエネルギー量、たんぱく質、脂肪、炭水化物、ナトリウム、カルシウム、ビタミンなどですから、食事療法を行っている人はおおいに参考にしたいものです。

ただし、日本の栄養成分表示は1袋あたりや1個あたり、100gあたりで換算するなど、表示単位にバラつきがあるためよく確認してください。とくに食塩表示については、ナトリウム量と食塩相当量の2種類があり、勘違いする人もいるでしょう。ナトリウムは食塩の成分の一つですので、食塩そのものの分量を知りたいときは上記のような計算式を用いれば算出することができます。

市販食品を購入して食べるときは、食品の栄養成分表示のチェックを習慣にしましょう。表示の食塩量、エネルギー量をカウントし、1日の必要量の過不足を計算してみてください。

50

第3章

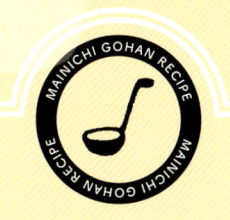

1週間献立
昼食

1日3食のバランスは朝3：昼4：夕3の割合がよいといわれています。昼食は夕食まで長いですし、午後しっかり活動するエネルギー源として主食と主菜はボリュームがあるものがよいでしょう。栄養が偏らないよう、副菜には野菜やいも類、豆類などを豊富に組み合わせましょう。

1日目の昼食

594 kcal
塩 2.0 g

セロリのスープ煮 [副菜]

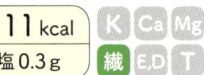

11 kcal / 塩 0.3 g
K Ca Mg 繊 E.D T

材料（1人分）
セロリ……小1本（50g）
A ┬ チキンブイヨン……1/8 個
　├ ローリエ……1/8 枚
　├ こしょう……少々
　└ 湯……1/4 カップ

作り方
❶セロリは3〜4cm長さの1.5cm幅に切る。
❷鍋に①、Aを入れ、中火にかけてふたをする。セロリが柔らかくなるまで12〜13分煮る。

MEMO
食物繊維がたっぷり摂取できるセロリは柔らかく煮ることで、旨味を引き出します。

カッテージチーズのサラダ [副菜]

79 kcal / 塩 0.5 g
K Ca Mg 繊 E.D T

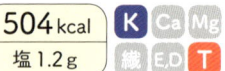

材料（1人分）
カッテージチーズ……50g
にんじん……2cm（20g）
アスパラガス……2〜3本（50g）
レタス……1〜2枚（30g）
A ┬ 粗びき黒こしょう……少々
　└ レモン汁……大さじ1

作り方
❶にんじんは1cm角、アスパラガスは1cm長さに切り、それぞれゆでてざるに取る。
❷レタスは2cm四方に切る。
❸ボウルにカッテージチーズ、①、②を合わせ、Aを加えてあえる。

MEMO
● カッテージチーズは手軽なカルシウムの補給源ですが、塩分も含まれるので使う量に注意しましょう。
● にんじん、アスパラは歯ざわりを残してゆで、よく噛んでゆっくり食べます。

たことアボカド、トマトのパスタ [主食&主菜]

504 kcal / 塩 1.2 g
K Ca Mg 繊 E.D T

材料（1人分）
スパゲッティ……80g
たこ（ゆで）……50g
アボカド……1/3 個（50g）
トマト……大 1/2 個（100g）
A ┬ オリーブオイル……小さじ1
　├ レモン汁……小さじ1
　├ しょうゆ……小さじ1
　└ こしょう……少々

作り方
❶たこは小口切り。アボカドはフォークでざっとつぶし、トマトは1cm角に切る。
❷①を大きめのボウルに入れ、Aを加えてよく混ぜる。
❸スパゲッティをゆで（塩は加えない）湯を切る。これを②に加え、手早くあえる。

MEMO
● アボカドは、つぶすことでパスタによくからみ、おいしく減塩できます。
● トマトの酸味と旨味をいかして減塩します。

この副菜に置きかえ！
大根の黒こしょう炒め　64kcal　▶ P.150
ピーマンとしめじの煮浸し　23kcal　▶ P.142

［ 1日目の献立 ］
朝 「豆腐とれんこん、みつばの卵炒め」献立　579kcal　▶ P.36
昼 「たことアボカド、トマトのパスタ」献立　594kcal　▶ P.52
夜 「手羽先の酢煮」献立　603kcal　▶ P.68

〈血圧を下げる栄養素〉 K カリウム　Ca カルシウム　Mg マグネシウム　繊 食物繊維　E.D EPA、DHA　T タウリン

第3章 1週間献立 昼食

「たことアボカド、トマトのパスタ」献立

たこの旨味にアボカドの栄養をプラス。
トマトやレモンの酸味でスマートに減塩も。
ビタミンたっぷりのさわやかなランチです。

カッテージチーズのサラダ

セロリのスープ煮

たことアボカド、トマトのパスタ

2日目の昼食

637 kcal
塩 1.2g

えびとかぶの酸味スープ 副菜

74 kcal / 塩 0.5g
K Ca Mg 繊 E,D T

材料（1人分）
えび……60g
かぶ……1個（50g）
かぶの葉……20g
A ┌ チキンブイヨン……1/8 個
　├ 湯……1/2 カップ
　└ 赤唐辛子（刻む）……少々
酢……大さじ2
こしょう……少々

作り方
❶えびは足、背わたを取り、背に切りこみを入れる。
❷かぶは半分に切る。かぶの葉は3cm長さに切る。
❸鍋にAを合わせ、かぶを入れてふたをし、かぶが柔らかくなるまで14〜15分煮る。えびを加えて火を通し、かぶの葉も加えて一煮する。
❹火を止め、仕上げに酢、こしょうを加える。

🔖 **MEMO**
酢の酸味と唐辛子の辛味を利かせて味わうスープです。

ごはん 200g
336 kcal / 塩 0g
K Ca Mg 繊 E,D T

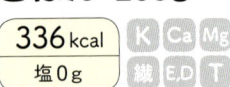

にらとえのきのごま油あえ 副菜

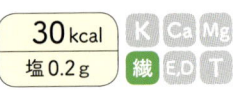

30 kcal / 塩 0.2g
K Ca Mg 繊 E,D T

材料（1人分）
にら……1/2 束（40g）
えのきだけ……1/4 袋（20g）
A ┌ ごま油……小さじ 1/2
　└ 塩……少々（0.2g）

作り方
❶にらは湯を煮立てて色よくゆでる。冷水に取って冷まし、水気をしぼり3cm長さに切る。
❷えのきだけは根元を切り長さを半分に切ってほぐす。アルミホイルに包んで、オーブントースターで5〜6分焼く。
❸ボウルに①、②を合わせ、Aであえる。

🔖 **MEMO**
にらとえのきだけのように香りのよい食材を使い、ごま油でコクを出すことで、食塩を抑えていても、おいしくいただけます。

豆腐のカレーじょうゆ煮 主菜

197 kcal / 塩 0.5g
K Ca Mg 繊 E,D T

材料（1人分）
豆腐（木綿）……200g
ごま油……小さじ1
カレー粉……少々
A ┌ だし汁……1/2 カップ
　└ しょうゆ……小さじ 1/2
オクラ……5 本（40g）

作り方
❶豆腐は食べやすい大きさに切り、ペーパータオルにはさんで水気をふく。
❷フライパンにごま油を中火で熱し①を焼きつける。こんがりとしたら、カレー粉をふり入れAを加える。落としぶたをして、ほとんど汁気がなくなるまで煮る。
❸オクラは色よくゆでる。
❹器に②を盛りつけ、②の煮汁をからめた③を添える。

🔖 **MEMO**
豆腐はペーパータオルではさんで、水気をふきとる程度の水切りでOKです。

［この副菜に置きかえ！］
水菜のツナマヨあえ　56kcal　▶ P.139
もずくとキウイの酢の物　52kcal　▶ P.153

［2日目の献立］
朝「鯛とレタスのお粥」献立　505kcal　▶ P.38
昼「豆腐のカレーじょうゆ煮」献立　637kcal　▶ P.54
夜「豚ヒレ肉のトマト煮」献立　639kcal　▶ P.70

〈血圧を下げる栄養素〉　K カリウム　Ca カルシウム　Mg マグネシウム　繊 食物繊維　E,D EPA、DHA　T タウリン

第3章 1週間献立 昼食

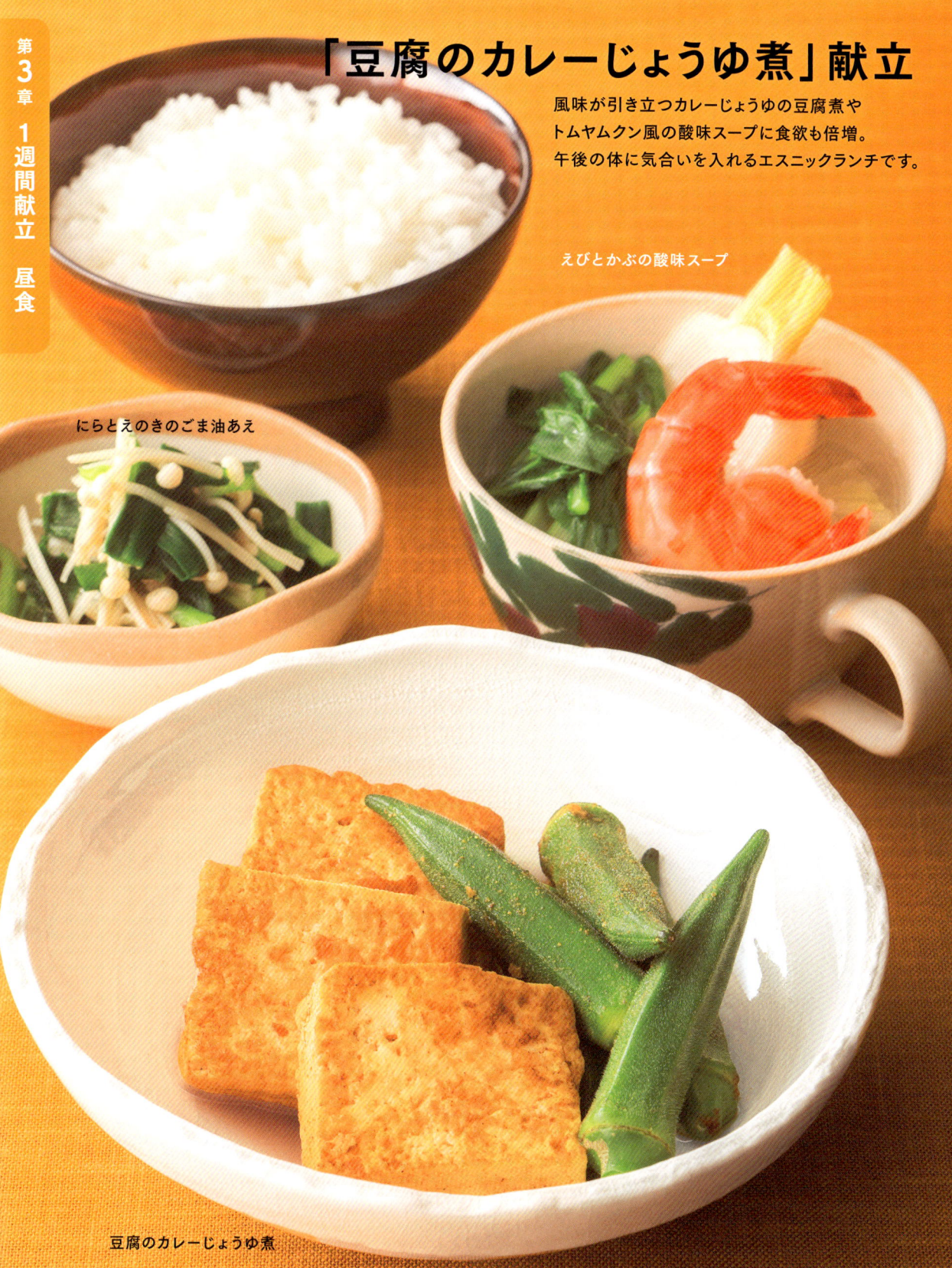

「豆腐のカレーじょうゆ煮」献立

風味が引き立つカレーじょうゆの豆腐煮や
トムヤムクン風の酸味スープに食欲も倍増。
午後の体に気合いを入れるエスニックランチです。

えびとかぶの酸味スープ

にらとえのきのごま油あえ

豆腐のカレーじょうゆ煮

豆苗炒め 副菜

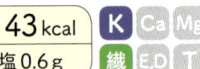

43 kcal / 塩 0.6g
K Ca Mg 繊 E.D T

材料（1人分）
豆苗……80g
ごま油……小さじ1/2
塩……少々（0.6g）

作り方
❶豆苗は3㎝長さに切る。
❷フライパンにごま油を中火で熱し、①を炒める。色が鮮やかになったら塩をふる。

💡MEMO
豆苗は、ナトリウムを排泄するカリウムが豊富な高血圧ごはんのおすすめ食材。炒めてもシャキシャキとした歯ざわりを楽しめます。

りんご 小1/4個（50g）

27 kcal / 塩 0g
K Ca Mg 繊 E.D T

青梗菜、トマト、ゆばのあえ物 副菜

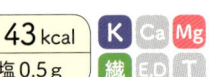

43 kcal / 塩 0.5g
K Ca Mg 繊 E.D T

材料（1人分）
青梗菜……1/2株（50g）
トマト……大1/4個（50g）
ゆば（乾燥）……1/2枚（2g）
A ┌ ごま油……小さじ1/2
　├ 塩……少々（0.4g）
　└ 粉山椒……少々

作り方
❶青梗菜は色よくゆで、冷水に取る。水気をしぼり、食べやすい大きさに切る。トマトは一口大に切る。ゆばは水でもどし、ざっと刻んでさっとゆでて、ざるに取る。
❷ボウルに①を合わせ、Aを順に加えてあえる。

💡MEMO
● 大豆の栄養が濃縮されたゆばは、旨味のかたまりです。
● 粉山椒の風味でインパクトのある味わいです。

[3日目の献立]

朝「豆腐の粒マスタード焼き」献立
522kcal ▶ P.40

昼「鶏肉と白菜のあんかけごはん」献立
638kcal ▶ P.56

夜「ぶりと大根の塩煮」献立
635kcal ▶ P.72

この副菜に置きかえ！

ししとうの炒め漬け
58kcal ▶ P.140

れんこん甘酢煮
39kcal ▶ P.160

3日目の昼食

638 kcal
塩 1.6g

鶏肉と白菜のあんかけごはん 主食&主菜

525 kcal / 塩 0.5g
K Ca Mg 繊 E.D T

材料（1人分）
雑穀ごはん……200g
鶏むね肉（皮つき）……80g
白菜……1〜2枚（80g）
にんじん……2㎝（20g）
絹さや……10g
サラダ油……小さじ1/2
A ┌ 湯……1/2カップ
　├ 塩……少々（0.4g）
　└ こしょう……少々
片栗粉……小さじ1

作り方
❶鶏肉は一口大のそぎ切りにする。
❷白菜は一口大に切り、にんじんは細切り、絹さやは大きいものは半分に切る。
❸フライパンにサラダ油を中火で熱し、①を炒める。色が変わったら白菜、にんじんを炒める。しんなりとしたら、Aを加える。煮立ったら絹さやを加えて一煮し、倍量の水（分量外）で溶いた片栗粉を加えとろみをつける。
❹器にごはんを盛りつけて、③をかける。

💡MEMO
白菜やにんじんは、しっかり炒めて、旨味を引き出します。

〈血圧を下げる栄養素〉 K カリウム　Ca カルシウム　Mg マグネシウム　繊 食物繊維　E.D EPA、DHA　T タウリン

第3章 1週間献立 昼食

「鶏肉と白菜のあんかけごはん」献立

あんのとろみがからんだあんかけごはんで、
素材の旨味と栄養を丸ごと包みこみました。
しっかり食べたいときの彩りメニュー。

青梗菜、トマト、ゆばのあえ物

豆苗炒め

鶏肉と白菜のあんかけごはん

4日目の昼食

629 kcal
塩 0.4 g

かぼちゃとグレープフルーツのサラダ 副菜

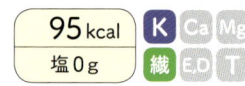

95 kcal / 塩 0 g
K Ca Mg 繊 E,D T

材料（1人分）
かぼちゃ……50g
グレープフルーツ……1/4 個（80g）
A ┌ オリーブオイル……小さじ1/2
　├ こしょう……少々
　└ レモン汁……小さじ1

作り方
❶ かぼちゃは一口大に切って柔らかくゆでる。湯を切り、ざっとつぶす。
❷ グレープフルーツは薄皮をむき、果肉を一口大に割る。
❸ ボウルに①、②を合わせ、A を順に加えてあえる。

MEMO
ドレッシングには塩分は入れず、レモン汁のさわやかな酸味を利かせます。

ごはん 200g

336 kcal / 塩 0 g
K Ca Mg 繊 E,D T

青のり 少々

ほうれん草としいたけのごまあえ 副菜

25 kcal / 塩 0.3 g
K Ca Mg 繊 E,D T

材料（1人分）
ほうれん草……40g
しいたけ……1〜2個（20g）
A ┌ だし汁……大さじ1
　├ しょうゆ……小さじ 1/3
　└ すりごま……2g

作り方
❶ ほうれん草は湯を煮立てて色よくゆでる。冷水に取って冷まし、水気をしぼって3㎝長さに切る。
❷ しいたけは軸を切り取り、グリルでしんなりと焼いて薄切りにする。
❸ ボウルに A を混ぜ合わせ、①、②をあえる。

MEMO
● ほうれん草のビタミン、きのこの食物繊維をたっぷり摂取できます。
● 香り豊かなだしとごまであえれば、減塩は気になりません。

鮭の南蛮漬け 主菜

173 kcal / 塩 0.1 g
K Ca Mg 繊 E,D T

材料（1人分）
生鮭……1切れ（80g）
片栗粉……少々
揚げ油……適量
玉ねぎ……小 1/6 個（20g）
にんじん……1㎝（10g）
A ┌ 酢……1/4 カップ
　├ 砂糖……小さじ1
　└ 輪切り唐辛子……少々

作り方
❶ 玉ねぎは薄切り、にんじんは細切りにする。
❷ A を合わせ①を加えておく。
❸ 鮭を一口大に切り、片栗粉をはたきつけ、揚げ油を 170〜180℃に用意しカラリと揚げる。油を切って②に漬ける。

MEMO
● 鮭には高血圧を予防する不飽和脂肪酸、EPA や DHA が豊富です。
● 酢の酸味で減塩できます。

この副菜に置きかえ！
かぶの葉の卵炒め　78kcal　▶ P.138
エリンギのマリネ　41kcal　▶ P.164

［4日目の献立］
朝「クレソンオムレツのサンドイッチ」献立　551kcal　▶ P.42
昼「鮭の南蛮漬け」献立　629kcal　▶ P.58
夜「厚揚げのドライカレー」献立　633kcal　▶ P.74

〈血圧を下げる栄養素〉　K カリウム　Ca カルシウム　Mg マグネシウム　繊 食物繊維　E,D EPA、DHA　T タウリン

第3章 1週間献立 昼食

「鮭の南蛮漬け」献立

揚げ物の香ばしさと甘酢を利かせた南蛮漬けで、不飽和脂肪酸が豊富な鮭がさらにおいしくなります。野菜のごまあえも添えた彩りのよいお弁当です。

かぼちゃとグレープフルーツのサラダ

ほうれん草としいたけのごまあえ

鮭の南蛮漬け

5日目の昼食

604 kcal
塩 1.2g

くずし豆腐ときゅうりのスープ 〈副菜〉

64 kcal / 塩 0.5g
K Ca Mg 繊 E,D T

材料（1人分）
- 豆腐（木綿）……75g
- きゅうり……1/2本（50g）
- A
  - チキンブイヨン……1/8個
  - 湯……1/2カップ
  - しょうが（せん切り）……少々
  - 塩……少々（0.2g）
  - こしょう……少々

作り方
1. きゅうりは縞目に皮をむき、すりこ木などでたたいて割れ目を入れ一口大に割る。
2. 鍋にAを合わせ、豆腐をくずし入れ中火にかける。煮立ったら①を加え一煮する。

MEMO
きゅうりや豆腐は包丁を使わず、すりこ木や手で崩したほうが火がよく通り、素材の旨味がスープに溶け出します。

いちごヨーグルト

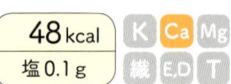

48 kcal / 塩 0.1g
K Ca Mg 繊 E,D T

材料（1人分）
- いちご……3～4個（50g）
- ヨーグルト（プレーン）……50g

作り方
盛り合わせる。

豆もやし、小松菜、れんこんのナムル 〈副菜〉

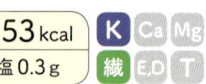

53 kcal / 塩 0.3g
K Ca Mg 繊 E,D T

材料（1人分）
- 豆もやし……30g
- 小松菜……30g
- れんこん……30g
- A
  - ごま油……小さじ1/2
  - 塩……少々（0.3g）
  - こしょう……少々
  - 一味唐辛子……少々

作り方
1. 豆もやしは根をつみ、ゆでてざるに取る。小松菜は色よくゆでて水に取る。水気をしぼって3cm長さに切る。れんこんは薄い輪切りにし、さっとゆで、冷水に取って冷まし、水気をしっかりと切る。
2. ボウルに①を合わせ、Aを順に加えてあえる。

MEMO
ポリポリと食感のよい豆もやしやれんこんに、香辛料の風味を足すとさらにおいしい味わいになります。

豚肉とえのきのチヂミ 〈主食&主菜〉

439 kcal / 塩 0.3g
K Ca Mg 繊 E,D T

材料（1人分）
- A
  - 小麦粉（薄力粉）……50g
  - 卵……1個（50g）
  - 水……1/2カップ
- 豚もも肉（薄切り）……60g
- 長ねぎ……1/3本（20g）
- にんじん……2cm（20g）
- えのきだけ……2/3袋（60g）
- ごま油……大さじ1/2

作り方
1. ボウルにAを混ぜ合わせ、30分おく。
2. 豚肉は1cm幅に切る。長ねぎはたて半分、斜め薄切り。にんじんは細切り。えのきだけは1cm長さに切る。
3. ①に②を加えよく混ぜる。
4. フライパンにごま油を中火で熱し③を流し入れる。表面を平らにし、ふたをして7～8分焼く。表面が乾いたら返してふたをとり、3～4分こんがりと焼き上げる。
5. 食べやすく切って盛る。

MEMO
チヂミは、少し焦げめをつけて焼くことで、香ばしさでおいしくいただけます。

この副菜に置きかえ！
- 青梗菜、エリンギ炒め　58kcal　▶P.141
- トマト、のり、卵のスープ　24kcal　▶P.167

［5日目の献立］
- 朝「チキンサラダ」献立　499kcal　▶P.44
- 昼「豚肉とえのきのチヂミ」献立　604kcal　▶P.60
- 夜「ほたて貝柱の中華風ミルク煮」献立　685kcal　▶P.76

〈血圧を下げる栄養素〉 K カリウム　Ca カルシウム　Mg マグネシウム　繊 食物繊維　E,D EPA、DHA　T タウリン

第3章 1週間献立 昼食

「豚肉とえのきのチヂミ」献立

多彩な素材を合わせた味わいのあるチヂミ。
豆腐ときゅうりのさっぱりおいしいスープを添えて、
ひと味ちがう韓国風ランチを堪能します。

豆もやし、小松菜、れんこんのナムル

くずし豆腐ときゅうりのスープ

豚肉とえのきのチヂミ

6日目の昼食

648 kcal
塩 1.8 g

いんげん、玉ねぎ、桜えびのサラダ 〈副菜〉

55 kcal / 塩 0.3 g
K Ca Mg 繊 E.D T

材料（1人分）
さやいんげん……6さや（30g）
玉ねぎ……1/4個（50g）
桜えび……3g
A ┌ オリーブオイル……小さじ1/2
　├ こしょう……少々
　└ 酢……小さじ2

作り方
❶いんげんは3cm長さに切る。玉ねぎは1cm幅のくし形に切る。それぞれゆでて、ざるに取る。
❷桜えびは空煎りして、パリッとさせる。
❸ボウルに①、②を合わせ、Aを順に加えてあえる。

📝MEMO
桜えびの旨味がアクセントとなって、あっさりしたサラダを引き立てます。

キウイフルーツ
3/4個（75g）

40 kcal / 塩 0g
K Ca Mg 繊 E.D T

大根と豚肉のスープ煮 〈副菜〉

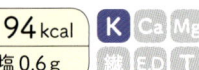

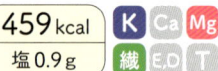

94 kcal / 塩 0.6 g
K Ca Mg 繊 E.D T

材料（1人分）
大根……2cm（50g）
豚もも肉（薄切り）……50g
A ┌ チキンブイヨン……1/8個
　├ 湯……1/2カップ
　├ こしょう……少々
　├ 塩……少々（0.2g）
　└ しょうが（薄切り）……2枚

作り方
❶大根は一口大の乱切り。豚肉は一口大に切る。
❷鍋にAを合わせ中火で煮立てる。豚肉を加えあくを取り、大根を加える。ふたをし、大根が柔らかくなるまで12〜13分煮る。

📝MEMO
大根のカリウムやビタミンCが溶け込んだスープは栄養満点。しょうがの風味とピリッとした刺激で薄味でもおいしくいただけます。

牛肉と香り野菜のチャーハン 〈主食&主菜〉

459 kcal / 塩 0.9 g
K Ca Mg 繊 E.D T

材料（1人分）
玄米ごはん……200g
牛もも肉（薄切り）……50g
サラダ油……小さじ1/2
しょうゆ……小さじ1
みつば……40g
しそ……10枚
みょうが……1個（20g）

作り方
❶牛肉は1.5cm幅に切る。
❷みつばは細かい小口切り。しそは小さくちぎる。みょうがは薄い小口切り。
❸フライパンにサラダ油を中火で熱し、①を炒める。こんがりしたらごはんを加えて炒め合わせる。パラリとしたらしょうゆを回し入れてさっと炒め、②を加え、手早く混ぜる。

📝MEMO
牛肉の旨味をからめたごはんには香味野菜で味わいを足し、仕上げのしょうゆは香りが立つよう効果的に使うことで、しっかりした味わいになります。

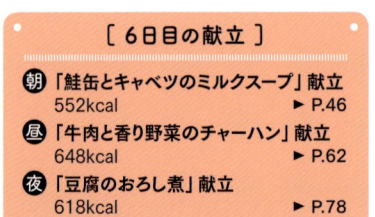

この副菜に置きかえ！
- レタスの豆乳煮浸し　72kcal　▶P.144
- ほうれん草のアーモンドあえ　40kcal　▶P.143

［6日目の献立］
- 朝「鮭缶とキャベツのミルクスープ」献立　552kcal　▶P.46
- 昼「牛肉と香り野菜のチャーハン」献立　648kcal　▶P.62
- 夜「豆腐のおろし煮」献立　618kcal　▶P.78

〈血圧を下げる栄養素〉 K カリウム　Ca カルシウム　Mg マグネシウム　繊 食物繊維　E.D EPA、DHA　T タウリン

第3章 1週間献立 昼食

「牛肉と香り野菜のチャーハン」献立

香り野菜たっぷりで風味抜群の牛肉チャーハンに、豚肉のさっぱりスープ、桜えびが香ばしいサラダ。慌ただしい日にも手早く作れるランチです。

いんげん、玉ねぎ、桜えびのサラダ

大根と豚肉のスープ煮

牛肉と香り野菜のチャーハン

7日目の昼食

624 kcal
塩 1.5 g

セロリ、ズッキーニ、かぼちゃのスープ煮 〔副菜〕

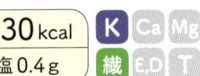

30 kcal / 塩 0.4 g
K Ca Mg 繊 E.D T

材料（1人分）
セロリ……1/3 本（20g）
ズッキーニ……1/4 本（50g）
かぼちゃ……20g
だし汁……1/2 カップ
塩……少々（0.3g）

作り方
❶ セロリ、ズッキーニ、かぼちゃは1.5cm角に切る。
❷ 鍋にだし汁、塩を入れ中火にかける。①を加えふたをし、柔らかくなるまで10分ほど煮る。

MEMO
野菜は数種類合わせると彩りもよく、旨味が増してぐんとおいしくなります。

ごはん 200g

336 kcal / 塩 0 g
K Ca Mg 繊 E.D T

トマトとなすの納豆あえ 〔副菜〕

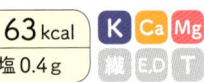

63 kcal / 塩 0.4 g
K Ca Mg 繊 E.D T

材料（1人分）
トマト……大 1/4 個（50g）
なす……2/3 個（50g）
納豆（ひきわり）……1/2 パック（20g）
しょうゆ……小さじ 1/2

作り方
❶ トマトは一口大に切る。なすはゆでて一口大に切る。
❷ 納豆にしょうゆを混ぜ、①をあえる。

MEMO
納豆には十分な味わいがあるので、付属のたれは使わずに、しょうゆをたらすだけで十分。夏野菜の旨味とよく合います。

にらタマ黒酢あん 〔主菜〕

195 kcal / 塩 0.7 g
K Ca Mg 繊 E.D T

材料（1人分）
卵……1 と 1/2 個（75g）
にら……50g
にんじん……2cm（20g）
長ねぎ……1/3 本（20g）
サラダ油……小さじ1
A ┌ 黒酢……小さじ2
  │ レモン汁……小さじ2
  │ 水……1/4 カップ
  │ しょうゆ……小さじ 1/3
  └ 片栗粉……小さじ1

作り方
❶ にらは2cm長さに切る。にんじん、長ねぎは5mm角に切る。
❷ 小鍋にAを合わせ、混ぜながら煮立てとろみをつける。
❸ フライパンにサラダ油を熱し①を炒める。しんなりしたら卵を溶いて流し入れ、混ぜながらふんわり火を通す。
❹ 器に③を盛りつけ、②をかける。

MEMO
にらや長ねぎは炒めると甘味が出ます。黒酢あんの酸味で味が引き立ち、とろみのボリュームで、おいしく減塩できます。

この副菜に置きかえ！
長ねぎのスープ煮 65kcal ► P.150
めかぶとなめこのポン酢あえ 14kcal ► P.153

［ 7日目の献立 ］
朝 「ゆで豚と青梗菜の薬味だれ」献立 524kcal ► P.48
昼 「にらタマ黒酢あん」献立 624kcal ► P.64
夜 「まぐろのタルタルステーキ風」献立 639kcal ► P.80

〈血圧を下げる栄養素〉 K カリウム　Ca カルシウム　Mg マグネシウム　繊 食物繊維　E.D EPA、DHA　T タウリン

第3章 1週間献立 昼食

「にらタマ黒酢あん」献立

必須アミノ酸をバランスよく含む卵でパワーアップ。
黒酢あんのキリッとした味わいがメリハリとなり、
減塩をほとんど感じずに、おいしくいただけます。

セロリ、ズッキーニ、
かぼちゃのスープ煮

トマトとなすの納豆あえ

にらタマ黒酢あん

column 2

食卓でも減塩対策を！

トンカツも、ソースは小皿に出して、カツをつけて食べると、直接かけるより減塩になります。

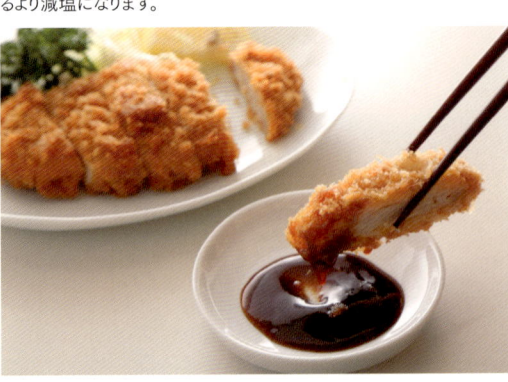

食べる直前の塩分追加に要注意 調味料は、かけずにつける

高血圧の食事療法では、料理の味つけで塩分控えめにすることはもちろんですが、食卓で塩分を追加することもやめましょう。食卓に卓上しょうゆやソースなどを用意している家庭は珍しくありませんが、せっかくバランスよく調味した料理に、さらに卓上で調味料を加えると食塩の摂取が多くなってしまいます。この習慣をやめなければ、せっかく料理で減塩を始めても、いつまでたっても薄味に慣れないでしょう。

まず食卓にいつでも使えるような調味料は置かないこと。食べるとき、味もみないうちにいきなりしょうゆなどをかける人もいますが、こういうクセは直しましょう。

また、お好み焼きやトンカツのように食べるときに調味料が必要な場合は、上からかけるのではなく小皿に必要な量だけの調味料を入れ、最小限の量をつけて食べるようにします。これだけでもかなり食塩量を抑えられます。どうしてもものを足りない人は、食塩の含まれない酢や唐辛子、こしょう、ごまや焼きのりなどでアクセントを加えてみてください。最近では減塩しょうゆや減塩ソースなど減塩を謳った調味料の種類も豊富ですので、これも上手に活用しましょう。

人の舌は濃い味にも薄味にも慣れてくるものです。しょうゆをかけない焼き魚は、食べ始めはひと味足りないかもしれませんが、食べ進むうちに慣れてきてちょうどよい味に感じてきます。塩分控えめの食生活にしても、最初はつらくても1～2週間もすると薄さに慣れてくるもの。するとあとは楽です。いつの間にかこれまでの濃い味をおいしく感じられなくなってきます。減塩生活は、時間をかけて、あせらず気長に取り組んでください。

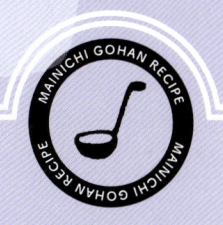

第4章

1週間献立
夕食

夕食は活動が鈍くなる夜に続きますので、翌朝残らぬよう重すぎる食事にならないようにします。その日に食べた2回分の食事内容を考え、エネルギー量や食塩量もここで調整するとよいでしょう。野菜や食物繊維の多いメニューを中心にして、お酒を飲みたいときはビール500mlくらいまでに抑えましょう。

1日目の夕食

603 kcal
塩 1.1g

エリンギと青梗菜の炒め物 [副菜]

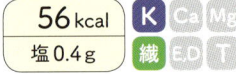

56 kcal / 塩 0.4g
K Ca Mg 繊 E.D T

材料（1人分）
- エリンギ……大1本（50g）
- 青梗菜……大1/2株（80g）
- サラダ油……小さじ1
- 塩……少々（0.4g）

作り方
1. エリンギ、青梗菜は一口大に切る。
2. フライパンにサラダ油を中火で熱し、①を炒める。しんなりしたら塩をふる。

MEMO
- 青梗菜は油と相性がよく、炒めると栄養がより吸収されやすくなります。
- 塩は、仕上げにふることで、少なくても効果的に塩味がつきます。

ごはん 200g

336 kcal / 塩 0g
K Ca Mg 繊 E.D T

ゴーヤ、みょうが、しそあえ [副菜]

10 kcal / 塩 0.3g
K Ca Mg 繊 E.D T

材料（1人分）
- ゴーヤ……30g
- みょうが……1個（20g）
- しそ……5枚
- A ┌ だし汁……小さじ2
　　└ しょうゆ……小さじ1/3

作り方
1. ゴーヤは薄切りにし、色よくゆでて冷水に取り、水気をしぼる。
2. みょうがは薄い小口切り、しそは小さくちぎる。ざるに合わせて、冷水にさらしてパリッとさせ、水気を切る。
3. ボウルにAを合わせ、①と②をあえる。

MEMO
- しそやみょうがの香味でおいしく食べられます。
- しょうゆを多めのだしで割ることで、味が全体にいきわたります。

手羽先の酢煮 [主菜]

201 kcal / 塩 0.4g
K Ca Mg 繊 E.D T

材料（1人分）
- 手羽先……2本（骨つきで120g）
- にんにく（スライス）……少々
- しょうが（スライス）……少々
- サラダ油……小さじ1
- A ┌ 湯……1/2カップ
　　│ 酢……30㎖
　　│ しょうゆ……小さじ1/3
　　└ 砂糖……小さじ1/2
- ブロッコリー……30g

作り方
1. フライパンにサラダ油を中火で熱し、にんにく、しょうがを軽く炒め手羽先を焼きつける。こんがりとしたらAを加え、煮立ったら落としぶたをして弱火にし、汁気がなくなるまで20分煮る。
2. ブロッコリーは小さく分けて色よくゆでる。
3. 器に①を盛り、②を添える。

MEMO
手羽先の表面を焼いた香ばしさ、にんにくとしょうがの香りづけ、酢の酸味で、メリハリのある味わいを楽しめます。

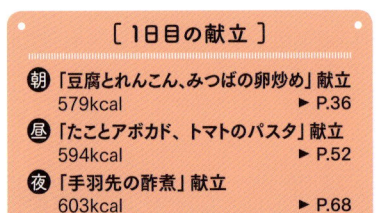

この副菜に置きかえ！

- いんげんのナムル　45kcal　▶ P.136
- しいたけじゃこ煮　14kcal　▶ P.162

［1日目の献立］

- 朝「豆腐とれんこん、みつばの卵炒め」献立　579kcal　▶ P.36
- 昼「たことアボカド、トマトのパスタ」献立　594kcal　▶ P.52
- 夜「手羽先の酢煮」献立　603kcal　▶ P.68

〈血圧を下げる栄養素〉　K カリウム　Ca カルシウム　Mg マグネシウム　繊 食物繊維　E.D EPA、DHA　T タウリン

第4章 1週間献立 夕食

「手羽先の酢煮」献立

手羽先をすっきりした酢で煮込んだ主菜に
香味野菜を使った副菜の、相性のよい組み合わせ。
食欲が刺激され箸がどんどん進む夕食です。

エリンギと青梗菜の炒め物

ゴーヤ、みょうが、しそあえ

手羽先の酢煮

なすの ヨーグルトスープ 〔副菜〕

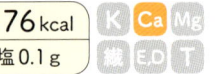

76kcal / 塩0.1g / K Ca Mg 繊 E,D T

材料（1人分）
なす……小1本（60g）
A ┌ ヨーグルト（プレーン）……100g
　├ 水……30mℓ
　├ こしょう……少々
　├ タイム……少々
　└ レモン汁……小さじ1
チリペッパー……少々

作り方
❶ なすはグリルでこんがりと焼いて皮をむき、細かく刻む。
❷ ボウルにAを混ぜ合わせ、①を入れて混ぜる。
❸ ②を器に盛り、チリペッパーをふる。

📝MEMO
- なすは火を通すとうま味が増します。
- ヨーグルトとレモンの酸味やハーブの香りで、味わいあるスープです。

玄米ごはん 200g

330kcal / 塩0g / K Ca Mg 繊 E,D T

いんげん、赤パプリカ、コーンのサラダ 〔副菜〕

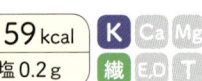

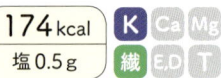

59kcal / 塩0.2g / K Ca Mg 繊 E,D T

材料（1人分）
さやいんげん……6本（30g）
赤パプリカ……1/6個（20g）
粒コーン……30g
A ┌ オリーブオイル……小さじ1/2
　├ こしょう……少々
　└ レモン汁……小さじ2

作り方
❶ さやいんげんは1cm長さに切る。赤パプリカは1cm角に切る。
❷ ①、コーンをさっとゆでる。ざるに取り、水気を切り、Aを順に加えてあえる。

📝MEMO
粒コーンに含まれる食塩、いんげんとパプリカの旨味を上手に利用して、塩を使わずに味にコクを出します。

2日目の夕食

639kcal
塩0.8g

豚ヒレ肉のトマト煮 〔主菜〕

174kcal / 塩0.5g / K Ca Mg 繊 E,D T

材料（1人分）
豚ヒレ肉……100g
にんにく（みじん切り）……少々
オリーブオイル……小さじ1/2
キャベツ……2～3枚（100g）
トマト……大1/2個（100g）
A ┌ ローリエ……1/4枚
　└ 水……1/4カップ
しょうゆ……小さじ1/2

作り方
❶ 豚肉は7～8mm厚さに切る。
❷ キャベツは大きめの一口大に切る。トマトは一口大に切る。
❸ フライパンにオリーブオイルを中火で熱し、にんにくを炒め、豚肉を焼きつける。こんがりしたら②を入れ、Aを加える。ふたをして、キャベツが柔らかくなるまで10分ほど煮る。
❹ 仕上げに、しょうゆを加えて一混ぜする。

📝MEMO
にんにくの香りをつけて香ばしく焼いた豚ヒレが、トマトの旨味とからんで深い味になり、減塩を感じません。

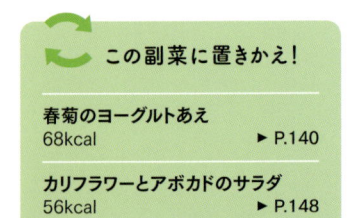

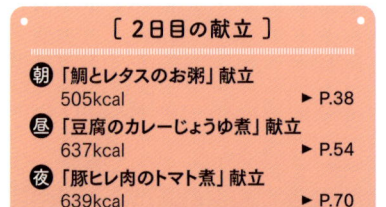

🔄 この副菜に置きかえ！
春菊のヨーグルトあえ　68kcal　▶P.140
カリフラワーとアボカドのサラダ　56kcal　▶P.148

［2日目の献立］
朝「鯛とレタスのお粥」献立　505kcal　▶P.38
昼「豆腐のカレーじょうゆ煮」献立　637kcal　▶P.54
夜「豚ヒレ肉のトマト煮」献立　639kcal　▶P.70

〈血圧を下げる栄養素〉 K カリウム　Ca カルシウム　Mg マグネシウム　繊 食物繊維　E,D EPA、DHA　T タウリン

第4章 1週間献立 夕食

「豚ヒレ肉のトマト煮」献立

食べごたえのある豚ヒレはトマトと合わせて。
目にも鮮やかでおいしさ満点の彩りサラダと、
カルシウムたっぷりのスープで食卓が華やぎます。

いんげん、赤パプリカ、コーンのサラダ

なすのヨーグルトスープ

豚ヒレ肉のトマト煮

じゃがいも、えのき、みつばの酢の物 （副菜）

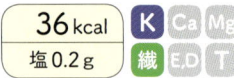

36 kcal　塩 0.2g　K Ca Mg 繊 E,D T

材料（1人分）
じゃがいも……小 1/3 個（30g）
えのきだけ……1/3 袋（30g）
みつば……20g
A ┌ 酢……小さじ2
　├ 塩……少々（0.2g）
　└ しょうが汁……小さじ 1/2

作り方
❶じゃがいもは細切りにし水洗いしたあとゆでる。冷水に取って冷まし、水気をしぼる。えのきだけは長さを半分に切り、アルミホイルに包んでオーブントースターで5分焼く。みつばは色よくゆでて3cm長さに切る。
❷ボウルにAを合わせ①をあえる。

🖉 MEMO
酢としょうがの風味に、歯応えを残したじゃがいも、えのきだけ、みつばと、食べ応えある材料を合わせることで、減塩でも食が進みます。

ごはん 200g

336 kcal　塩 0g　K Ca Mg 繊 E,D T

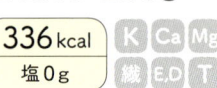

小松菜としいたけの炒め煮 （副菜）

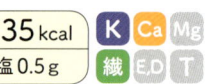

35 kcal　塩 0.5g　K Ca Mg 繊 E,D T

材料（1人分）
小松菜……50g
しいたけ……2〜3個（40g）
ごま油……小さじ 1/2
A ┌ だし汁……1/4 カップ
　└ しょうゆ……小さじ 1/2

作り方
❶小松菜は3cm長さに切る。しいたけは軸を切り取り、薄切りにする。
❷フライパンにごま油を中火で熱し①を炒める。しんなりとしたらAを加え、汁気がなくなるまで煮る。

🖉 MEMO
しいたけの旨味に、炒めるごま油の香りが加わり、さらにおいしくなります。

3日目の夕食

635 kcal
塩 1.2g

ぶりと大根の塩煮 （主菜）

228 kcal　塩 0.5g　K Ca Mg 繊 E,D T

材料（1人分）
ぶり……80g
大根……4cm（100g）
昆布だし……1カップ
塩……少々（0.2g）
かいわれ大根……少々

作り方
❶ぶりはグリルで4〜5分表面をこんがりと焼く。
❷大根は 1.5cmの輪切りにする。
❸鍋に昆布だし、①、②を入れ中火にかける。煮立ったら弱火にし、落としぶたをして大根が柔らかくなるまで 20 分ほど煮る。仕上げに塩を加える。
❹器に汁ごと盛りつけ、かいわれ大根を添える。

🖉 MEMO
ぶりは、表面をさっと焼いて風味をつけることと、昆布だしを利かせることで、仕上げの塩だけで味が引き立ちます。

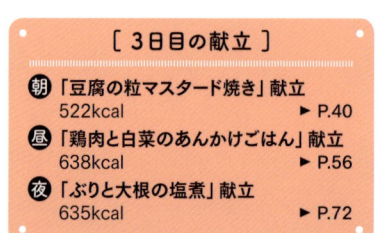

🔄 この副菜に置きかえ！
なすとしらすの煮浸し　32kcal　▶ P.149
ゆばの辛子あえ　29kcal　▶ P.157

［ 3日目の献立 ］
朝 「豆腐の粒マスタード焼き」献立　522kcal　▶ P.40
昼 「鶏肉と白菜のあんかけごはん」献立　638kcal　▶ P.56
夜 「ぶりと大根の塩煮」献立　635kcal　▶ P.72

〈血圧を下げる栄養素〉　K カリウム　Ca カルシウム　Mg マグネシウム　繊 食物繊維　E,D EPA、DHA　T タウリン

第4章 1週間献立 夕食

「ぶりと大根の塩煮」献立

脂がのってコクのある冬のぶりは格別の味。
酢の物の酸味と、炒め煮のごま油の香りも
食欲を増進。ほっこりいただく和食メニューです。

小松菜としいたけの炒め煮

じゃがいも、えのき、
みつばの酢の物

ぶりと大根の塩煮

カリフラワー、れんこん、にんじんのピクルス 〈副菜〉

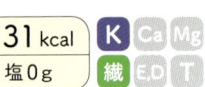

31 kcal / 塩 0g
K Ca Mg 繊 E.D T

材料（1人分）
カリフラワー……30g
れんこん……20g
にんじん……2cm（20g）
A ┌ 酢……1/4 カップ
　├ 水……1/2 カップ
　├ ローリエ……1/4 枚
　└ 赤唐辛子……1/2 本

作り方
❶ボウルにAを合わせておく。
❷カリフラワー、にんじんは小さめの乱切り、れんこんは5mm幅の輪切りにする。湯を煮立て20〜30秒ゆで、ざるに取る。熱いうちに①に漬け、20分ぐらいおく。

🍴MEMO
れんこん、にんじんに含まれるビタミンCやカリウムはゆですぎるとお湯に溶け出てしまうので、さっと火を通します。

水菜、玉ねぎ、ベーコンのスープ 〈副菜〉

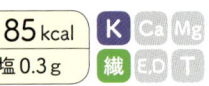

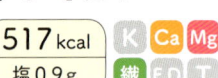

85 kcal / 塩 0.3g
K Ca Mg 繊 E.D T

材料（1人分）
ベーコン……15g
水菜……30g
玉ねぎ……1/4 個（50g）
A ┌ 水……130㎖
　├ ローリエ……1/4 枚
　└ タイム……少々
粗びき黒こしょう……少々

作り方
❶ベーコンは細切り、水菜は4cm長さ、玉ねぎは薄切りにする。
❷鍋にA、ベーコン、玉ねぎを入れ弱火にかけ、玉ねぎがくったりするまで15分煮る。
❸水菜を加えて一煮し、粗びき黒こしょうをふる。

🍴MEMO
ベーコンは食塩多めですが、スープのコクと味を引き出します。少量使うだけでおいしさがアップします。

この副菜に置きかえ！
レタスの豆乳煮浸し　72kcal　▶ P.144
ミニトマトのピクルス　49kcal　▶ P.165

4日目の夕食
633 kcal　塩 1.2g

厚揚げのドライカレー 〈主食＆主菜〉

517 kcal / 塩 0.9g
K Ca Mg 繊 E.D T

材料（1人分）
玄米ごはん……200g
厚揚げ……50g
牛ひき肉（赤身）……30g
にんにく（みじん切り）……少々
玉ねぎ……小 1/6 個（20g）
セロリ……1/3 本（20g）
カレー粉……少々
サラダ油……小さじ 1/2
A ┌ トマト缶（カット）……50g
　├ トマトジュース（無塩）……1/2 カップ
　└ 塩……少々（0.5g）
パセリ（みじん切り）……少々

作り方
❶厚揚げは一ゆでし、油抜きして1cm角に切る。
❷玉ねぎ、セロリは粗みじん切り。
❸フライパンにサラダ油を中火で熱し、にんにく、牛ひき肉を炒め、カリッとしたら②を炒める。しんなりしたら①とカレー粉を加えて炒める。なじんだらAを加え、時々混ぜながら汁気がなくなるまで煮る。
❹皿にごはんを盛り、③をのせ、パセリをふる。

🍴MEMO
● カレーの強い風味に、うま味たっぷりのトマトを加えれば減塩効果も抜群。
● メインの厚あげに、牛ひき肉を少し加えて旨味をプラス。

[4日目の献立]
朝 「クレソンオムレツのサンドイッチ」献立　551kcal　▶ P.42
昼 「鮭の南蛮漬け」献立　629kcal　▶ P.58
夜 「厚揚げのドライカレー」献立　633kcal　▶ P.74

〈血圧を下げる栄養素〉 K カリウム　Ca カルシウム　Mg マグネシウム　繊 食物繊維　E.D EPA、DHA　T タウリン

第4章 1週間献立 夕食

「厚揚げのドライカレー」献立

くせのある玄米ご飯も、カレー風味で食べやすく。
ハーブ入りスープやさわやかなピクルスを合わせ、
いつもよりエスニックな夕食を楽しみましょう。

カリフラワー、れんこん、にんじんのピクルス

水菜、玉ねぎ、ベーコンのスープ

厚揚げのドライカレー

しいたけともやしのいり煮 (副菜)

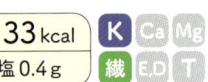

33 kcal　塩 0.4g　K Ca Mg 繊 E,D T

材料（1人分）
しいたけ……2～3枚（40g）
もやし……50g
サラダ油……小さじ1/2
A ┌ 水……1/4 カップ
　├ 塩……少々（0.4g）
　└ しょうが（せん切り）……少々

作り方
① しいたけは軸を切り取り薄切りにする。もやしは根をつむ。
② フライパンにサラダ油を中火で熱し、①を炒める。しんなりしたらAを加え、汁気がなくなるまで煮る。

MEMO
食物繊維とカリウムが豊富なしいたけと、もやしを油でさっと炒めてコクをプラスします。しょうがの辛味がアクセントに。

雑穀ごはん 200g

322 kcal　塩 0g　K Ca Mg 繊 E,D T

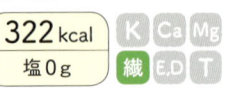

キャベツ、トマト、豚肉の酢の物 (副菜)

63 kcal　塩 0.4g　K Ca Mg 繊 E,D T

材料（1人分）
キャベツ……1枚（30g）
ミニトマト……3個（30g）
豚もも肉（薄切り）……30g
A ┌ 酢……大さじ1
　└ 塩……少々（0.4g）

作り方
① キャベツはゆでてざるに取る。粗熱がとれたら一口大に切る。ミニトマトは四つ割りにする。豚肉はゆでて細切りに切る。
② ボウルに①を合わせ、Aであえる。

MEMO
柔らかくゆでたキャベツと薄切りの豚肉には、酢がよくからみます。

5日目の夕食

685 kcal
塩 1.6g

ほたて貝柱の中華風ミルク煮 (主菜)

267 kcal　塩 0.8g　K Ca Mg 繊 E,D T

材料（1人分）
ほたて貝柱……120g
こしょう……少々
ごま油……小さじ1
にんじん……3cm（30g）
さやいんげん……4本（20g）
玉ねぎ……1/4個（50g）
A ┌ 水……1/4 カップ
　├ かき油……小さじ1/2
　└ こしょう……少々
牛乳……1/2 カップ
片栗粉……小さじ1

作り方
① にんじんは細切り、さやいんげんは4cm長さ、玉ねぎは5mm幅の細切りにする。
② ほたて貝柱はこしょうをふり、フライパンにごま油を中火で熱して両面焼きつけ、こんがりさせる。①を加えて軽く炒めAを加える。2～3分煮立て火を通し牛乳を加える。
③ 煮立ったら片栗粉を倍量の水（分量外）で溶いて加え、とろみをつける。

MEMO
● ほたて貝柱の旨味が、少量入れたかき油によって、さらに味わいアップ。
● 片栗粉でとろみをだすと味がよくからみ、薄味なのにコクを感じます。

この副菜に置きかえ！
干ししいたけとにんじんの納豆あえ
55kcal　▶ P.157
きゅうり、わかめ、かに缶の酢の物
33kcal　▶ P.147

[5日目の献立]
朝「チキンサラダ」献立　499kcal　▶ P.44
昼「豚肉とえのきのチヂミ」献立　604kcal　▶ P.60
夜「ほたて貝柱の中華風ミルク煮」献立　685kcal　▶ P.76

〈血圧を下げる栄養素〉 K カリウム　Ca カルシウム　Mg マグネシウム　繊 食物繊維　E,D EPA、DHA　T タウリン

第4章 1週間献立 夕食

「ほたて貝柱の中華風ミルク煮」献立

ほたて貝柱のミルク煮でほっこり体が温まり、酢の物の酸味が舌を刺激するメリハリある献立。栄養バランスもよい満足感たっぷりの夕食です。

キャベツ、トマト、豚肉の酢の物

しいたけともやしのいり煮

ほたて貝柱の中華風ミルク煮

6日目の夕食

618 kcal
塩 1.4 g

じゃがいも、ピーマン、にんじん炒め 〔副菜〕

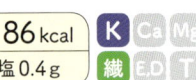

86 kcal ／ 塩 0.4 g
K Ca Mg 繊 E,D T

材料（1人分）
じゃがいも……1/3 個（50g）
ピーマン……小1個（20g）
にんじん……2cm（20g）
サラダ油……小さじ1
塩……少々（0.4g）
こしょう……少々

作り方
❶じゃがいもは細切りにし、水で洗って水気を切る。ピーマン、にんじんも細切りにする。
❷フライパンにサラダ油を中火で熱し、①を炒め、塩、こしょうをふる。

♥MEMO
じゃがいものビタミンCはでんぷんに包まれているので熱を加えても壊れにくく、効率的に摂取できます。

ごはん 200g
336 kcal ／ 塩 0 g
K Ca Mg 繊 E,D T

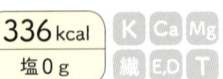

アスパラと赤パプリカのお浸し 〔副菜〕

26 kcal ／ 塩 0.5 g
K Ca Mg 繊 E,D T

材料（1人分）
アスパラガス……1と1/2本（30g）
赤パプリカ……1/6 個（20g）
A ┌ だし汁……30ml
  │ しょうゆ……小さじ 1/3
  │ みりん……小さじ 1/3
  └ しらす干し……5g

作り方
❶小鍋にAを合わせ、一煮させて冷ます。
❷アスパラガスは4cm長さのたて半分に切り、赤パプリカも同じくらいの大きさに切る。いっしょにさっとゆで、湯を切り、①に浸す。

♥MEMO
● アスパラガスやパプリカは、ゆでたての熱いうちにあえ、汁にひたして味をなじませます。
● あえ汁には、しらすを加えて、旨味をプラスします。

豆腐のおろし煮 〔主菜〕

170 kcal ／ 塩 0.5 g
K Ca Mg 繊 E,D T

材料（1人分）
豆腐（木綿）……200g
A ┌ だし汁……1/2 カップ
  └ しょうゆ……小さじ 1/2
大根……4cm（100g）
春菊……20g

作り方
❶大根はすりおろして汁気を切る。春菊は色よくゆで、3cm長さに切る。
❷鍋にAを合わせ、一口大に手でくずした豆腐を加える。弱火にかけ、落としぶたをして煮る。煮立ったらさらに5〜6分煮て味をなじませる。
❸最後に、①の大根おろしを広げ入れて一煮し、①の春菊を加える。

♥MEMO
● 大根おろしを入れることで、あっさり風味の豆腐に味がよくからみます。
● 春菊は最後に入れて、フレッシュな香味を楽しみましょう。

この副菜に置きかえ！

水菜のツナマヨあえ
56kcal　▶ P.139

もずくとキウイの酢の物
52kcal　▶ P.153

［ 6日目の献立 ］

朝 「鮭缶とキャベツのミルクスープ」献立
552kcal　▶ P.46

昼 「牛肉と香り野菜のチャーハン」献立
648kcal　▶ P.62

夜 「豆腐のおろし煮」献立
618kcal　▶ P.78

〈血圧を下げる栄養素〉　K カリウム　Ca カルシウム　Mg マグネシウム　繊 食物繊維　E,D EPA、DHA　T タウリン

第4章 1週間献立 夕食

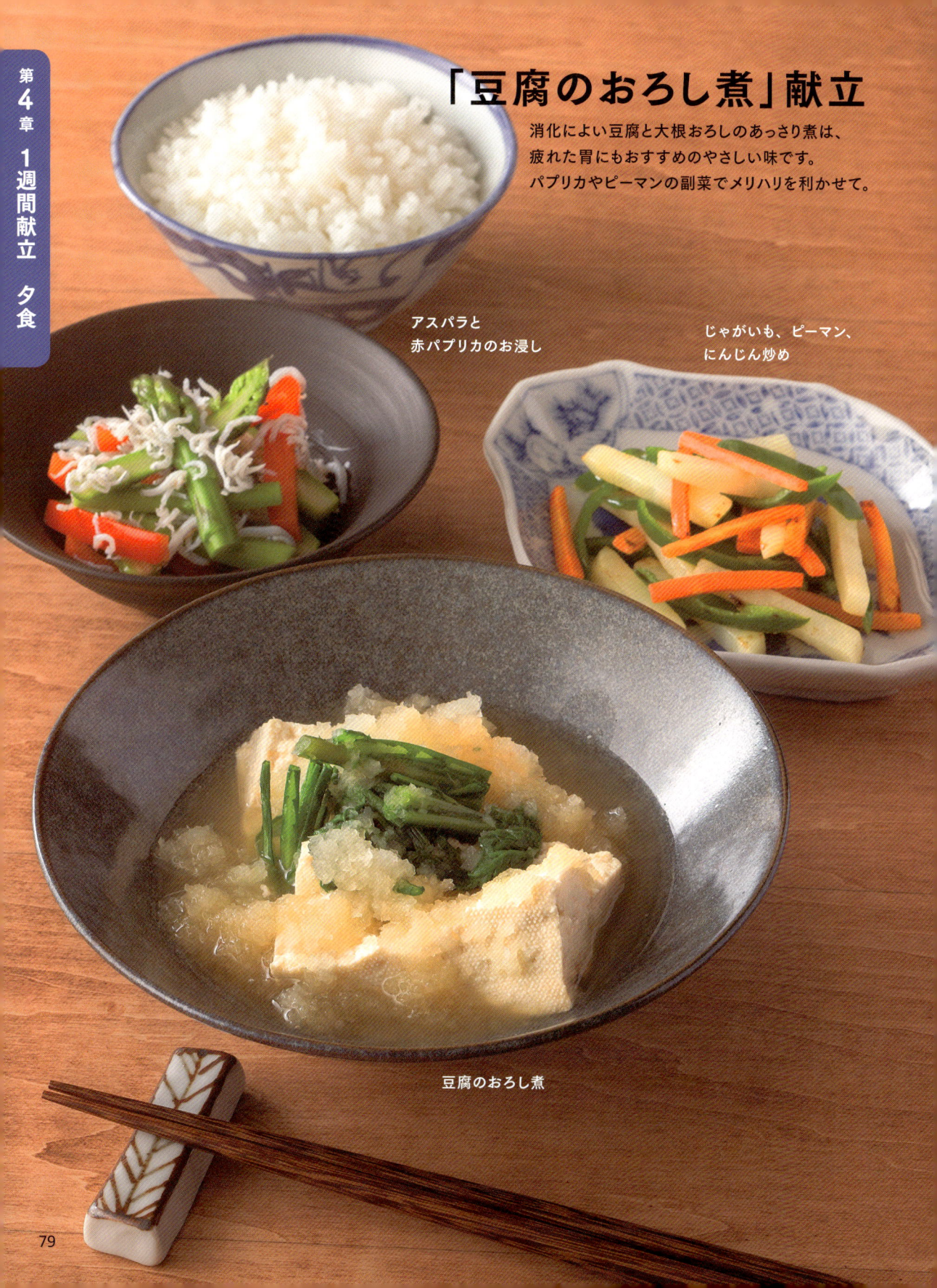

「豆腐のおろし煮」献立

消化によい豆腐と大根おろしのあっさり煮は、
疲れた胃にもおすすめのやさしい味です。
パプリカやピーマンの副菜でメリハリを利かせて。

アスパラと
赤パプリカのお浸し

じゃがいも、ピーマン、
にんじん炒め

豆腐のおろし煮

7日目の夕食
639 kcal　塩 1.4g

ほうれん草とトマトのくるみサラダ 副菜
150 kcal　塩 0g
K Ca Mg 繊 E,D T

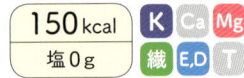

材料（1人分）
- ほうれん草……40g
- トマト……大 1/4 個（50g）
- きゅうり……小 1/4 本（20g）
- 玉ねぎ……小 1/6 個（20g）
- くるみ……15g
- A ┌ オリーブオイル……小さじ 1/2
　　└ レモン汁……小さじ 2

作り方
① ほうれん草は色よくゆでて冷水に取る。水気をしぼり3cm長さに切る。トマトはくし形に切る。きゅうりは細切り。玉ねぎは薄切りにし冷水に20分さらし、水気を切る。くるみは刻む。
② ボウルに①を合わせて、Aであえる。

MEMO
くるみのα-リノレン酸は体内でEPAやDHAに変わり、血管を健康にします。野菜のカリウムと合わせて降圧効果も。

フランスパン 60g
167 kcal　塩 1.0g
K Ca Mg 繊 E,D T

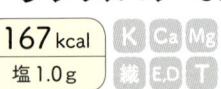

カリフラワー、しめじ、ねぎのミルクスープ 副菜
114 kcal　塩 0.3g
K Ca Mg 繊 E,D T

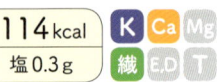

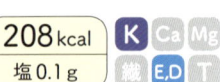

材料（1人分）
- カリフラワー……30g
- しめじ……40g
- 長ねぎ……20cm（50g）
- オリーブオイル……小さじ 1/2
- A ┌ 水……30mℓ
　　│ 塩……少々（0.2g）
　　│ こしょう……少々
　　│ ローリエ……1/4 枚
　　└ タイム……少々
- 牛乳……1/2 カップ

作り方
① カリフラワーは小さく分ける。しめじは石づきを取ってほぐす。長ねぎはたて半分、2cm長さに切る。
② 鍋にオリーブオイルを中火で熱し①を炒める。しんなりしたらAを加え、ふたをして7〜8分蒸し煮にする。
③ 野菜がくったりしたら牛乳を加え、一煮する。

MEMO
● 具だくさんにすれば、栄養価も高まり、汁量も少なくてすむので減塩になります。
● 牛乳スープは、それだけでコクがでるので、減塩できます。

まぐろのタルタルステーキ風 主菜
208 kcal　塩 0.1g
K Ca Mg 繊 E,D T

材料（1人分）
- まぐろ（赤身）……70g
- オリーブオイル……小さじ 1/2
- アボカド……1/3 個（50g）
- レモン汁……小さじ 1
- 玉ねぎ……小 1/6 個（20g）
- パセリ（みじん切り）……少々
- 粗びき黒こしょう……少々
- レモン（くし形切り）……少々

作り方
① まぐろは包丁で細かく刻んでオリーブオイルを混ぜる。
② アボカドはフォークでつぶし、レモン汁を混ぜる。
③ 玉ねぎはみじん切りにし、水に20分さらして水気をしぼる。
④ 皿に①、②、③を盛り合わせ、こしょうをふり、パセリとレモンを添える。

MEMO
● まぐろには、血圧を下げる栄養素のEPAとDHAが豊富です。
● オリーブオイルの香りを利かせ、薬味をからめれば、刺し身で食べるより減塩できます。

この副菜に置きかえ！
- ひじきのヨーグルトサラダ　94kcal　▶ P.152
- ブロッコリーのにんにくスープ煮　70kcal　▶ P.143

［ 7日目の献立 ］
- 朝 「ゆで豚と青梗菜の薬味だれ」献立　524kcal　▶ P.48
- 昼 「にらタマ黒酢あん」献立　624kcal　▶ P.64
- 夜 「まぐろのタルタルステーキ風」献立　639kcal　▶ P.80

〈血圧を下げる栄養素〉 K カリウム　Ca カルシウム　Mg マグネシウム　繊 食物繊維　E,D EPA、DHA　T タウリン

第4章 1週間献立 夕食

「まぐろのタルタルステーキ風」献立

生のまぐろのフレッシュな味わいを楽しみ、しめじやねぎの風味が溶け込んだミルクスープで体の芯からごきげんになりそうな洋風ディナー。

カリフラワー、しめじ、ねぎのミルクスープ

ほうれん草とトマトのくるみサラダ

まぐろのタルタルステーキ風

column 3

アメリカ発DASH食とは？

野菜や果物、乳製品を豊富にとり肉類や砂糖を減らす食事療法

高血圧の改善に効果があるといわれ、近頃注目されている食事療法に「DASH食」があります。これは米国立保健研究所が提唱しているDietary Approaches to Stop Hypertension（高血圧を防ぐ食事方法）の略で、高血圧を招きやすくなる高脂肪、高カロリーの食品を控え、血圧を下げる作用の高い食品を組み合わせてとるというもの。もともと高脂肪、高カロリーの食環境にあるアメリカで成果を上げてきました。

生活習慣修正による降圧の程度

- 減塩 *1（平均食塩摂取減少量＝4.6g/日）
- DASH食 *2
- 減量 *1（平均体重減少量＝4.0kg）
- 運動 *1（30-60分間の有酸素運動）
- 節酒 *1（平均飲酒減少量＝76％）

*1 メタアナリシス
*2 無作為化試験

■ 収縮期血圧
■ 拡張期血圧

血圧減少度(mmHg)

『高血圧治療ガイドライン2014』（日本高血圧学会編）より作成

DASH食のポイントは、肉類などの脂質と、菓子に多い砂糖を減らし、野菜、果物、乳製品を積極的にとり、ビタミン、ミネラル、食物繊維、良質なたんぱく質をしっかり摂取することです。野菜は淡色野菜と緑黄色野菜を毎食組み合わせてとります。果物はカリウムの多いプルーンやバナナ、りんごを、パンは全粒粉のものにして、海藻類やきのこなどで食物繊維もしっかりとります。グラフの研究報告からもわかるように、減塩や減量、運動、節酒など、高血圧に有効な他の生活改善と比較しても、DASH食には十分な降圧効果が認められています。

食生活が欧米化してきたとはいえ、基本的に日本食は野菜や豆類、魚介類が中心でDASH食に似ていますので、アメリカと同様の成果が得られるとは限りません。ただ、DASH食には、日本食で十分には摂取しきれないカリウム、マグネシウム、カルシウムをしっかり補えるという特徴もあります。

DASH食は高血圧症や特定の疾患がない人には有効ですが、糖尿病の人や合併症がある人、腎臓に障害がある人は、必ず主治医や管理栄養士などに相談し、指示を仰いでください。

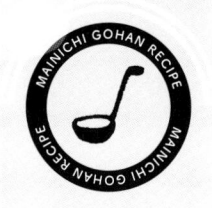

第5章
選ぶ主食

一皿料理・混ぜごはん・お弁当

主食はごはんやパン、麺類などの炭水化物がメインですので、野菜を組み合わせた混ぜご飯や風味豊かな混ぜ寿司で、ミネラルやビタミン、食物繊維を補います。ただ濃い味になりがちなので、塩分は控えめを心がけてください。お弁当の場合も味を濃くせず、野菜不足に気をつけましょう。

一皿料理

ビタミンやミネラル、たんぱく質もたっぷり入れたボリューム満点の一皿料理。豊富な素材づかいや調味料の一工夫で、バリエーションを楽しみながらいただきましょう。

ごぼうの旨味、野菜の風味が満載
ごぼうとチキンのカレー

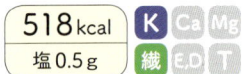

518kcal 塩0.5g
K Ca Mg 繊 E,D T

材料（1人分）
鶏もも肉（皮なし）……70g
にんにく……1/4片
玉ねぎ……1/4個（50g）
ごぼう……40g
トマト……大1/2個（100g）
オリーブオイル……小さじ1
カレー粉……小さじ1
A ┌ 水……1/2カップ
　└ 塩……少々（0.5g）
ごはん……200g
パセリ（みじん切り）……少々

作り方
①鶏肉は1.5cm角に切る。にんにく、玉ねぎはみじん切り、ごぼうは2cm長さのたて半分に切る。トマトは一口大に切る。
②フライパンにオリーブオイル、にんにくを中火で熱して鶏肉を炒める。こんがりとしたら玉ねぎ、ごぼうを炒める。しんなりしたらカレー粉をふり入れて炒め、トマト、Aを加える。煮立ったら弱火にし、ごぼうが柔らかくなるまで15分ほど煮る。
③皿にごはんを盛りつけ、②も盛りつけパセリをふる。

🌿MEMO
ごぼうは、ナトリウムを排出する食物繊維が豊富。その香り、歯応えも減塩に役立ちます。

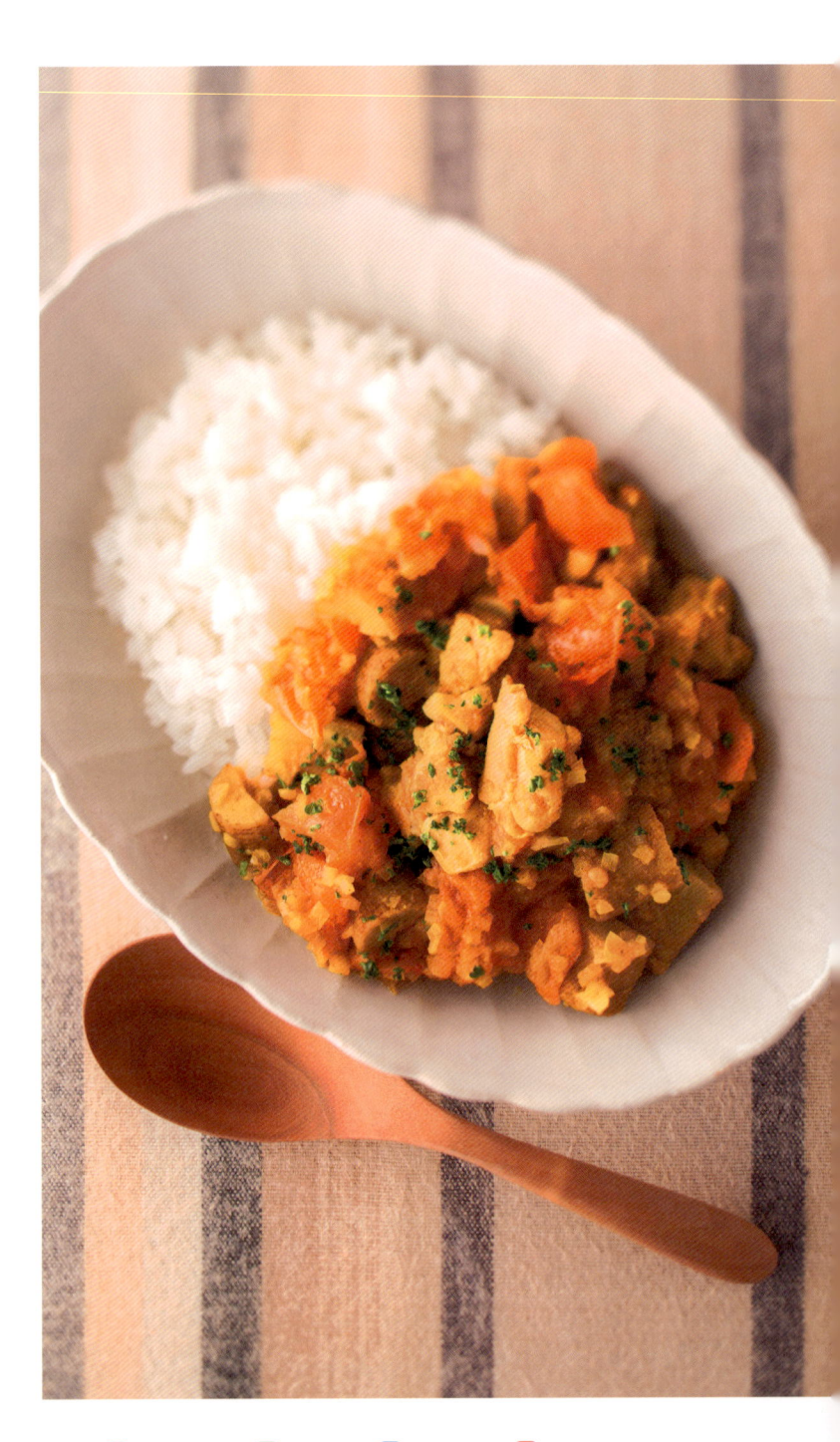

〈血圧を下げる栄養素〉 **K**カリウム **Ca**カルシウム **Mg**マグネシウム **繊**食物繊維 **E,D**EPA、DHA **T**タウリン

第5章 選ぶ主食 一皿料理

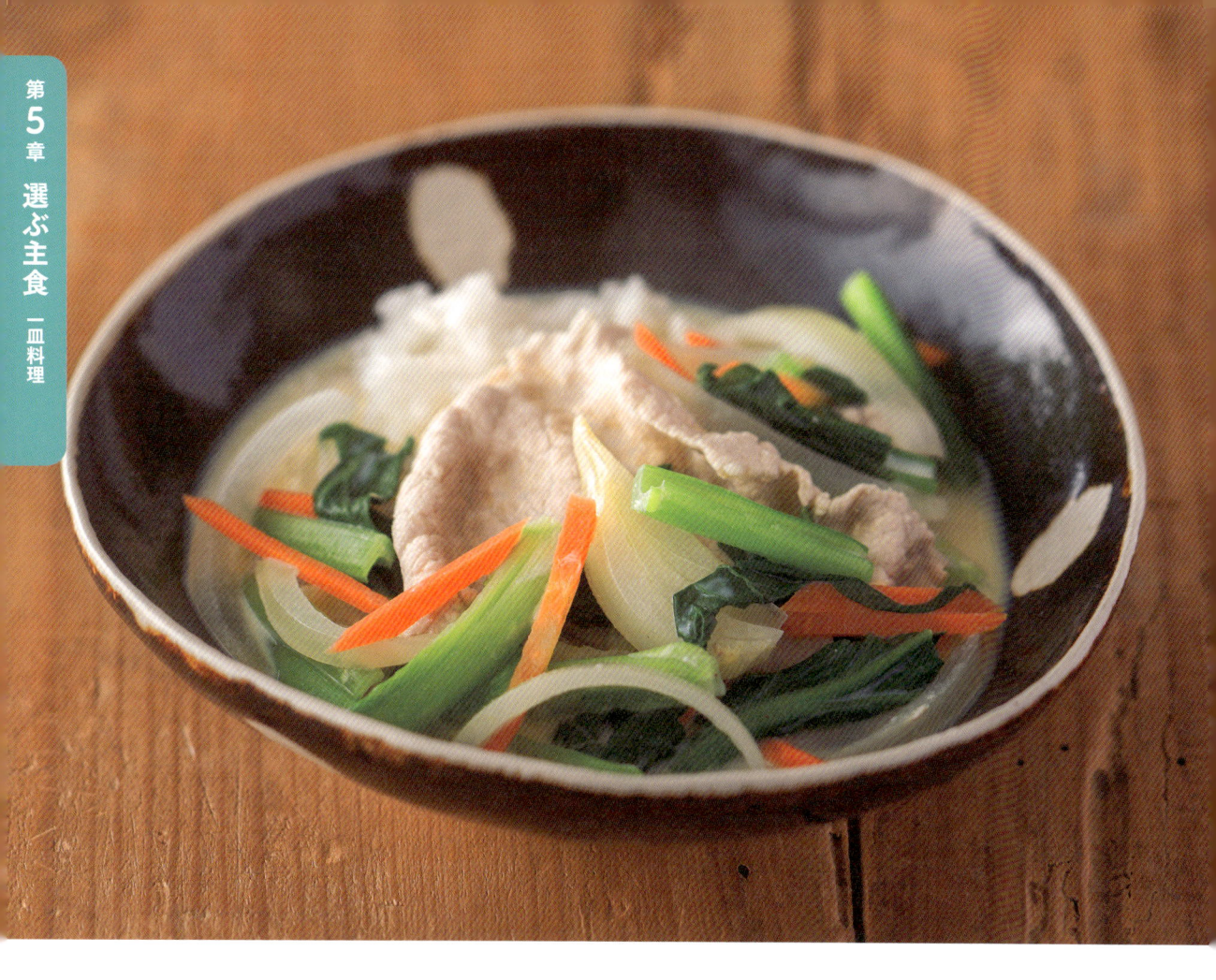

ヘルシーな豆乳と豚肉の名コンビ
豆乳スープかけごはん

531 kcal
塩 0.1g

材料（1人分）
豚もも肉（薄切り）……40g
小松菜……50g
にんじん……3cm（30g）
玉ねぎ……1/4個（50g）
ごま油……小さじ1
豆乳……120ml
こしょう……少々
ごはん……200g

作り方
❶豚肉は一口大に切る。小松菜は3cm長さに切り、にんじんは細切り、玉ねぎは5mm幅の細切りにする。
❷フライパンにごま油を中火で熱し、豚肉を炒める。こんがりとしたら、にんじん、玉ねぎを炒め、しんなりしたら小松菜を加えて炒め火を通す。
❸豆乳、こしょうを加え煮立ち始めたら火を止める。
❹器にごはんを盛りつけて、❸をかける。

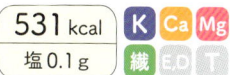

📝MEMO
豆乳のコクのあるスープが豚肉によくからんで食べやすくなります。

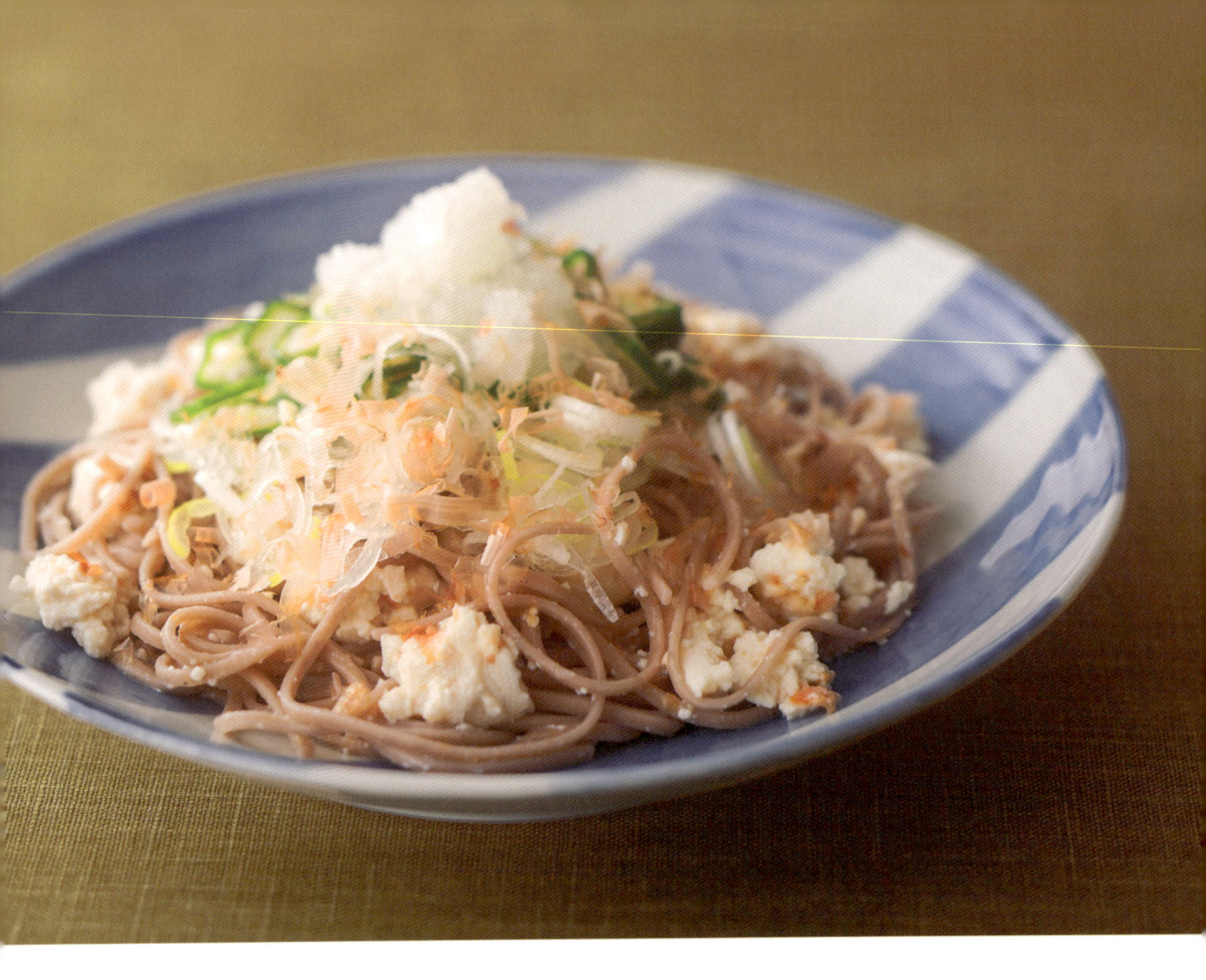

具だくさんで食べ応え満点の日本そば

豆腐、おかかあえそば

390kcal 塩0g

材料（1人分）
日本そば（乾燥、無塩）……70g
豆腐（木綿）……150g
かつお節……5g
大根……2cm（50g）
長ねぎ……1/3本（20g）
オクラ……3本（30g）

作り方
❶大根はすりおろし、汁気を切る。長ねぎは薄い小口切りにし、水の中でもみ洗いし水気を切る。オクラは色よくゆでて小口切りにする。
❷そばはゆでて、冷水で洗って水気を切る。
❸ボウルに豆腐を入れてざっとくずし、かつお節を加え、②をあえる。
❹器に③を盛りつけ、①をのせる。

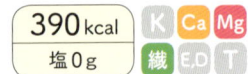

MEMO
そばは、ほかの麺類と比べてマグネシウムやカリウムが豊富です。くずした豆腐、おかかをしっかりからめていただきます。

第5章 選ぶ主食 一皿料理

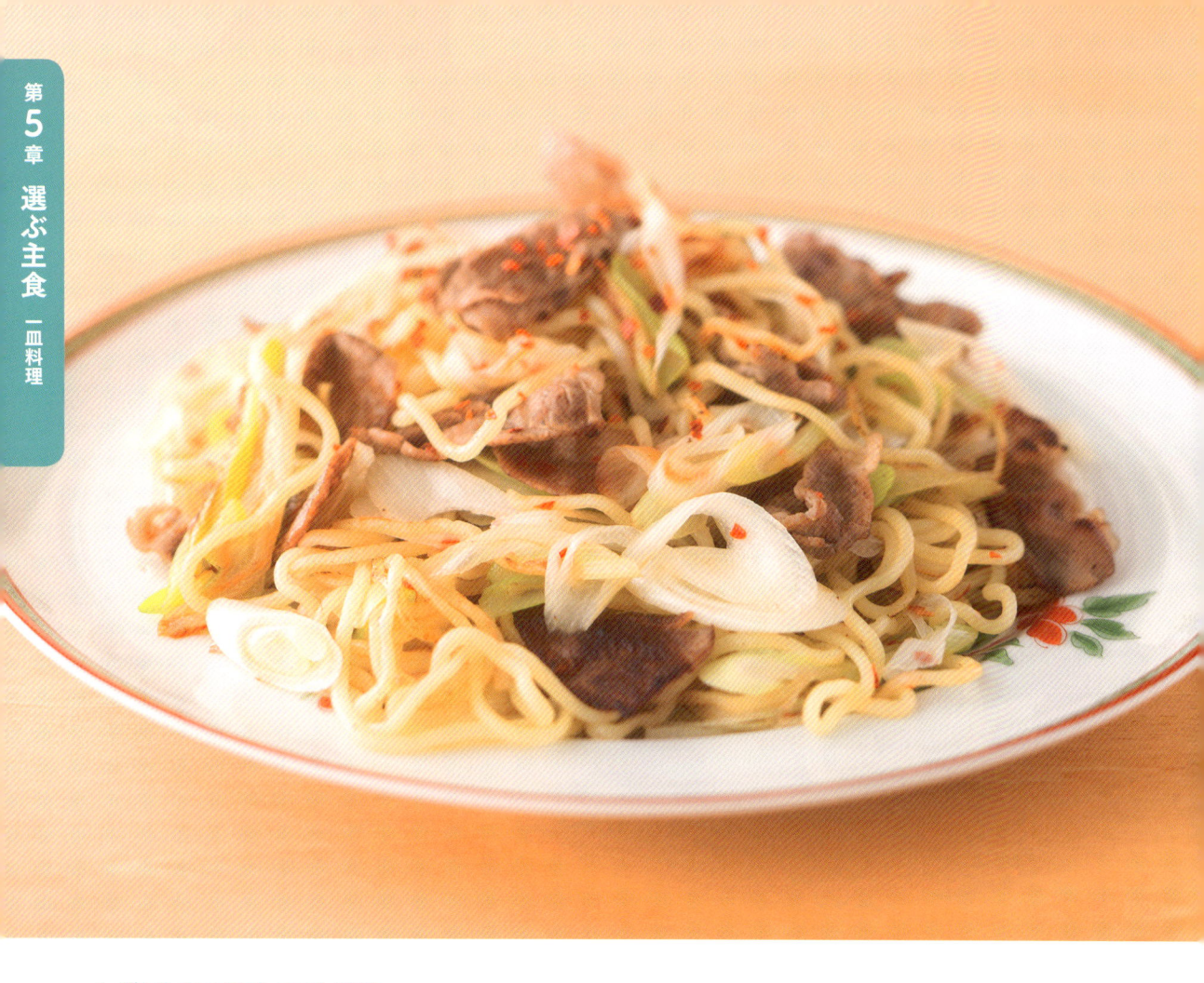

ねぎと牛肉の風味で舌も満足

ねぎと牛肉のピリ辛焼きそば

472 kcal　塩 0.8g
K Ca Mg 繊 E D T

材料（1人分）
中華蒸し麺……150g
長ねぎ……1と1/2本（150g）
牛もも肉（薄切り）……50g
ごま油……小さじ1
A ┌ 刻み唐辛子……少々
　└ 塩……少々（0.2g）

作り方
❶長ねぎは斜め薄切りにする。牛肉は一口大に切る。
❷フライパンにごま油を中火で熱し、麺を焼きつけるように炒め、こんがりとしたら取り出す。
❸②のフライパンに牛肉を入れて中火で炒め、火が通ったら長ねぎを加えて中火で炒め、しんなりしたらAを加える。ここに②の麺をもどして混ぜる。

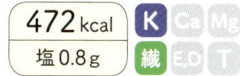

MEMO
● 熱を加えると風味が増す長ねぎはたっぷりと使います。
● 唐辛子でピリ辛を加えて減塩します。

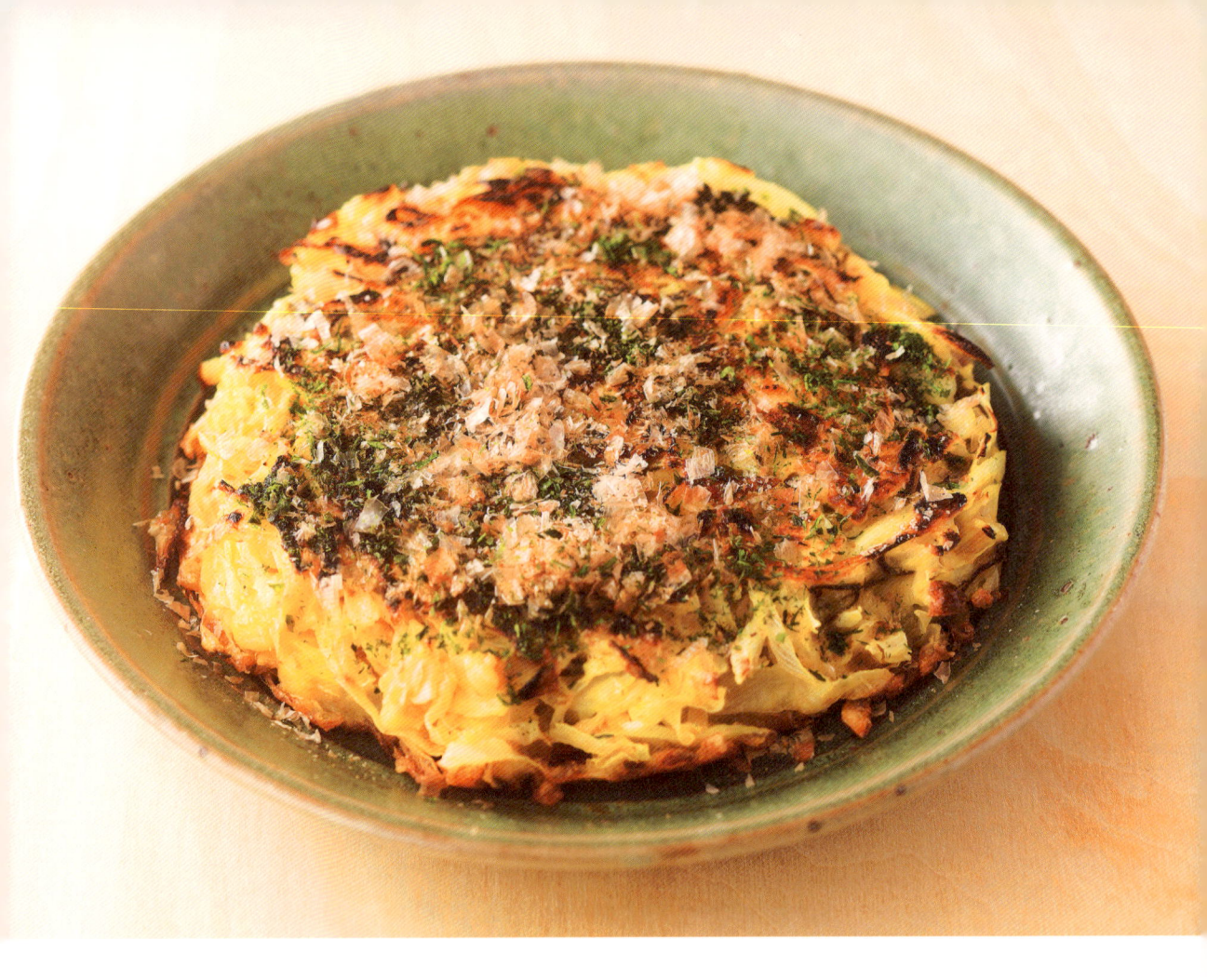

海藻入りでボリュームアップ

もずく入りお好み焼き

400kcal　塩0.7g
K　Ca　Mg　繊　E,D　T

材料（1人分）

- A
  - 小麦粉（薄力粉）……50g
  - 卵……1個（50g）
  - 水……1/4カップ
- かつお節……5g
- キャベツ……2〜3枚（100g）
- 長ねぎ……20cm（50g）
- 長いも……2cm（50g）
- もずく……30g
- サラダ油……小さじ1
- B
  - 酢……小さじ2
  - しょうゆ……小さじ1/2
- かつお節……少々
- 青のり……少々

作り方

❶キャベツは3cm長さの細切り、長ねぎは斜め薄切り。長いもはビニール袋に入れてたたきつぶす。

❷ボウルにAを合わせてなめらかになるまで混ぜ、かつお節、①、もずくを加えてよく混ぜる。

❸フライパンにサラダ油を弱火で熱し、②を入れて丸く形を整える。ふたをして7〜8分焼く。裏返してさらに4〜5分焼いて火を通す。

❹皿に③を取り、合わせたBをかけ、かつお節と青のりを散らす。

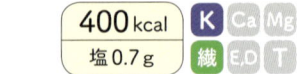

MEMO

- 長いもともずくを加えて、食物繊維をたっぷり補給します。
- 食塩量が多いソースは使わずに、酢じょうゆを使って塩分コントロールを。

第5章 選ぶ主食 一皿料理

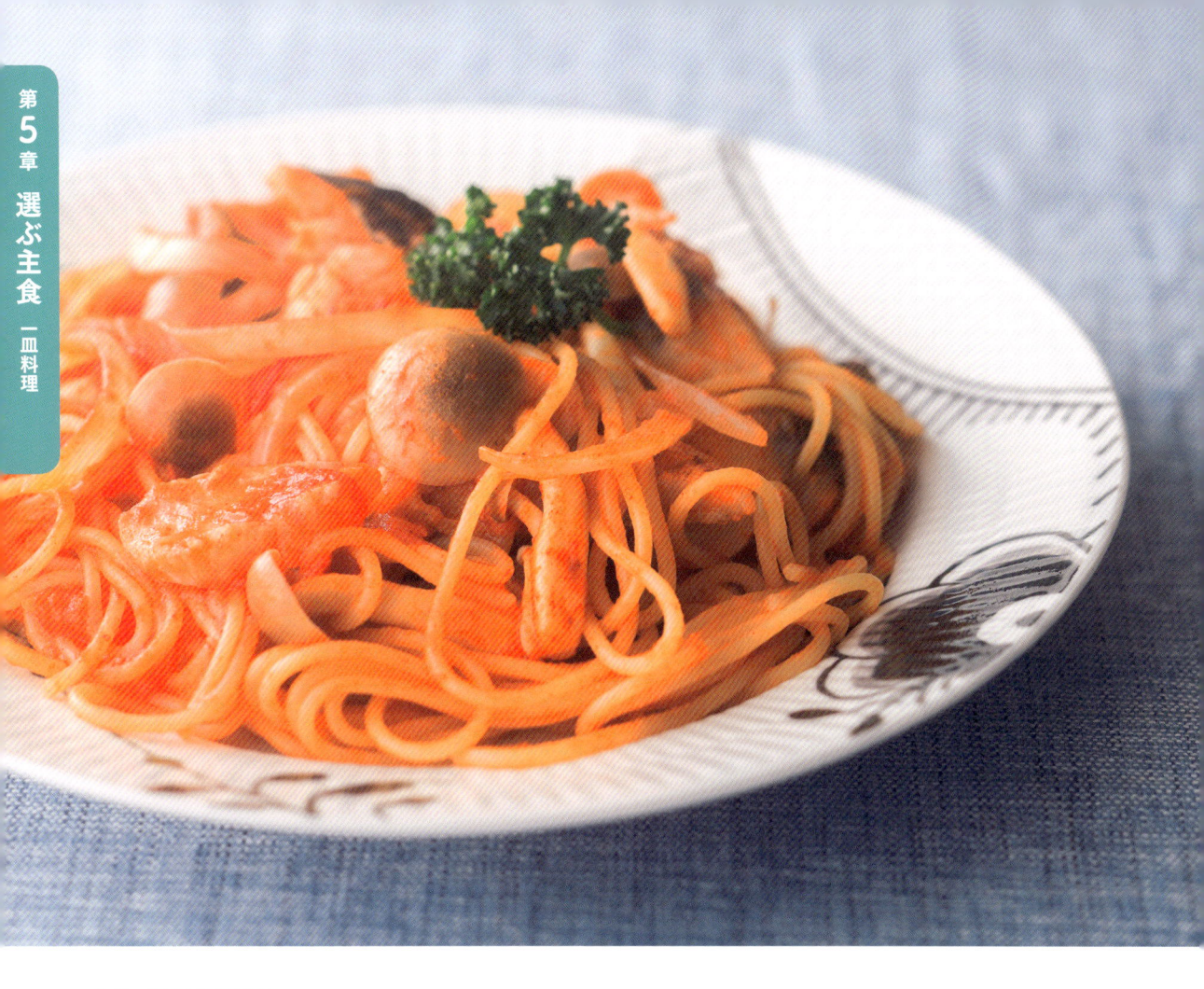

たらでDHAも補給

生トマトのナポリタン

495kcal 塩0.7g
K Ca Mg 繊 E,D T

材料（1人分）
スパゲッティ……80g
生たら……1切れ（100g）
小麦粉……適量
サラダ油……小さじ1
玉ねぎ……1/4個（50g）
しめじ……40g
トマト……3/4個（150g）
A ┌ チリパウダー……小さじ1
　├ トマトピューレ……大さじ2
　└ しょうゆ……小さじ1/3
パセリ……少々

作り方
❶スパゲッティはゆでておく。
❷たらは一口大に切る。玉ねぎは5mm幅の細切りにする。しめじは石づきを取ってほぐす。トマトは2cm角に切る。
❸フライパンにサラダ油を中火で熱し、たらに小麦粉をまぶして焼きつける。こんがりとしたら玉ねぎ、しめじを加えて炒め、しんなりしたらトマト、Aを加えて炒める。なじんだら①を加えて炒め合わせる。
❹皿に③を盛りつけて、パセリを添える。

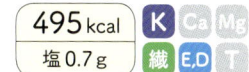

🍴MEMO
スパゲッティは塩を入れずにゆで、油分の多いケチャップの代わりにピューレを使います。トマトとしめじの旨味や、チリペッパーの辛味がアクセントになります。

混ぜごはん

魚介や野菜をたっぷり混ぜ込み、栄養と旨味がつまった混ぜごはん。ごはんの量は同じでも、混ぜる具からいろいろな栄養を摂取できる主食＋主菜のメニューです。

鮭の香ばしさが
ごはんにマッチ

鮭の混ぜごはん

455kcal 塩0.1g
K Ca Mg 繊 E,D T

材料（1人分）
雑穀ごはん……200g
生鮭……小1切れ（70g）
こしょう……少々
サラダ油……小さじ1/2
アスパラガス……2本（40g）
玉ねぎ……小1/6個（20g）
レタス……2枚（50g）
黒こしょう……少々

作り方
❶鮭は一口大のそぎ切りにし、こしょうをふる。フライパンにサラダ油を中火で熱し、こんがりとソテーする。
❷アスパラは3cm長さに切って、ゆでる。
❸玉ねぎは薄切りにし、レタスは一口大に切る。ざるに合わせて、冷水にさらしてパリッとさせ、水気を切る。
❹ボウルにごはんを入れ、③、②、①の順に広げのせ、菜箸でさっくりと混ぜる。
❺器に④を盛りつけ、黒こしょうをふる。

MEMO
● 鮭は表面をこんがりするまでしっかり焼いて火を通し、香ばしさを出します。
● 生玉ねぎとレタスのパリパリした歯ざわりを楽しみます。

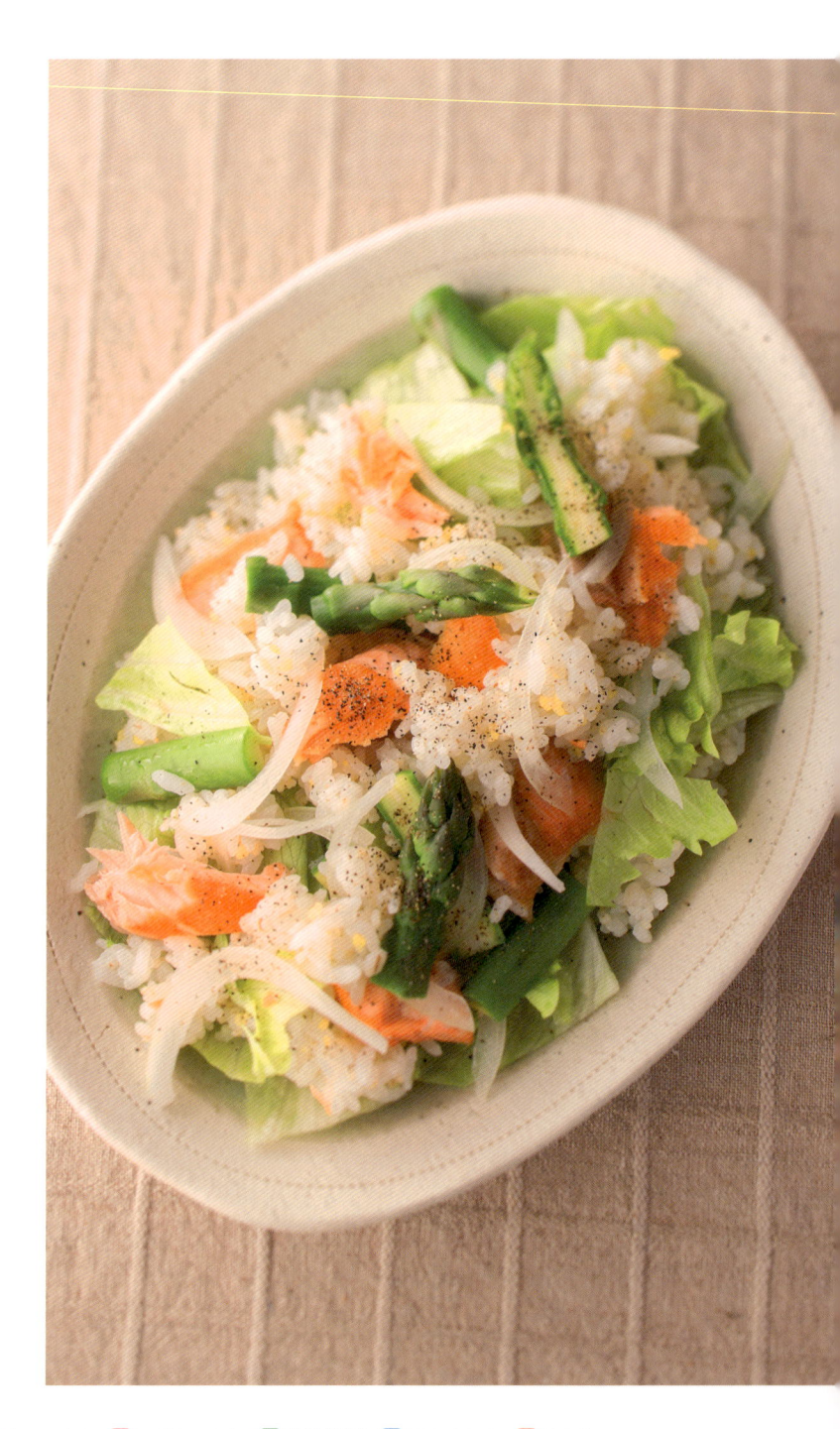

〈血圧を下げる栄養素〉 K カリウム　Ca カルシウム　Mg マグネシウム　繊 食物繊維　E,D EPA、DHA　T タウリン

第5章 選ぶ主食 混ぜごはん

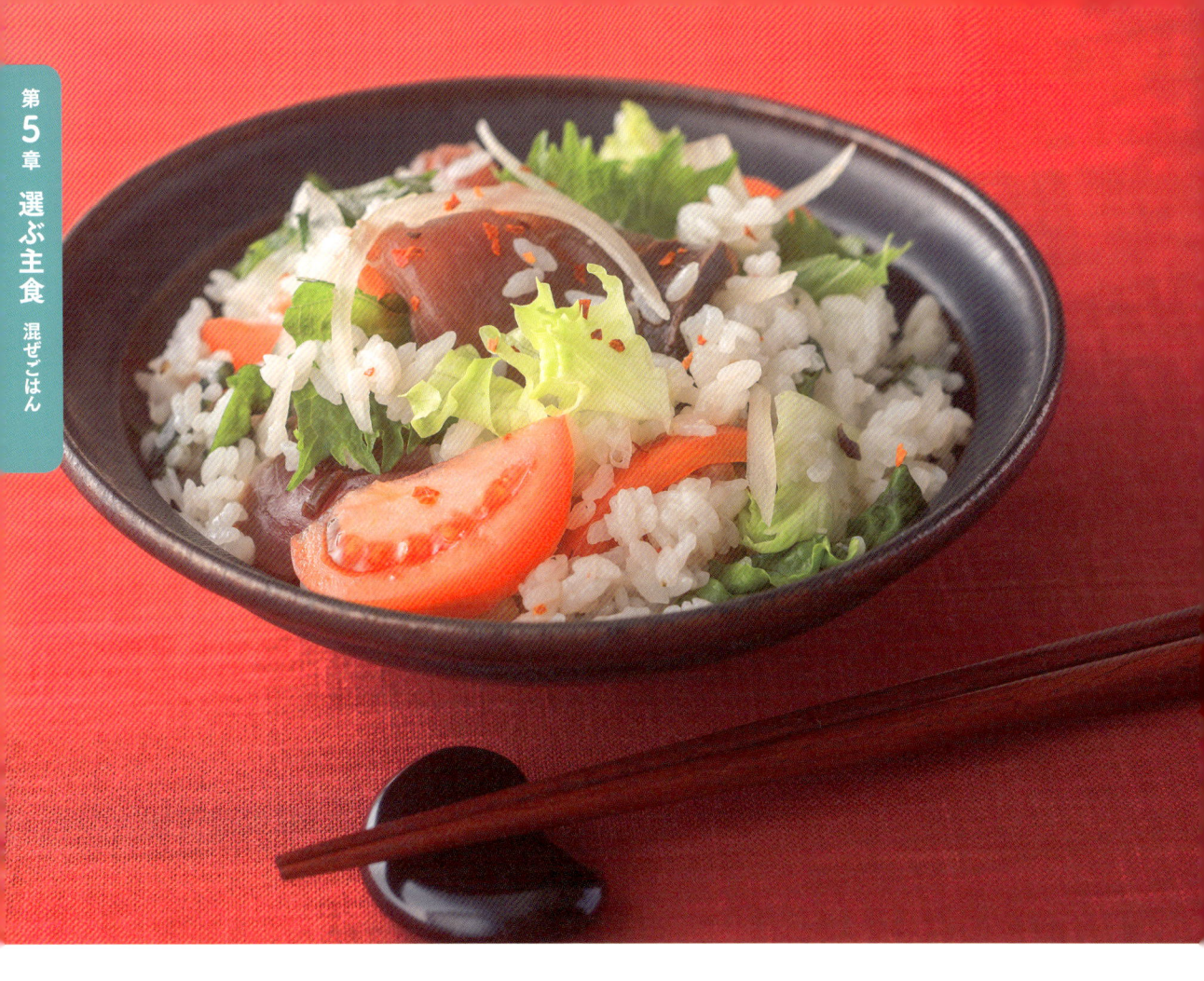

かつおの旨味が味のメリハリに
エスニック混ぜごはん

454kcal 塩0.7g

材料（1人分）
ごはん……200g
かつお（刺し身用、冊）……80g
A ┌ 刻み唐辛子……少々
　├ にんにく（みじん切り）……少々
　└ ナンプラー……小さじ1/3
トマト……大1/4個（50g）
玉ねぎ……小1/6個（20g）
しそ……5枚（5g）
グリーンカール……50g

作り方
❶かつおは4〜5mm厚さに切りAを混ぜておく。
❷トマトは7mm幅のくし形に切る。玉ねぎは薄切りにし冷水にさらしパリッとさせ、水気を切る。しそは一口大にちぎる。グリーンカールは一口大に切る。
❸ボウルにごはんを入れ、②、①を広げて菜箸でさっくり混ぜる。

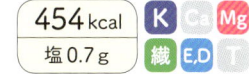

MEMO
- にんにくやナンプラーが、かつおの味を引き立てます。
- しその香りをプラスした強い風味で食塩量が少しでも満足できます。

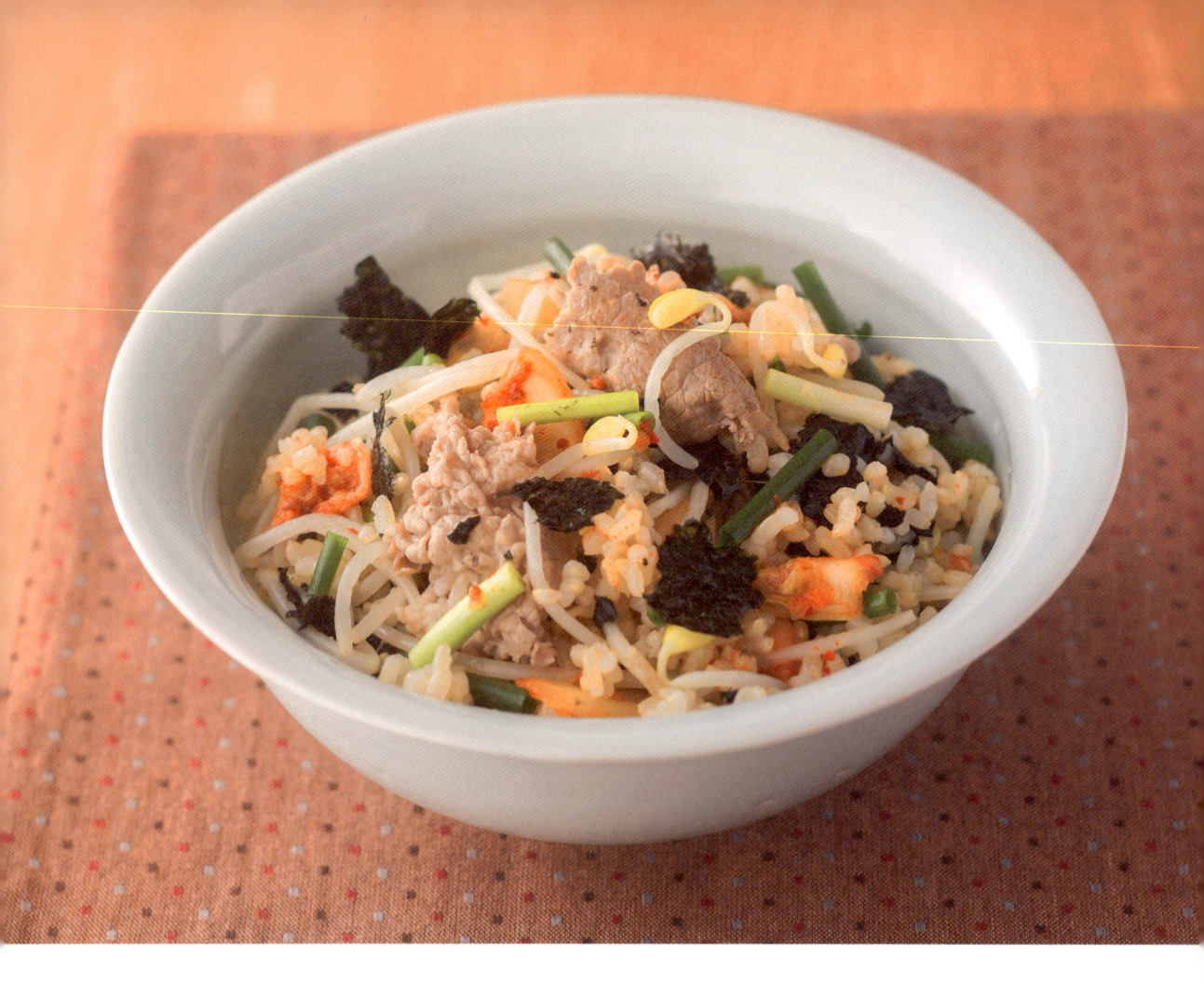

牛肉とキムチの組み合わせがいける

ゆで牛の混ぜごはん

497kcal 塩1.2g
K Ca Mg 繊 E,D T

材料（1人分）
玄米ごはん……200g
牛肉（しゃぶしゃぶ用）……50g
豆もやし……100g
白菜キムチ（刻んだもの）
　……50g
焼きのり……1枚
万能ねぎ……20g

作り方
❶豆もやしは根をつみゆでる。のりは小さくちぎる。万能ねぎは3㎝長さに切る。
❷牛肉は湯を煮立ててゆで、そのまま粗熱をとって水気を切り、一口大にちぎる。
❸ボウルにごはんを入れ、①、②、キムチを広げのせ、菜箸でさっくりと混ぜる。

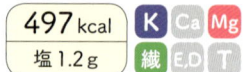

MEMO
● 塩分が多い白菜キムチは少量を刻んで全体に混ぜると減塩になります。
● 豆もやしの歯応えも食べ応えを増してくれます。

第5章 選ぶ主食 混ぜごはん

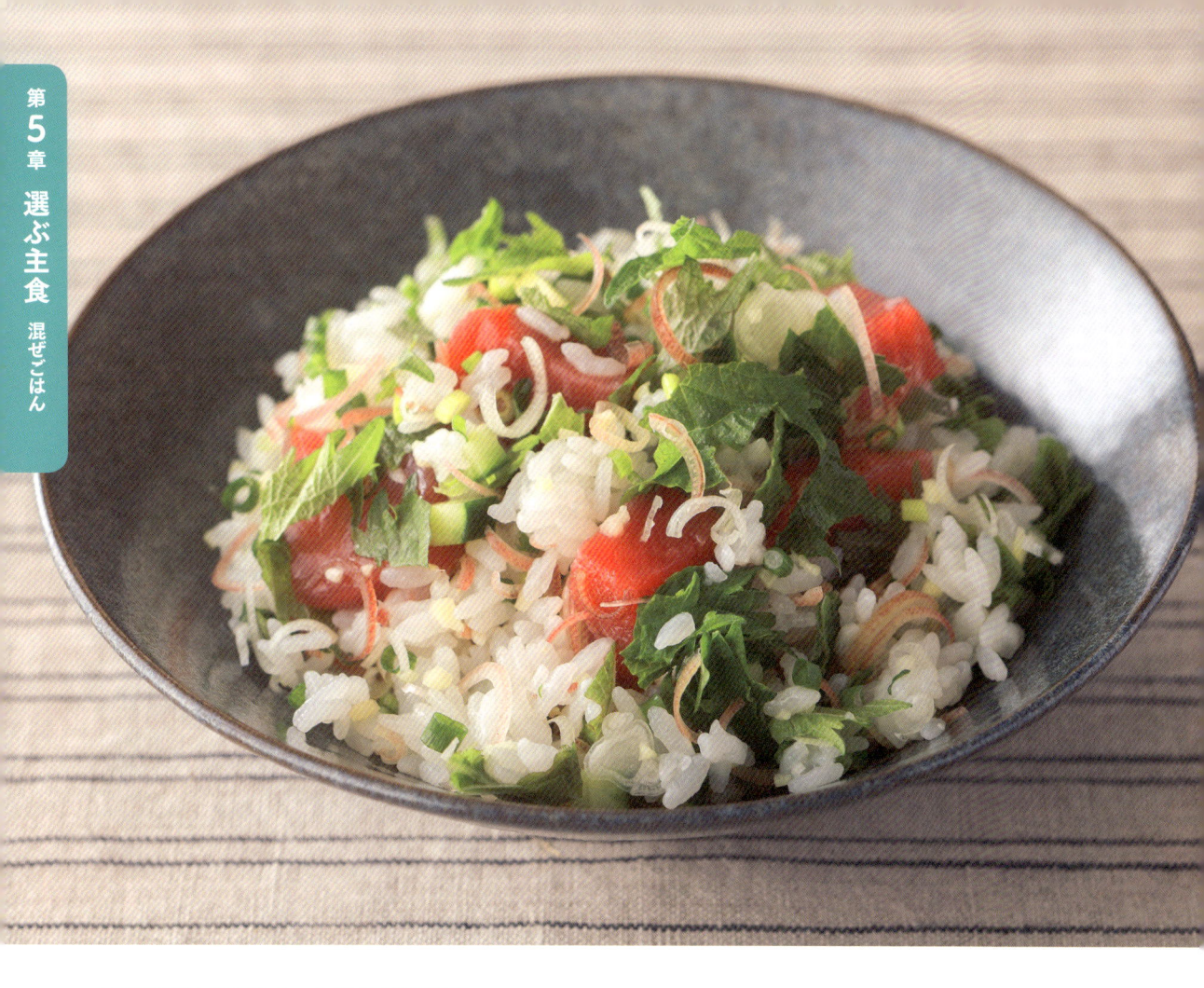

香味野菜とまぐろでいただく減塩寿司
まぐろの混ぜ寿司

473 kcal
塩 0.3 g

材料（1人分）
ごはん……200g
酢……大さじ2
まぐろ（赤身、刺し身）……80g
しょうゆ……小さじ 1/4
みょうが……2個（40g）
しそ……10 枚（10g）
しょうが……20g
きゅうり……小 1/4 本（20g）
万能ねぎ……20g

作り方
❶ ボウルにごはんを入れ、酢を加えてさっくりと混ぜる。
❷ まぐろは1cm角に切り、しょうゆをからめる。
❸ みょうがは薄い小口切り、しそは小さくちぎる。しょうがはみじん切り、きゅうりは5mm角に切り、合わせて冷水にさらしパリッとさせ水気を切る。万能ねぎは小口切りにしておく。
❹ ①に③、②の順に広げのせ、菜箸でさっくり混ぜる。

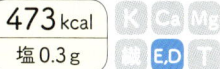

🍃MEMO
まぐろにしょうゆをからめて下味をつけ、すし酢は使わずに、酢の酸味だけでいただきます。

お弁当

多忙な朝から、ほんのひと手間でパパっと作れるお弁当メニュー。栄養バランスを整え、ボリューム満点で腹もちのよい献立を楽しんで、午後の活力を養いましょう。

こんがり焼いた鯛の風味でごはんがすすむ
「鯛の漬け焼きアスパラ添え」弁当

581 kcal
塩 1.1g

トマトと卵の炒め物 〔副菜〕

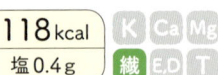

118 kcal
塩 0.4g
K Ca Mg 繊 E,D T

材料（1人分）
トマト……大 1/2 個（100g）
卵……1個（50g）
しめじ……40g
万能ねぎ……20g
サラダ油……小さじ 1/2
塩……少々（0.2g）

作り方
① しめじは石づきを取ってほぐす。万能ねぎは2cm長さ、トマトは一口大に切る。
② フライパンにサラダ油を中火で熱し①を炒める。汁気がなくなったら卵を溶いて加え、しっかりと炒め、仕上げに塩をふる。

MEMO
● しめじ、トマトを加え、食物繊維もたっぷり摂れる卵炒めです。
● お弁当なので、火はしっかり通しましょう。

絹さやとにんじんのごまあえ 〔副菜〕

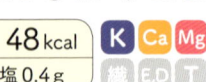

48 kcal
塩 0.4g
K Ca Mg 繊 E,D T

材料（1人分）
絹さや……20g
にんじん……3cm（30g）
A ┌ ごま油……小さじ 1/2
　├ 塩……少々（0.4g）
　└ 白いりごま……2g

作り方
① 絹さやは食べやすい大きさに切る。にんじんは短冊に切る。
② ①をゆで、ざるに取り湯を切る。ボウルに入れ、熱いうちにAであえる。

MEMO
絹さやとにんじんはさっとゆでて、歯ざわりを残します。ごまの香りが立つので薄塩でも十分おいしくいただけます。

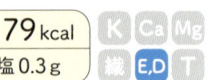

鯛の漬け焼きアスパラ添え 〔主菜〕

79 kcal
塩 0.3g
K Ca Mg 繊 E,D T

材料（1人分）
鯛……50g
しょうゆ……小さじ 1/3
アスパラガス……1本（20g）

作り方
① 鯛にしょうゆをからめ10分おく。グリルで7〜8分こんがりと焼く。アスパラガスは3cm長さに切り、グリルで4〜5分焼く。

MEMO
● 鯛を漬け込むしょうゆは全体にからむ程度で十分。香ばしく焼きめをつけて焼きあげます。
● アスパラガスでカリウムを補給すれば高血圧ケアに。

ごはん 200g

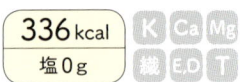

336 kcal
塩 0g
K Ca Mg 繊 E,D T

〈血圧を下げる栄養素〉 K カリウム　Ca カルシウム　Mg マグネシウム　繊 食物繊維　E,D EPA、DHA　T タウリン

94

第5章 選ぶ主食 お弁当

野菜のカリウムを加え、満足の牛肉弁当

「牛肉のこしょう焼き」弁当

539 kcal
塩 0.6 g

ほうれん草と玉ねぎのソテー 副菜

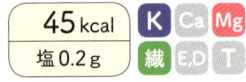

45 kcal / 塩 0.2 g
K Ca Mg 繊 E,D T

材料（1人分）
ほうれん草……40g
玉ねぎ……1/4個（50g）
サラダ油……小さじ1/2
塩……少々（0.2g）
こしょう……少々

作り方
❶ほうれん草は湯を煮立て色よくゆで、冷水にとって手早く冷まし、水気をしぼって3㎝長さに切る。玉ねぎは5㎜幅の細切りにする。
❷フライパンにサラダ油を熱し、玉ねぎ、ほうれん草の順に中火で炒め、塩、こしょうをふる。

MEMO
ほうれん草は血圧を下げ、動脈硬化を予防する効果があるので積極的に食べましょう。

雑穀ごはん 200g

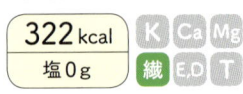

322 kcal / 塩 0 g
K Ca Mg 繊 E,D T

にんじんのカレーヨーグルトあえ 副菜

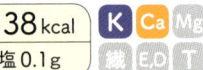

38 kcal / 塩 0.1 g
K Ca Mg 繊 E,D T

材料（1人分）
にんじん……3㎝（30g）
オリーブオイル……小さじ1/2
カレー粉……少々
ヨーグルト（プレーン）……30g

作り方
❶ヨーグルトはペーパータオルをしいたざるに入れ、20分おいて水切りする。
❷にんじんはスライサーで細切りにし、オリーブオイルでしんなりするまで中火で炒め、カレー粉をふってさらに炒める。
❸ボウルに②を入れ、①であえる。

MEMO
ヨーグルトはしっかり水切りすると、にんじんをあえたとき水気が出ません。

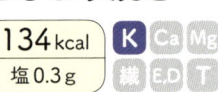

牛肉のこしょう焼き 主菜

134 kcal / 塩 0.3 g
K Ca Mg 繊 E,D T

材料（1人分）
牛もも肉（薄切り）……70g
粗びき黒こしょう……少々
塩……少々（0.2g）

作り方
❶牛肉は一口大に切る。たっぷりとこしょうをふり、グリルで4〜5分こんがりと焼く。取り出してすぐ塩をふる。

MEMO
軽い焦げめをつけて風味を増すことと、仕上げに表面に塩をふるのが減塩調理のコツです。

第5章 選ぶ主食 お弁当

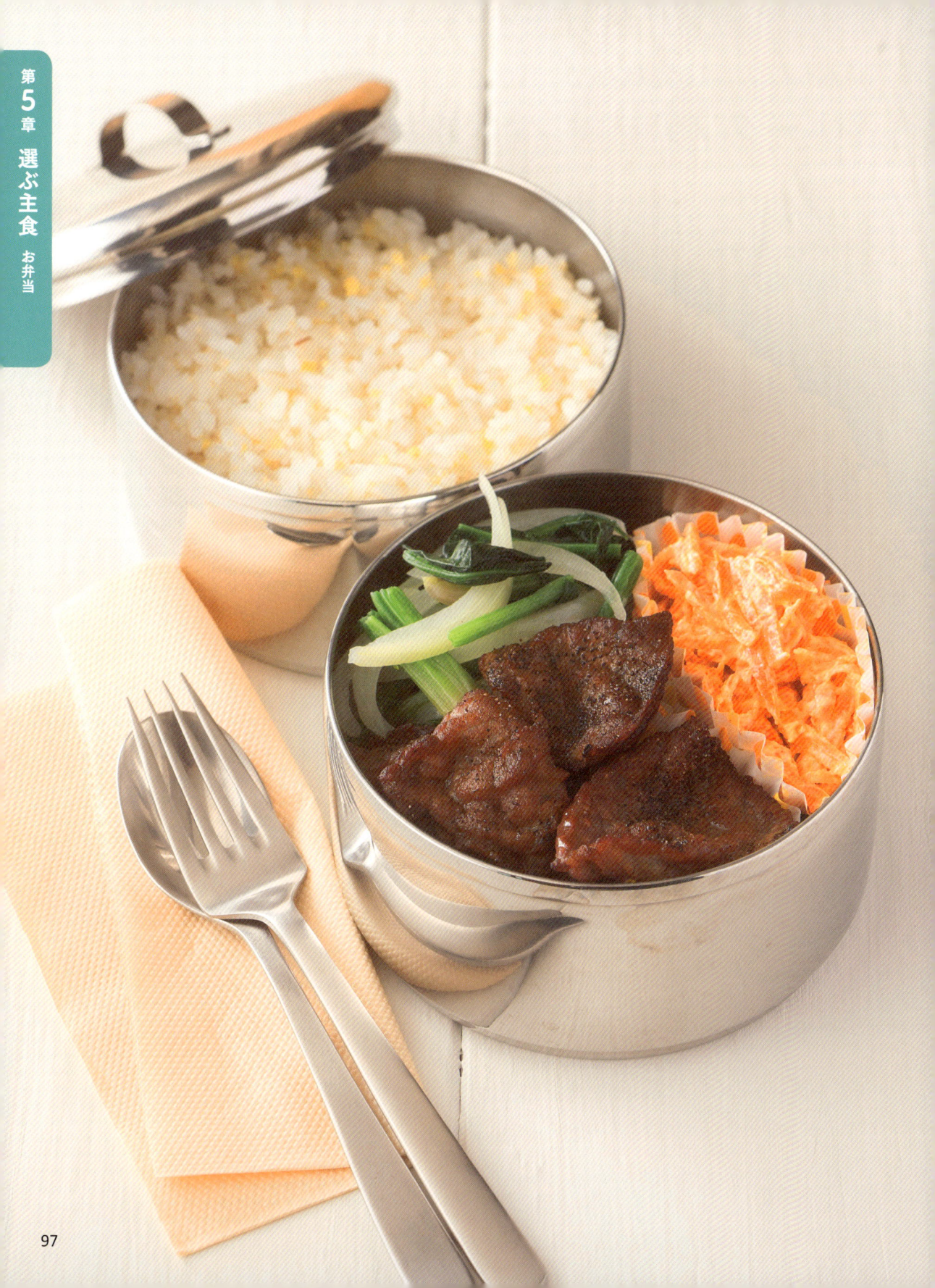

豚肉のボリュームでお腹も満足
「ポークソテーサンド」弁当

511 kcal
塩 1.8g

いんげん、マッシュルーム、玉ねぎのスープ煮 (副菜)

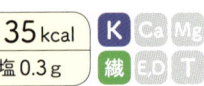

35 kcal
塩 0.3g
K Ca Mg 繊 E.D T

材料（1人分）
さやいんげん……30g
マッシュルーム……5個（50g）
玉ねぎ……1/4個（50g）
A ┌ チキンブイヨン……1/8個
　├ こしょう……少々
　├ ローリエ……1/4枚
　└ 湯……1/2カップ

作り方
❶さやいんげんは2cm長さ、マッシュルームはたて半分、玉ねぎは1.5cm角に切る。
❷鍋にAを合わせ煮立てる。①を加え全部が柔らかくなるまで煮る。

🌿MEMO
さやいんげんや玉ねぎなど、たっぷりの野菜で栄養バランスを整えました。スープの味をしみこませて風味を楽しみます。

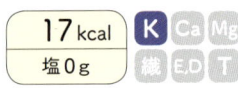

いちご 2個（50g）
17 kcal
塩 0g
K Ca Mg 繊 E.D T

れんこんとかぼちゃのピクルス (副菜)

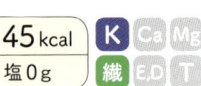

45 kcal
塩 0g
K Ca Mg 繊 E.D T

材料（1人分）
れんこん……20g
かぼちゃ……30g
A ┌ 酢……1/4カップ
　├ だし汁……25ml
　└ みりん……小さじ1/2

作り方
❶ボウルにAを合わせておく。
❷れんこん、かぼちゃは小さな一口大に切る。湯を煮立てかぼちゃをゆでる。柔らかくなったられんこんを加えさっとゆで、いっしょに湯を切る。熱いうちに①に漬ける。

🌿MEMO
ピクルスの調味料には砂糖を入れず、かぼちゃの自然な甘味をいかします。れんこんを加え、食物繊維も十分に。

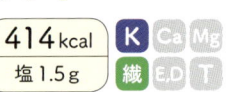

ポークソテーサンド (主食&主菜)

414 kcal
塩 1.5g
K Ca Mg 繊 E.D T

材料（1人分）
食パン……8枚切り2枚（90g）
豚もも肉（薄切り）……70g
こしょう……少々
キャベツ……1枚（50g）
サラダ油……小さじ1
練り辛子……少々
A ┌ ケチャップ……大さじ1/2
　└ トマトピューレ……大さじ1/2

作り方
❶食パンは軽くトーストする。
❷豚肉にこしょうをふる。キャベツはせん切りにする。
❸フライパンにサラダ油を中火で熱し、豚肉をソテーしてから取り出し、キャベツはしんなりと炒める。
❹パン1枚の片側に、練り辛子とAを合わせたものを塗り、③をのせてはさむ。
❺④を適当な大きさに切る。

🌿MEMO
豚肉の下味はこしょうのみ。食塩量の多いフレンチマスタードは使わず、食塩量の少ない練り辛子を使って減塩します。香ばしいトーストでおいしくサンドします。

98

第5章 選ぶ主食 お弁当

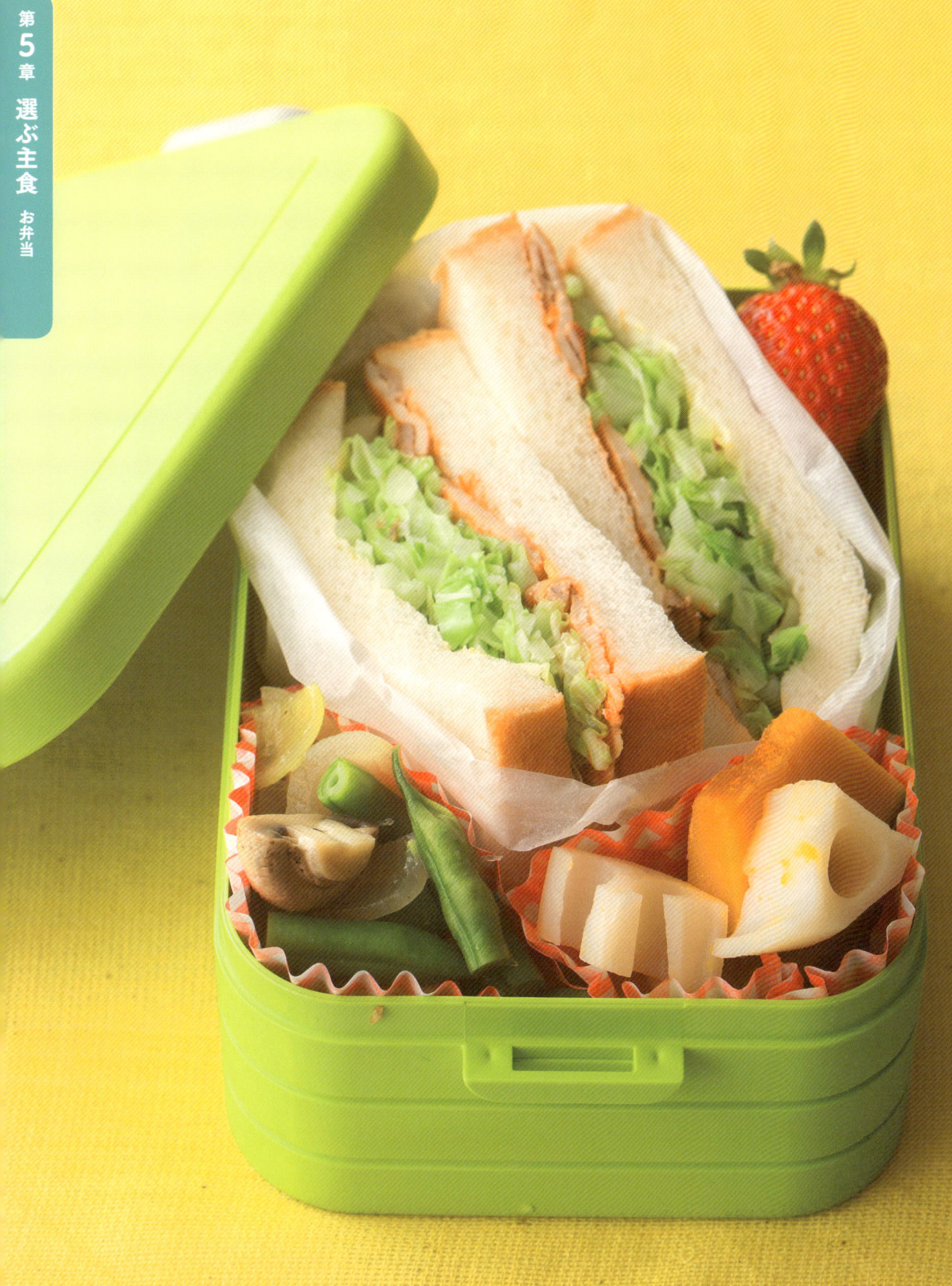

99

バラエティ豊かなおかずが食欲をそそる

「たらのかき油煮」弁当

526 kcal
塩 1.3g

豆もやし、にんじん、小松菜のあえ物 [副菜]

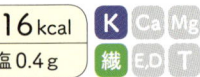

16 kcal / 塩 0.4g
K Ca Mg 繊 E,D T

材料（1人分）
豆もやし……20g
にんじん……1㎝（10g）
小松菜……20g
A ┌ だし汁……小さじ2
　└ しょうゆ……小さじ1/2

作り方
❶豆もやしは根をつみ、にんじんは細切りにする。いっしょにゆでて、ざるに取り水気を切る。
❷小松菜は色よくゆでて冷水に取る。水気をしぼり3㎝に切る。
❸ボウルにAを合わせ、①、②をあえる。

🍃MEMO
豆もやし、にんじんはゆでたあと、ざるにとって冷まし水気をしっかり切り、味をしっかりなじませます。

青梗菜、しいたけ、豆腐の炒め物 [副菜]

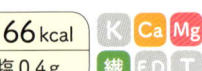

66 kcal / 塩 0.4g
K Ca Mg 繊 E,D T

材料（1人分）
青梗菜……1/2株（50g）
しいたけ……2〜3個（40g）
豆腐（木綿）……50g
サラダ油……小さじ1/2
塩……少々（0.4g）

作り方
❶青梗菜、しいたけは食べやすい大きさに切る。
❷フライパンにサラダ油を熱し、①を炒める。しんなりしたら豆腐をくずし入れて炒め、水気がとんだら仕上げに塩をふる。

🍃MEMO
●しいたけの旨味が、減塩でもおいしいポイントです。
●木綿豆腐のカルシウムで、血圧ケア効果も増します。

たらのかき油煮 [主菜]

108 kcal / 塩 0.5g
K Ca Mg 繊 E,D T

材料（1人分）
たら……1切れ（100g）
ごま油……小さじ1/2
長ねぎ……2/3本（40g）
しょうが……1/4片
A ┌ 輪切り赤唐辛子……少々
　│ 水……30㎖
　└ かき油……小さじ1/3

作り方
❶たらは一口大に切る。長ねぎは2㎝長さ、しょうがはせん切りにする。
❷フライパンにごま油を熱し、たらを焼きつける。こんがりとしたら長ねぎ、しょうがを加え軽く炒め、Aも加えて汁気がなくなるまで煮る。

🍃MEMO
あっさりしたたらは、かき油で味わいをプラス。煮汁を残さず、しっかりと味をからめるのがおいしさの秘訣です。

ごはん 200g

336 kcal / 塩 0g
K Ca Mg 繊 E,D T

黒ごま 少々

第5章 選ぶ主食 お弁当

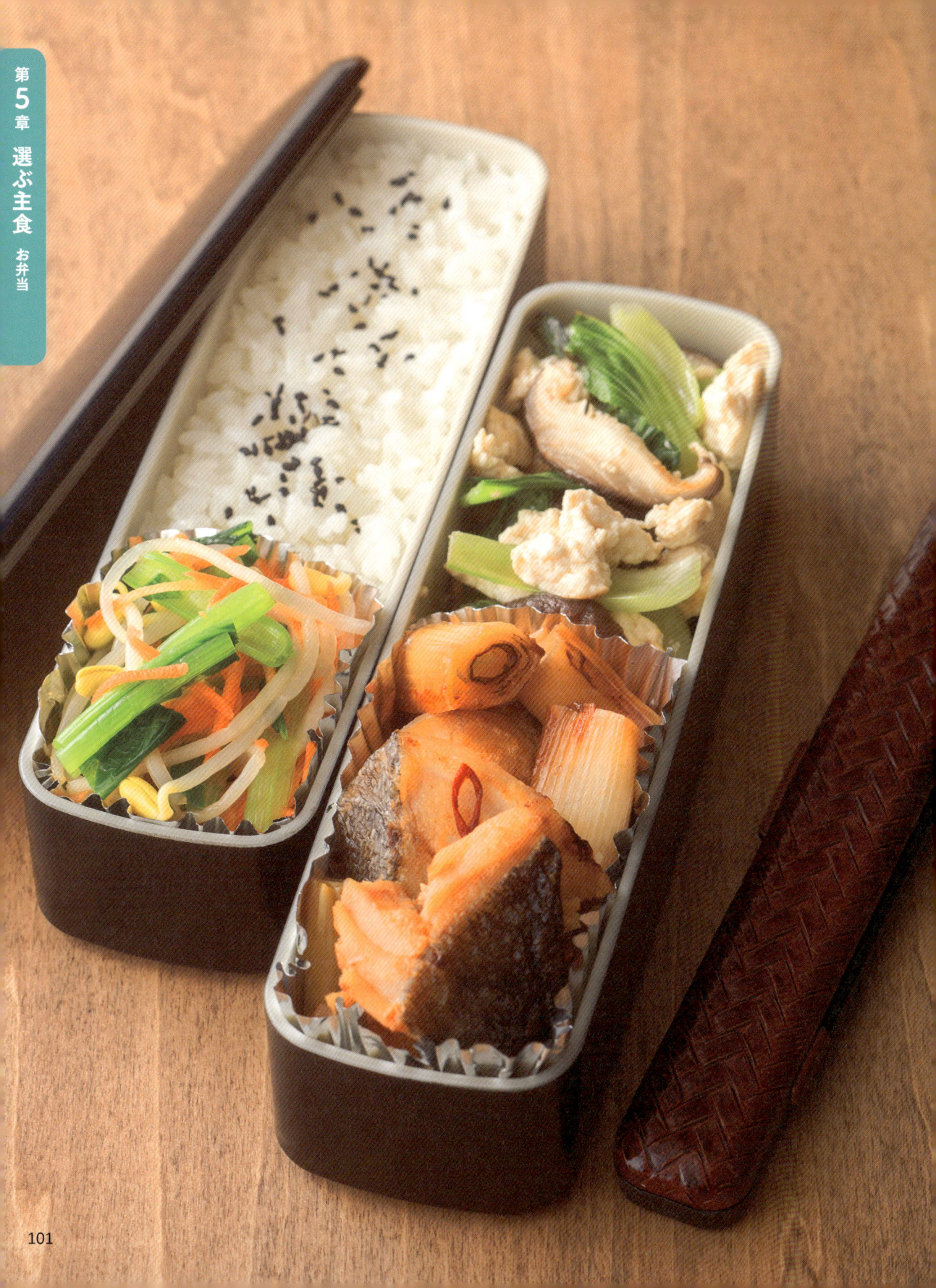

column 4
スプレー調味料のすすめ

料理の表面に調味料を一吹き薄くかけるだけで、おいしく減塩！

一吹き分で、食塩量はわずか約0.1ml

左からしょうゆ専用のスプレー容器「ソイミスター」(貝印)。減塩しょうゆや酢を専用容器に入れた「スプレー醤油」「スプレー酢」(福萬醤油)。塩水のスプレー「京の水塩」(天塩)

食卓の減塩対策として、P.66のコラムで、食卓に調味料をおかないこと、調味料はかけずに小皿に入れてつけることなどを紹介しました。もう一つ食卓の減塩対策に加えていただきたいのが、近頃話題の「スプレー調味料」です。

これは、料理の仕上げや食べる直前に、上からしょうゆなどをシュッとスプレーするもの。表面全体にまんべんなくかかるので、少量でも舌に広がっておいしく感じられるようです。一般的に、にぎり寿司1貫にしょうゆをつけて食べるときの食塩量は0.4gですが、スプレーしょうゆなら一吹き分で0.12g程度なので4分の1にまで抑えられます。スプレーの中味に減塩しょうゆや酢じょうゆを使えばさらに塩分が控えめになり、無理なく減塩できます。

肉じゃがなどの煮物の場合は、あらかじめごく薄く味つけしておき、食べる直前にスプレーしょうゆを吹きつけるのがおすすめ。香りが立ち、中まで味が浸みていなくても舌の上でしっかり塩味を感じておいしくいただけます。

普通のスプレー容器にしょうゆなどを入れても使えますが、とかく目詰まりしやすいのが難点。専用スプレー容器や、しょうゆや塩水を入れて製品化されたスプレー調味料が市販されているのでそちらを利用してみてください。減塩食のサポーターとして、食卓に1本、スプレー調味料を用意しておいてはいかがでしょう。

調味料だけでなく油を吹きつけるスプレーオイルや専用容器も販売されています。フライパンにシュッとするだけで、これも余分な油を使わずにすむので、脂肪対策にも重宝します。

102

第6章
選ぶ主菜

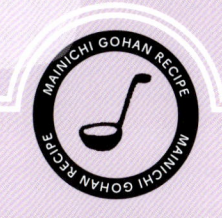

魚介類・牛肉・豚肉・鶏肉
卵・大豆製品

メインの料理からは、血液や筋肉をつくるたんぱく質を中心に摂って、強くて健康な血管を作りましょう。ただし肥満は大敵ですので動物性脂肪の摂りすぎには気をつけてください。アミノ酸（たんぱく質の構成物質）をバランスよく摂るためには、肉や魚介、卵、大豆などさまざまな食品を材料にすることが大切です。

魚介類

魚の脂肪に含まれるEPAやDHAは血液中の脂質を下げ、血管を強くします。また貝類、甲殻類には血圧降下作用をもつタウリンが豊富です。飽きない工夫で毎日食べましょう。

さばのDHA、EPA、大根のカリウムで血圧対策
さばのおろし蒸し

143kcal 塩0.2g
K Ca Mg 繊 E,D T

材料（1人分）
さば……60g
酒……小さじ1
大根……3cm（80g）
かいわれ大根……少々
酢……小さじ2

作り方
① さばは酒をまぶす。
② 大根はすりおろし、汁気を切る。
③ 皿に①をのせ、その上に②をのせる。蒸気の上がった蒸し器で、強火で7～8分蒸して火を通す。
④ かいわれ大根を添えて、酢をかける。

📝 MEMO
● 蒸すことでさばの旨味を閉じ込め逃がしません。
● 大根おろしの風味と酢の酸味で、さっぱりした味わいに蒸し上がり、おいしくいただけます。

➕ 組み合わせたい副菜！
いんげんのナムル
45kcal　▶ P.136

しめじのくるみ炒め
101kcal　▶ P.154

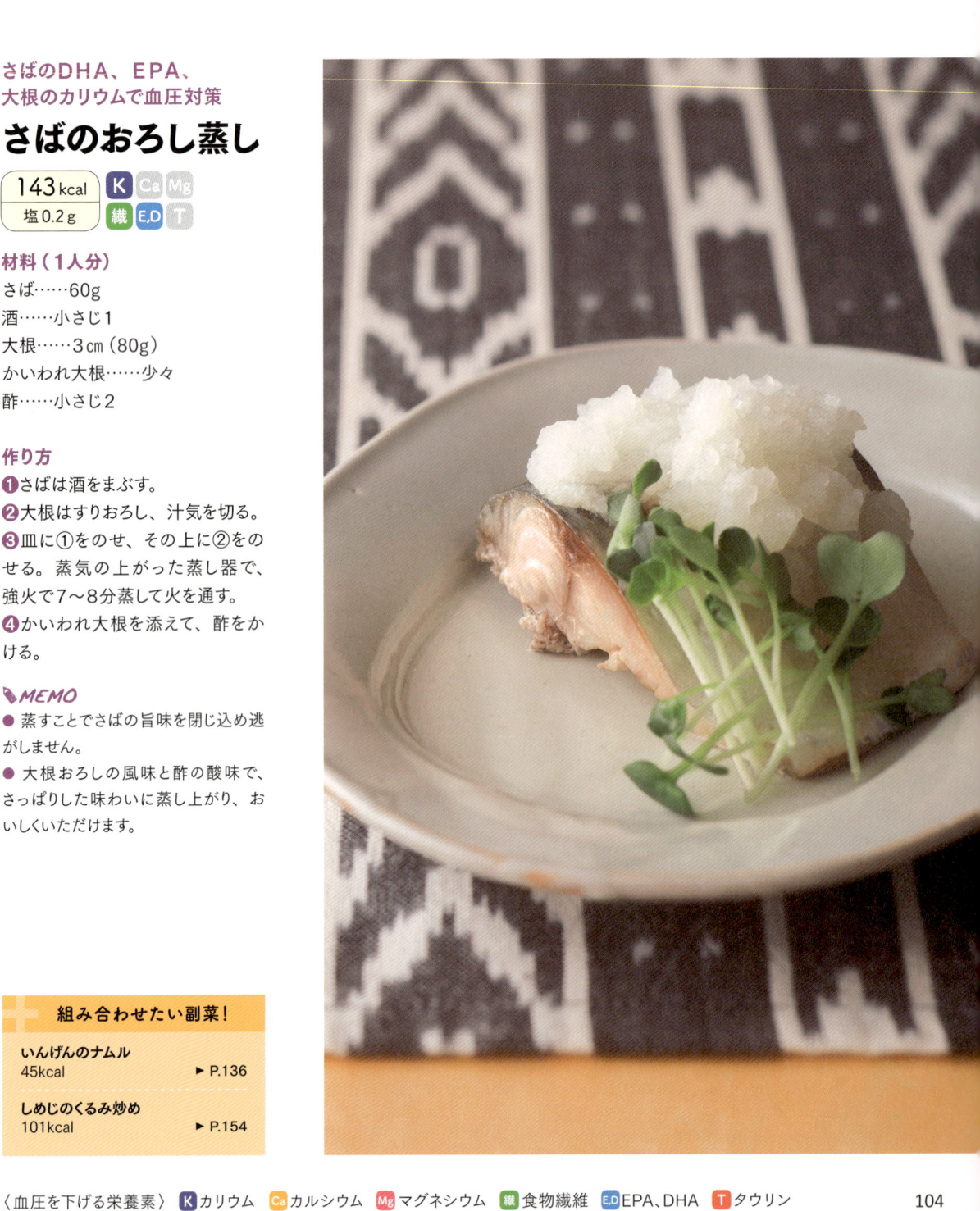

〈血圧を下げる栄養素〉 K カリウム　Ca カルシウム　Mg マグネシウム　繊 食物繊維　E,D EPA、DHA　T タウリン

第6章 選ぶ主菜 魚介類

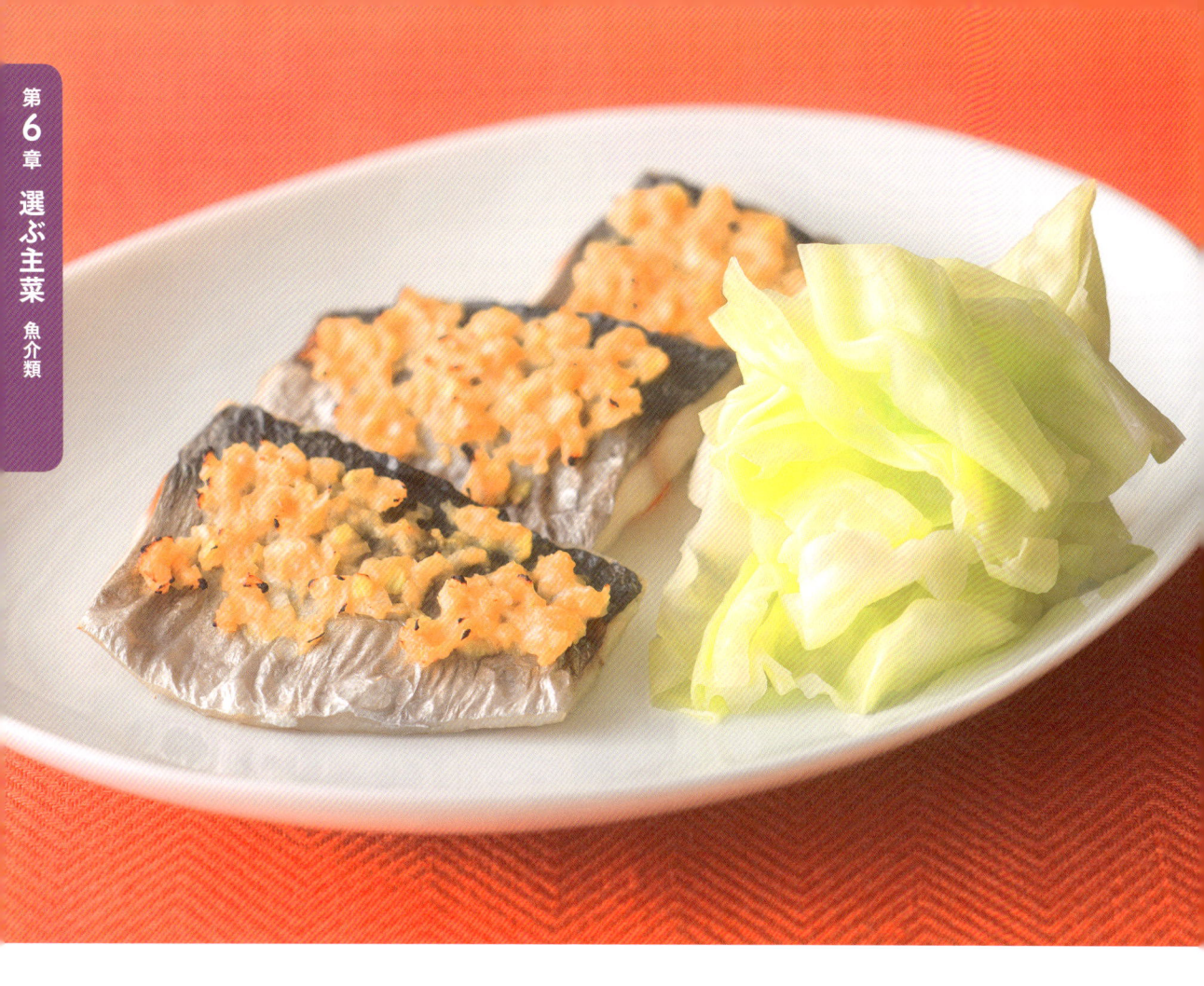

栄養満点のあじを、香ばしく焼いて
あじのねぎみそ焼き

137kcal
塩0.7g

材料（1人分）
あじ……3枚おろし3枚（100g）
A ┌ 長ねぎ（みじん切り）
　│　　……10g
　│ 練り辛子……小さじ1
　└ 淡色辛みそ……小さじ1/2
キャベツ……1枚（30g）

作り方
❶ボウルにAを混ぜ合わせておく。
❷あじに①をぬり、グリルで5〜6分焼いて火を通す。
❸キャベツはさっとゆでて、一口大に切る。
❹皿に②を盛り、③を添える。

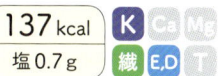

MEMO
長ねぎの風味と辛子を利かせて、香ばしく焼きあげると、みそを減らしても気になりません。

組み合わせたい副菜！

にらとひじきのアボカドあえ
70kcal　▶P.142

長ねぎのスープ煮
65kcal　▶P.150

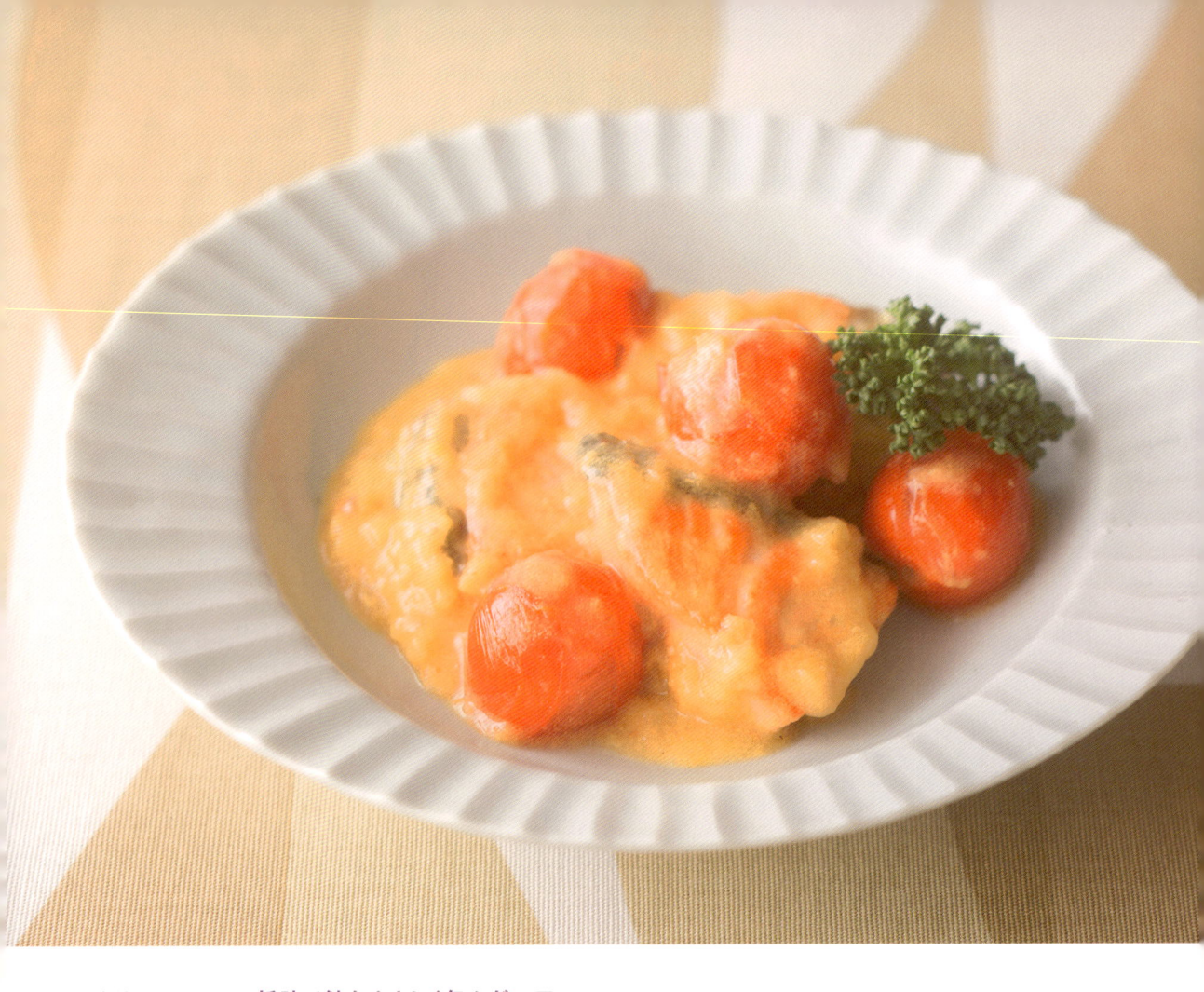

クリームコーンの旨味で鮭をやさしく包んだ一皿

鮭のコーンクリーム煮

210kcal
塩0.5g

K　Ca　Mg
繊　E,D
　　T

材料（1人分）
生鮭……80g
こしょう……少々
タイム……少々
オリーブオイル……小さじ1
酒……小さじ2
ミニトマト……4個（50g）
A［クリームコーン……50g
　　水……1/4 カップ
パセリ……少々

作り方
❶鮭は一口大に切り、こしょう、タイムをふる。
❷フライパンにオリーブオイルを中火で熱し①を焼きつける。こんがりとしたら酒をふり、ミニトマトを加えて軽く炒める。
❸②にAを加え、よく混ぜてなじませ、とろりとするまで煮詰める。皿に盛りつけて、パセリを添える。

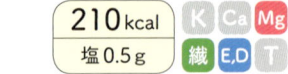

MEMO
● 鮭の下味には、ハーブの香りを生かし、塩は使いません。
● クリームコーンの持つほのかな甘みとトマトの酸味が減塩を助けます。

✚ 組み合わせたい副菜！

ほうれん草のアーモンドあえ
40kcal　▶ P.143

きゅうり、わかめ、かに缶の酢の物
33kcal　▶ P.147

第6章 選ぶ主菜 魚介類

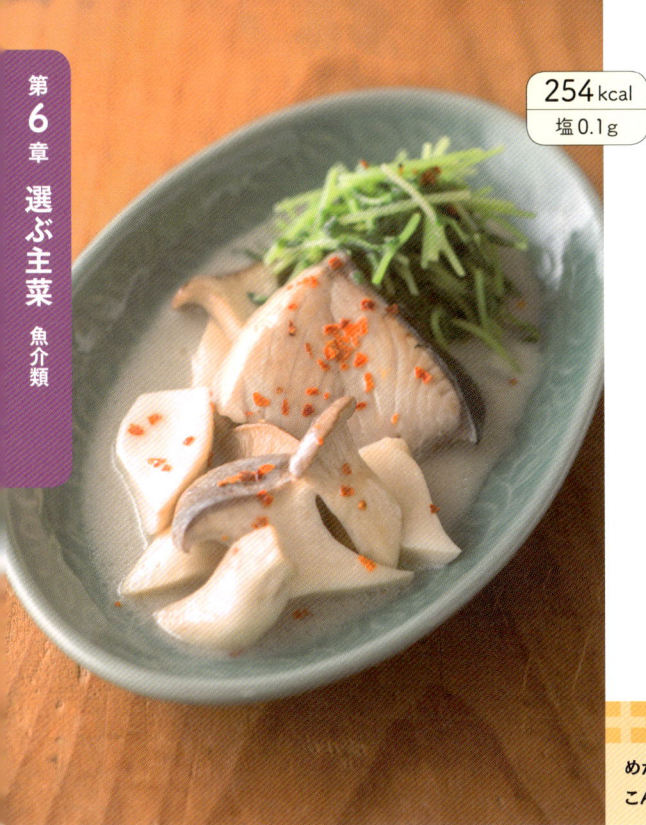

ぶりのココナッツミルク煮

ぶりの栄養素をまろやかスープで

254kcal　塩0.1g
K Ca Mg 繊 E,D T

材料（1人分）
ぶり……50g
サラダ油……小さじ1/2
エリンギ……大1本（50g）
豆苗……50g
A ┌ ココナッツミルク……50mℓ
　├ 砂糖……小さじ1/3
　└ こしょう……少々
刻み唐辛子……少々

作り方
❶エリンギは一口大に、豆苗は3cm長さに切る。
❷フライパンにサラダ油を中火で熱し、ぶりを焼きつける。こんがりとしたら①を加え軽く炒める。
❸②にAを加え、煮汁を全体にからめるように3〜4分煮る。皿に盛りつけて、唐辛子をふる。

📖MEMO
ココナッツミルクのコクと濃厚な風味、ぶりの香ばしさが味のアクセントです。

組み合わせたい副菜！
めかぶとなめこのポン酢あえ　14kcal ▶ P.153
こんにゃくのこしょうきんぴら　21kcal ▶ P.163

さわらのねぎマヨ焼き

淡白なさわらを濃厚な風味で

180kcal　塩0.3g
K Ca Mg 繊 E,D T

材料（1人分）
さわら……1切れ（70g）
長ねぎ……1/3本（20g）
マヨネーズ……大さじ1/2
ブロッコリー……30g

📖MEMO
マヨネーズは他の調味料に比べて塩分少なめ。ねぎマヨの強い風味が味を引き立てます。

作り方
❶長ねぎはみじん切りにし、マヨネーズを混ぜる。
❷さわらはグリルで7〜8分焼く。だいたい火の通ったところで、表面に①をのせ、2〜3分焼く。
❸ブロッコリーは小さく分けて、色よくゆでる。
❹皿に、②を盛り③を添える。

組み合わせたい副菜！
オクラの納豆あえ　60kcal ▶ P.138
わかめと長いもの炒め物　54kcal ▶ P.152

139kcal 塩0.3g

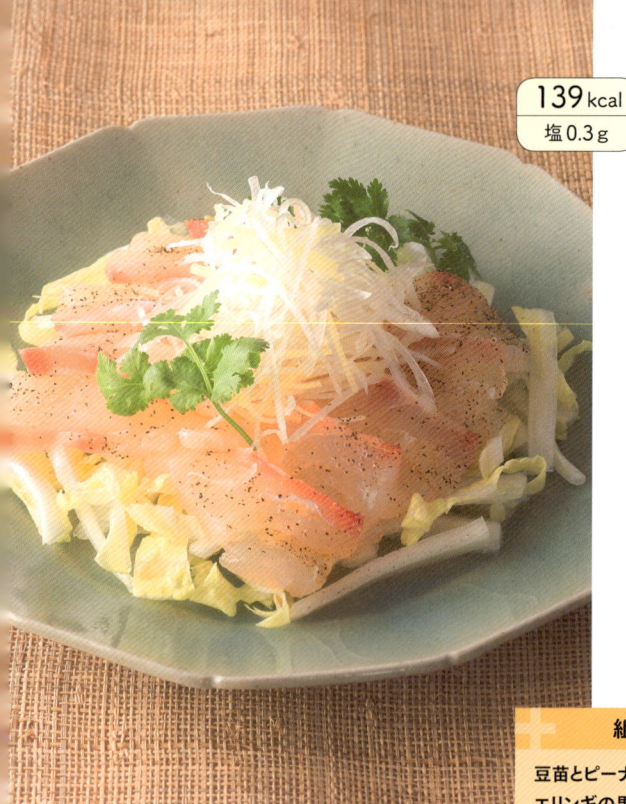

K Ca Mg 繊 E.D T

薄塩の鯛にパクチーをきかせて

鯛の中華風刺し身

材料（1人分）
鯛（刺し身用、冊）……80g
A ┌ 塩……少々（0.2g）
  │ こしょう……少々
  └ ごま油……小さじ1/2
長ねぎ……10g
しょうが……1/2片
白菜……1/2枚（30g）
香菜……少々

💡MEMO
白身魚ですが、鯛にはEPAやDHAが豊富に含まれますので血圧対策におすすめです。

作り方
❶長ねぎはたて半分に切り、芯を取り除いて斜め薄切りにする。しょうがはせん切りにする。合わせて冷水にさらしパリッとさせ、水気を切る。
❷白菜は細切りにして冷水にさらし、パリッとさせ、水気を切る。
❸鯛は薄く切る。
❹皿に②の白菜をしいて、③を盛りつけ、Aをふり、①をのせ、香菜をあしらう。

組み合わせたい副菜！
豆苗とピーナッツの白あえ　89kcal ▶ P.137
エリンギの黒酢炒め　　　　56kcal ▶ P.155

低脂肪、低カロリーのいかの主菜

いかとかぼちゃの煮物

153kcal 塩0.8g

K Ca Mg 繊 E.D T

材料（1人分）
いか（胴体だけ）……80g
かぼちゃ……50g
玉ねぎ……1/4個（50g）
オリーブオイル……小さじ1/2
水……1/4カップ
塩……少々（0.2g）

💡MEMO
いかが本来もつ塩分や、かぼちゃの甘味で、減塩が気になりません。

作り方
❶いかは7〜8mm幅の輪切りにする。
❷かぼちゃは7〜8mm厚さの一口大に切る。玉ねぎは7mm幅の細切りにする。
❸鍋にオリーブオイルを中火で熱し②を炒める。玉ねぎがしんなりしたら分量の水を加えてふたをし、かぼちゃが柔らかくなるまで5〜6分煮る。
❹③に、いかを加えて、混ぜながら火を通し、仕上げに塩を加える。

組み合わせたい副菜！
かぶの葉の卵炒め　78kcal ▶ P.138
トマトのチーズ焼き　57kcal ▶ P.141

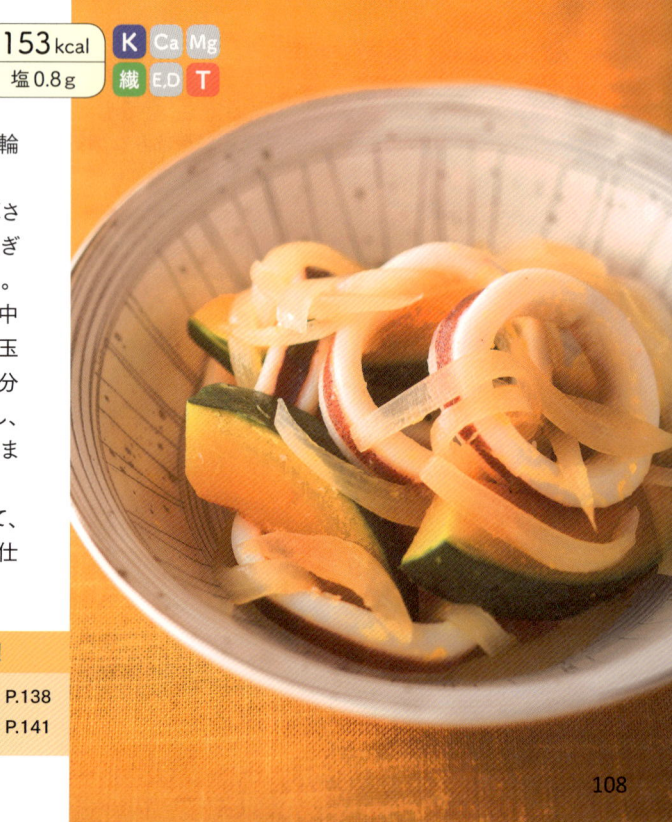

第6章 選ぶ主菜 魚介類

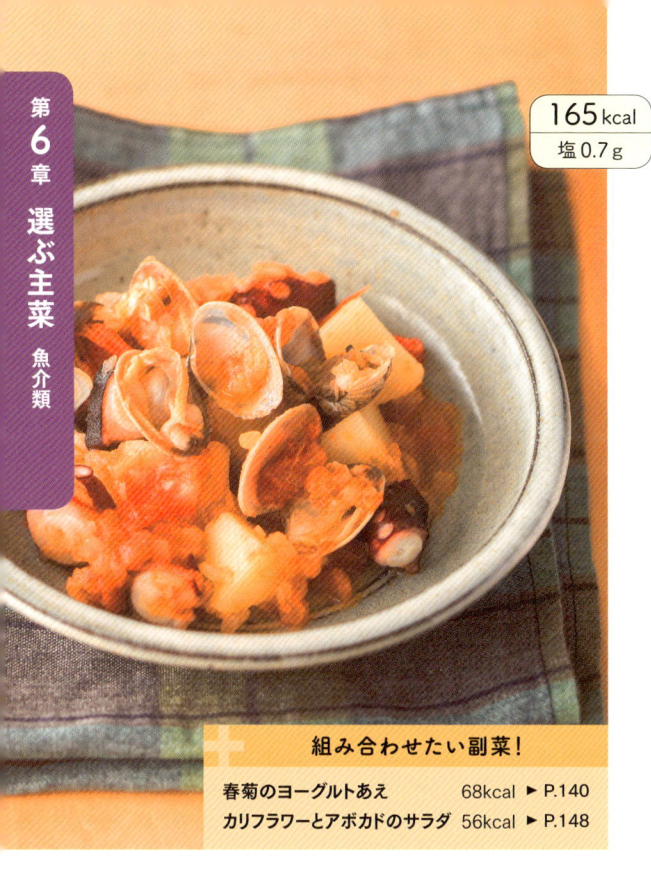

165kcal 塩0.7g
K Ca Mg 繊 E,D T

栄養満点の魚介エキスを召し上がれ
たこ、あさり、じゃがいものトマト煮

材料（1人分）
たこ（ゆで）……50g
あさり（砂出し済み）
　……20g（殻付き50g）
じゃがいも
　……小1個（80g）
トマト
　……大 1/2 個（100g）
玉ねぎ……小 1/4 個（30g）
オリーブオイル
　……小さじ 1/2
ローリエ……1/4 枚
こしょう……少々

🍳MEMO
たこやあさりは、降圧効果が期待できるタウリンが豊富ですが、塩分が多いので摂取量に注意しましょう。

作り方
❶じゃがいもは一口大に切り、水洗いし水気を切る。トマトは一口大に切る。玉ねぎは粗みじん切りにする。
❷たこは一口大に切る。
❸鍋にオリーブオイルを中火で熱し、玉ねぎ、じゃがいもを炒める。油がなじんだらトマト、ローリエを加えふたをする。弱火にし、じゃがいもが柔らかくなるまで7〜8分煮る。
❹③にあさりを加えて火を通し、たこを加えて一煮し、仕上げにこしょうをふる。

組み合わせたい副菜！
春菊のヨーグルトあえ　　　68kcal ▶ P.140
カリフラワーとアボカドのサラダ　56kcal ▶ P.148

えびの食物繊維とタウリンで血圧ケア
えびの豆板醤炒め

156kcal 塩0.9g
K Ca Mg 繊 E,D T

材料（1人分）
えび……100g
オリーブオイル……小さじ1
にんにく（みじん切り）
　……1/4 片
A ┌ 豆板醤……小さじ 1/4
　└ 砂糖……小さじ 1/2
玉ねぎ……1/4 個（50g）
アスパラガス
　……2〜3本（50g）

🍳MEMO
● えびはアミノ酸が豊富なので旨味がたっぷりです。
● 少量の豆板醤でピリ辛風味を利かせ減塩します。

作り方
❶えびは足、背わたをとり、背に切りこみを入れる。
❷玉ねぎは7mm幅の細切り。アスパラガスは4cm長さに切る。
❸フライパンにオリーブオイル、にんにくを中火で熱し、えびを炒める。色が変わったらAを加えて炒め、なじんだら②を加えて軽く炒める。

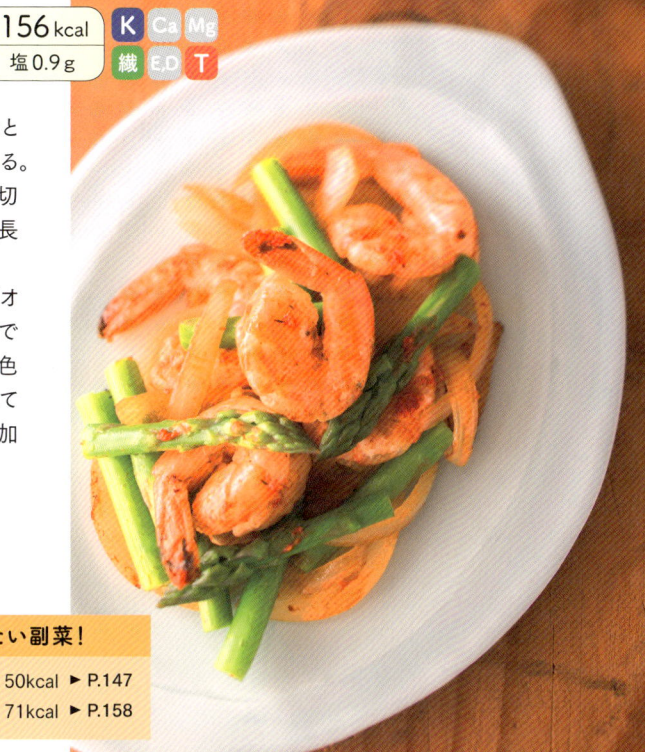

組み合わせたい副菜！
セロリと豆腐の辛子あえ　50kcal ▶ P.147
かぼちゃのザーサイ蒸し　71kcal ▶ P.158

牛肉

牛肉の旨味は、調味料を少なめにしても十分おいしいもの。脂肪分の少ない赤身を選んでカロリーを調整し、同時に野菜で食物繊維をたっぷり摂れば、栄養バランスが保てます。

豆乳のまろやかな旨味で
おいしさがアップ

牛肉の豆乳煮

182kcal　塩0.1g
K　Ca　Mg　繊　E.D　T

材料（1人分）
牛もも肉（しゃぶしゃぶ用）……50g
にんじん……3㎝（30g）
しいたけ……2〜3個（40g）
酒……大さじ1
水菜……30g
豆乳……1/2カップ
こしょう……少々

作り方
❶にんじんは細切り。しいたけは薄切り。水菜は3㎝長さに切る。
❷鍋に牛肉、にんじん、しいたけを広げて入れ、酒をふる。ふたをして弱火にかけ7〜8分蒸し煮にし、火を通す。
❸②に水菜を加え、豆乳を注ぎ入れる。煮立ち始めたら、こしょうをふる。

📎MEMO
● 豆乳を沸騰させると、固まりができるので、煮立ったらすぐ火を止めます。
● 薄切りの肉を使うことで、味をよくからませることができます。

組み合わせたい副菜！
もやしと切り昆布の豆板醤炒め
57kcal　▶ P.151

水菜のツナマヨあえ
56kcal　▶ P.139

〈血圧を下げる栄養素〉　K カリウム　Ca カルシウム　Mg マグネシウム　繊 食物繊維　E.D EPA、DHA　T タウリン

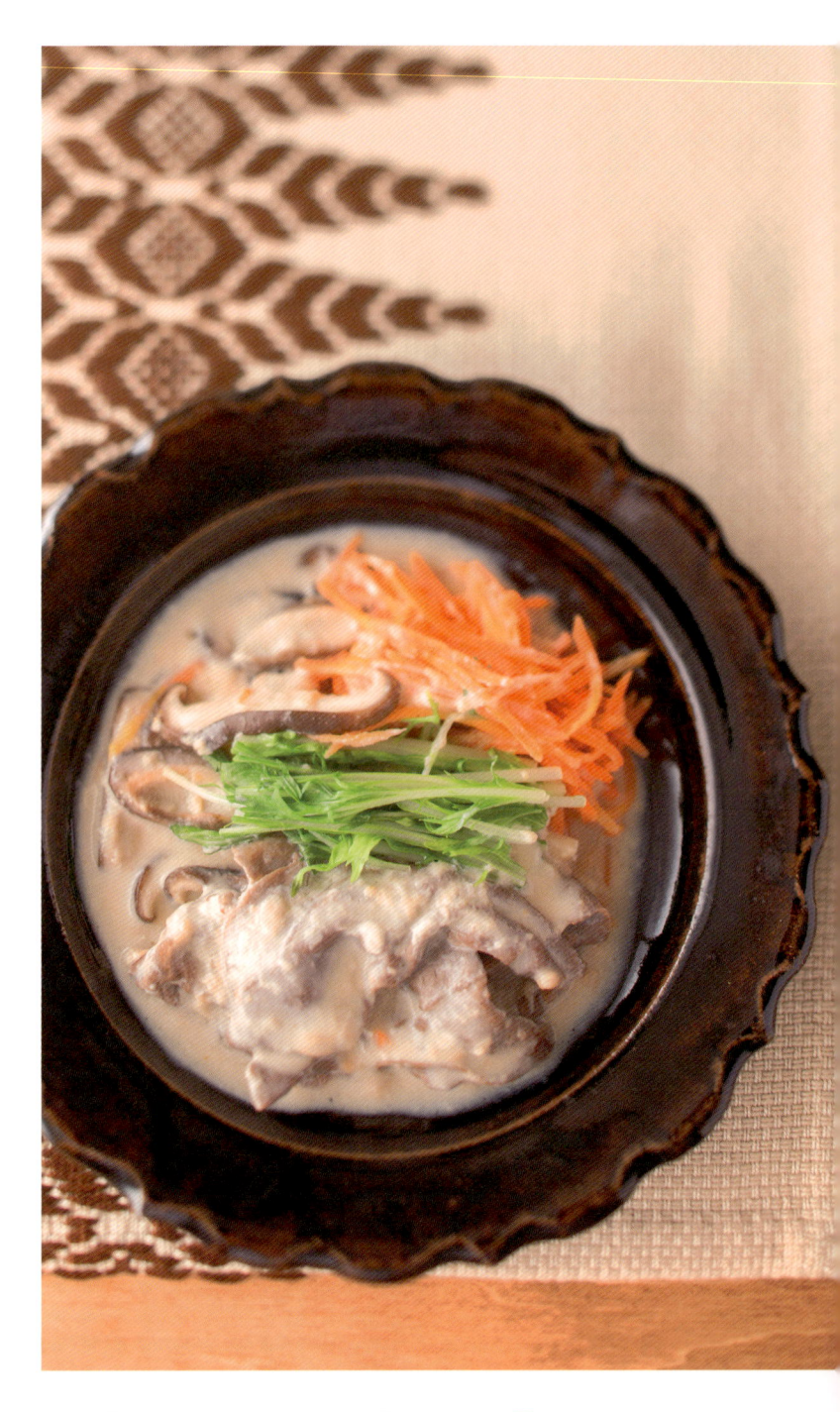

110

第6章 選ぶ主菜 牛肉

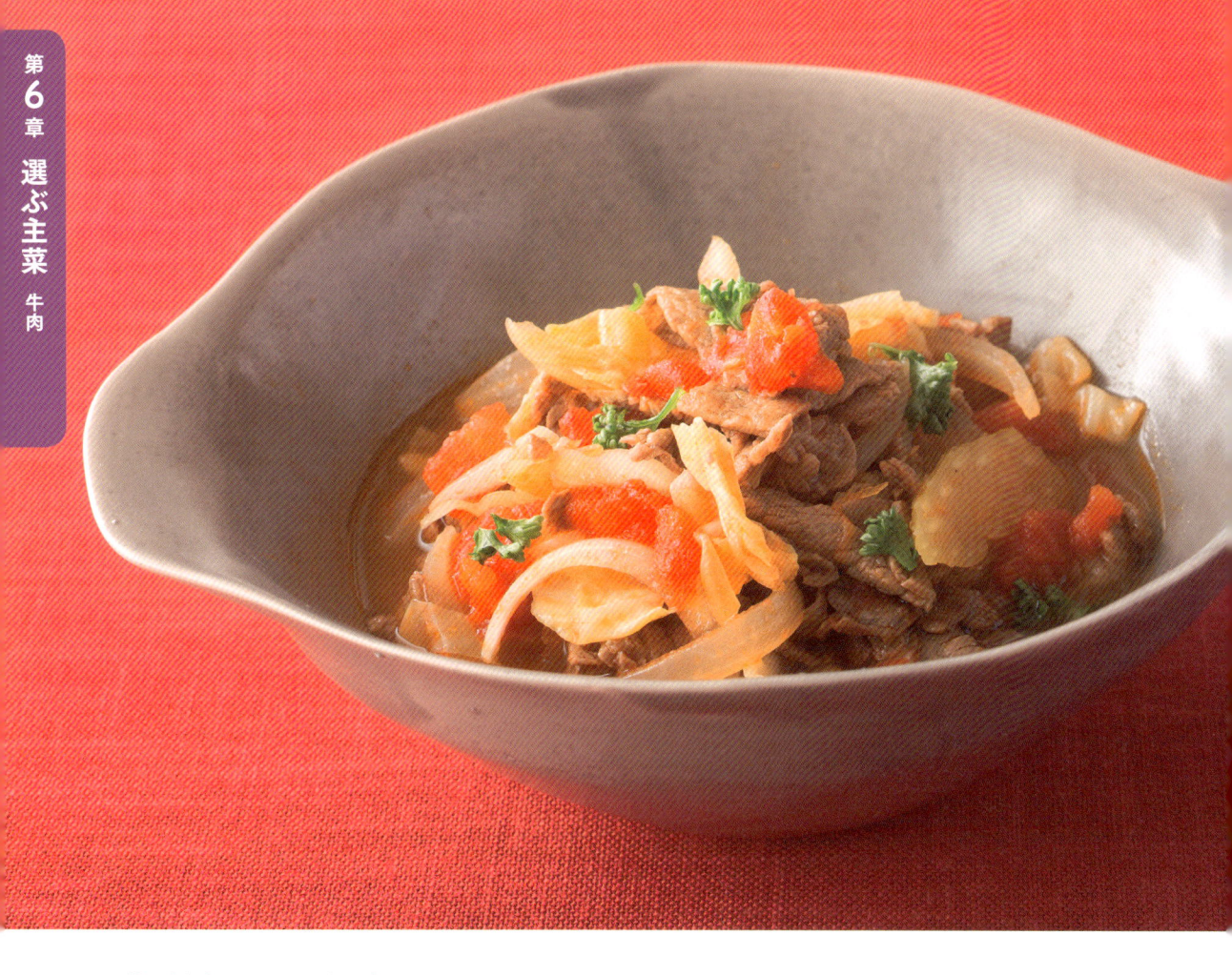

野菜の旨味をトマト風味で煮込む
牛肉のボルシチ風煮物

215kcal
塩0.6g

K Ca Mg 繊 E D T

材料（1人分）
牛もも肉（薄切り）……70g
玉ねぎ……1/4個（50g）
セロリ……1/3本（20g）
キャベツ……1枚（50g）
サラダ油……小さじ1
A ┌ 水……1/2カップ
　├ トマト缶（カット）……50g
　├ ローリエ……1/4枚
　├ 塩……少々（0.2g）
　└ こしょう……少々
パセリ（みじん切り）……少々

作り方
❶牛肉は1.5cm幅に切る。
❷玉ねぎ、キャベツは5mm幅の細切り。セロリは斜め薄切りにする。
❸鍋にサラダ油を中火で熱し①を炒める。こんがりとしたら②を加え、しんなりするまでよく炒める。Aを加え煮立ったら弱火にし7～8分煮込む。
❹皿に盛りつけてパセリを散らす。

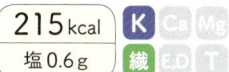

MEMO
玉ねぎやキャベツは煮るほどに旨味が出ておいしくなります。さわやかなトマトの酸味が引き立ち、減塩でも十分な味です。

組み合わせたい副菜！
ほうれん草のアーモンドあえ
40kcal ▶ P.143

にんじんの塩きんぴら
32kcal ▶ P.163

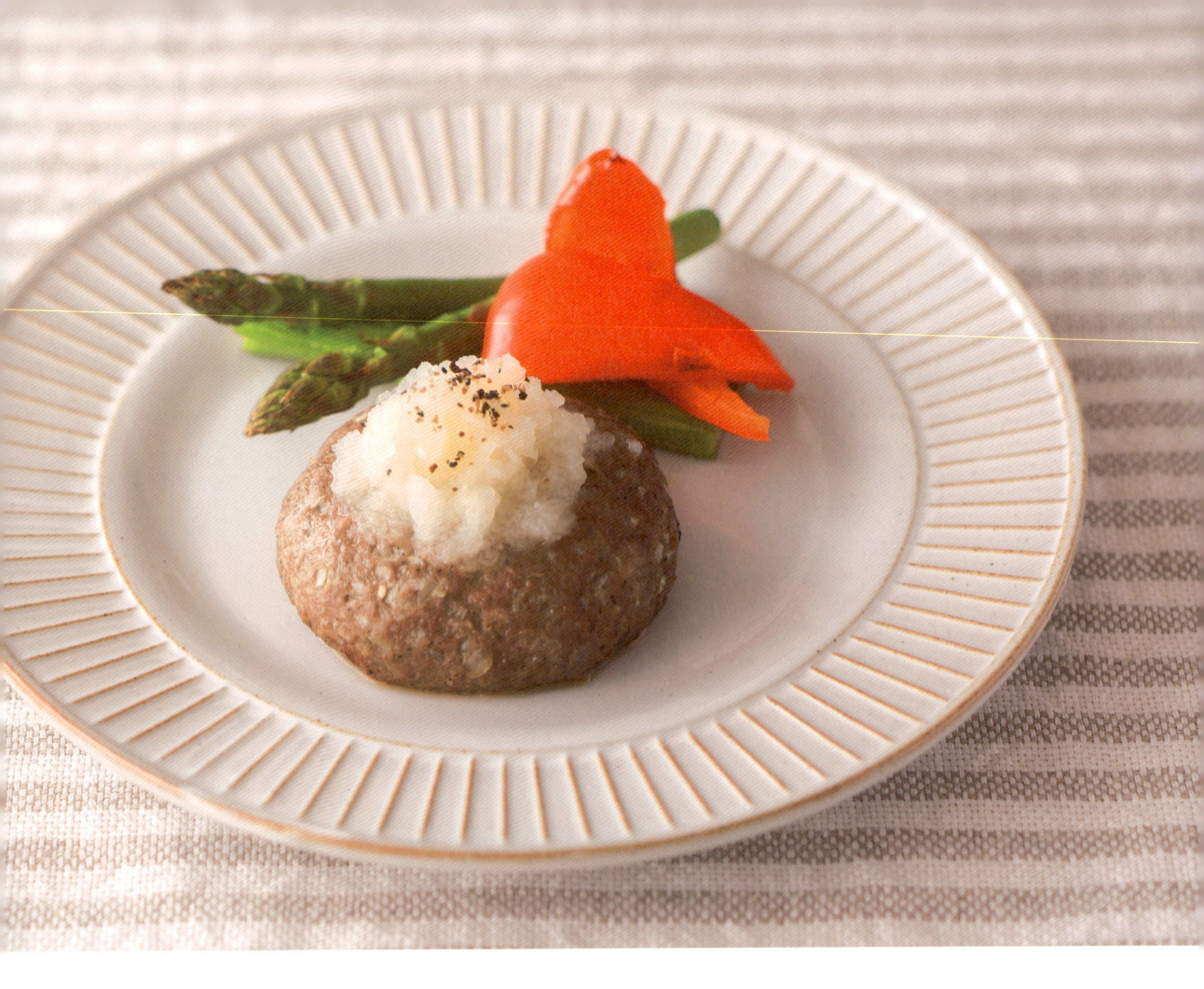

酢入りの大根おろしで和風の味わいに
牛ひきハンバーグ

169kcal
塩0.6g
K Ca Mg 繊 E D T

材料（1人分）
牛ひき肉（赤身）……70g
A ┌ 塩……少々（0.5g）
　├ 粗びき黒こしょう……少々
　└ 玉ねぎ（みじん切り）
　　　……小 1/5 個（25g）
大根……2cm（50g）
酢……大さじ1
アスパラガス……1〜2本（30g）
赤パプリカ……1/6 個（20g）
粗びき黒こしょう……少々

作り方
❶牛ひき肉にAを混ぜ、形を整え230℃のオーブンで7〜8分、こんがりと焼いて火を通す。
❷大根はすりおろして汁気を切り、酢を混ぜる。
❸アスパラガスは食べやすい長さに切り、赤パプリカは乱切りにし、それぞれゆでる。
❹皿に③を添え、①を盛りつけて②をのせ、粗びき黒こしょうをふる。

MEMO
● 大根おろしに酢を混ぜて、酢の酸味でさっぱりといただきます。

組み合わせたい副菜！
白菜と鮭缶のスープ煮
79kcal　▶ P.151

エリンギのマリネ
41kcal　▶ P.164

第6章 選ぶ主菜 牛肉

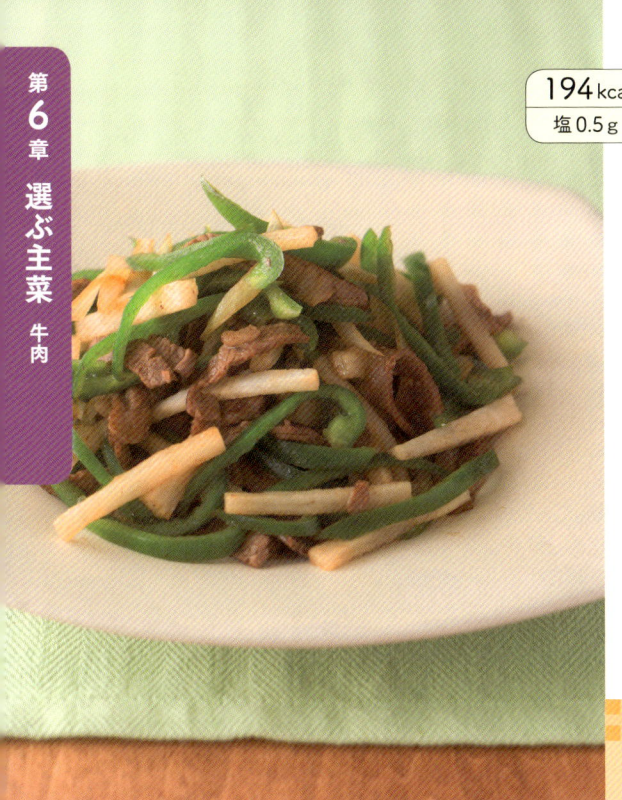

カリウム豊富な長いもを加えて
長いも入り青椒肉絲(チンジャオロース)

194kcal　塩0.5g　K Ca Mg 繊 E D T

材料（1人分）
- 牛もも肉（薄切り）……70g
- 長いも……1cm（30g）
- ピーマン……小3個（60g）
- 長ねぎ……1/3本（20g）
- ごま油……小さじ1/2
- A
  - かき油……小さじ1/3
  - しょうゆ……小さじ1/4
  - こしょう……少々

作り方
1. 牛肉は1cm幅に切る。
2. 長いも、ピーマンは細切り、長ねぎは斜め薄切りにする。
3. フライパンにごま油を中火で熱し、牛肉を炒める。こんがりとしたら②を加え炒め合わせる。ピーマンの色が鮮やかになったらAを加えてさっと炒める。

MEMO
長いもやピーマンは歯ざわりを残すように軽く炒めましょう。

＋組み合わせたい副菜！
ゆばの辛子あえ	29kcal	▶P.157
キムチスープ	76kcal	▶P.166

元気が出る食材を組み合わせて
牛肉、トマト、しその炒め物

176kcal　塩0.4g　K Ca Mg 繊 E D T

材料（1人分）
- 牛もも肉（薄切り）……70g
- トマト……1/2個（100g）
- しそ……10枚（10g）
- オリーブオイル……小さじ1/2
- しょうゆ……小さじ1/3
- こしょう……少々

作り方
1. 牛肉は一口大に切る。トマトも一口大に切る。しそは一口大にちぎる。
2. フライパンにオリーブオイルを中火で熱し、牛肉を炒め火を通す。トマト、しそを加えて炒め、トマトがくずれ始めたら、しょうゆ、こしょうを加えてさっと炒める。

MEMO
- トマトはくずれるまで炒めると、旨味が出ます。
- しその香りも減塩を助けます。

＋組み合わせたい副菜！
かぶと油揚げの煮物	97kcal	▶P.149
小松菜ととろろ昆布の煮浸し	16kcal	▶P.139

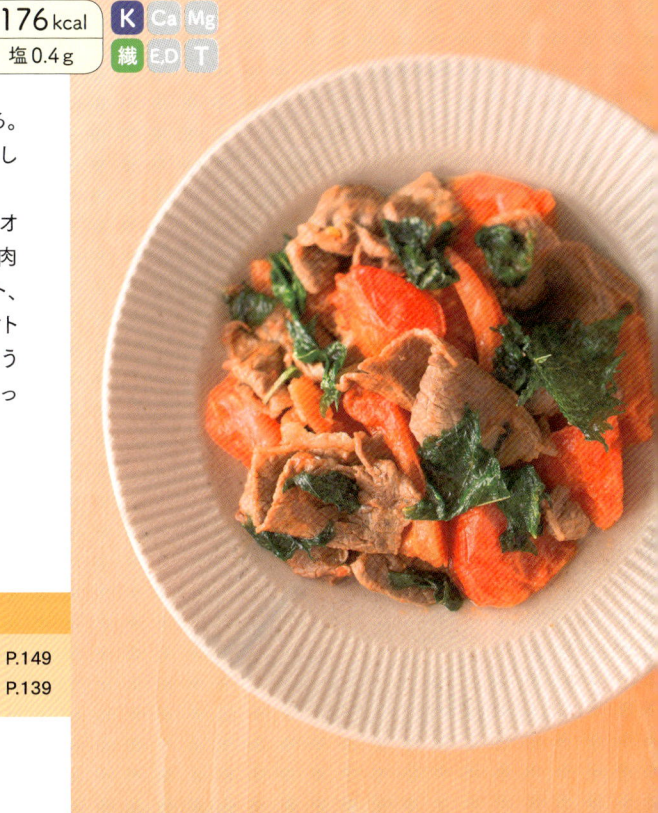

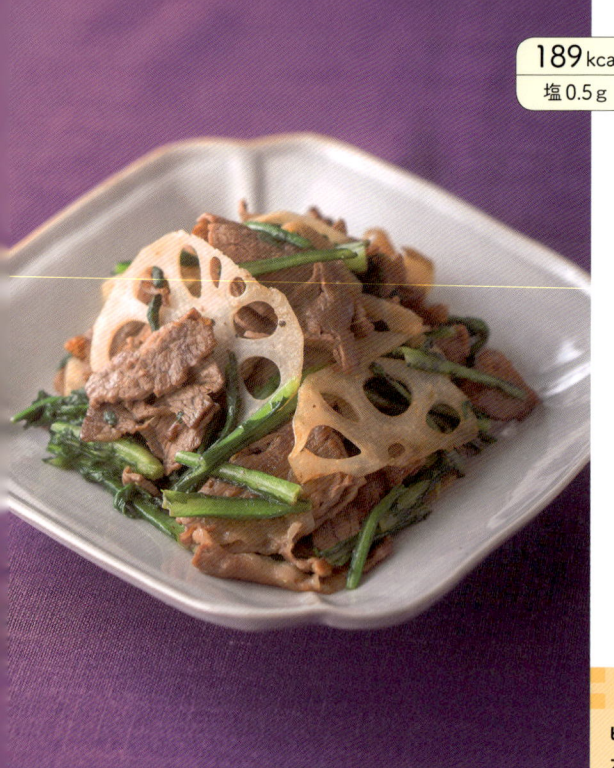

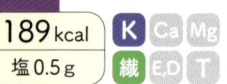

189kcal 塩0.5g　K Ca Mg 繊 E.D T

春菊や粉山椒の香りを利かせて

牛肉とれんこんの炒め物

材料（1人分）
牛もも肉（薄切り）……70g
れんこん……40g
春菊（葉）……50g
サラダ油……小さじ1/2
塩……少々（0.4g）
粉山椒……少々

💡MEMO
れんこんは歯応えを残すくらいに炒めましょう。よく噛めば唾液の分泌が増え、食事の満足感が高まります。

作り方
❶牛肉は一口大に切る。れんこんは薄い輪切りにし、水洗いし水気を切る。春菊は2cm長さに切る。
❷フライパンにサラダ油を中火で熱し、牛肉を炒める。火が通ったら、れんこんを加えて炒め、透き通ったら、春菊を加えてさっと炒め、塩、粉山椒をふる。

✚ 組み合わせたい副菜！
ピーマンとしめじの煮浸し　　23kcal ▶ P.142
カリフラワーとアボカドのサラダ　56kcal ▶ P.148

レタスは煮ても意外においしい

牛肉とレタスのすき煮

172kcal 塩0.6g　K Ca Mg 繊 E.D T

材料（1人分）
牛もも肉（薄切り）……70g
レタス……3〜4枚（80g）
長ねぎ……20cm（50g）
にんじん……2cm（20g）
しらたき……50g
A ┌ だし汁……1/2カップ
　└ しょうゆ……小さじ1/2

💡MEMO
たっぷり入れた野菜の旨味で、すき煮の味わいを楽しめます。

作り方
❶牛肉は食べやすい大きさに切る。
❷長ねぎは斜め薄切り。にんじんは細切り、レタスは一口大にちぎる。
❸しらたきは下ゆでする。
❹鍋にAを合わせ中火で煮立てる。牛肉を加えて火を通し、あくを取る。長ねぎ、しらたきを加え5〜6分煮て、レタス、にんじんを加えてしんなりするまで煮る。

✚ 組み合わせたい副菜！
もずくとキウイの酢の物　　52kcal ▶ P.153
オクラの納豆あえ　　　　　60kcal ▶ P.138

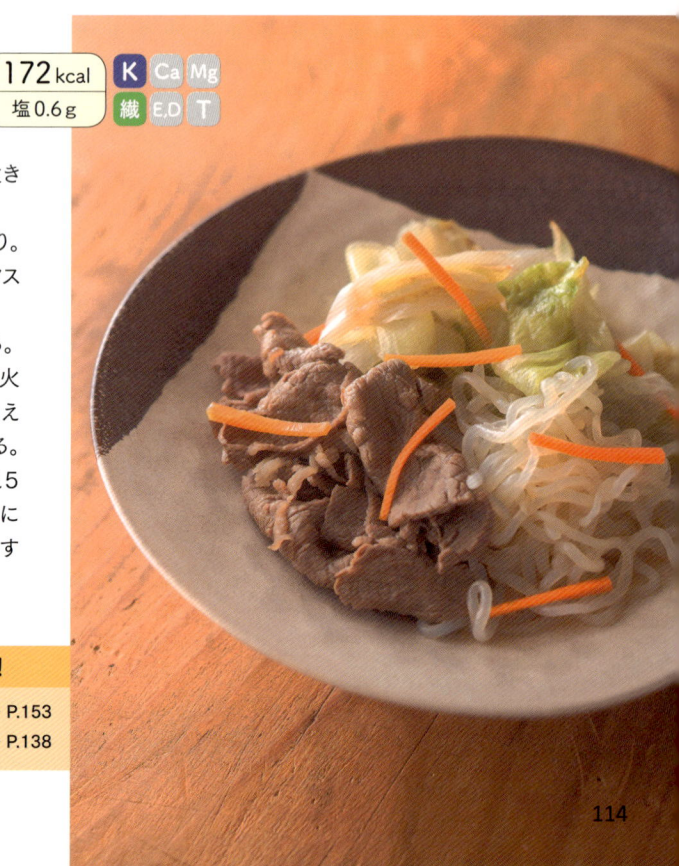

第6章 選ぶ主菜 牛肉

酸っぱ辛い減塩ソースが効果的
牛肉とアスパラ巻き焼き

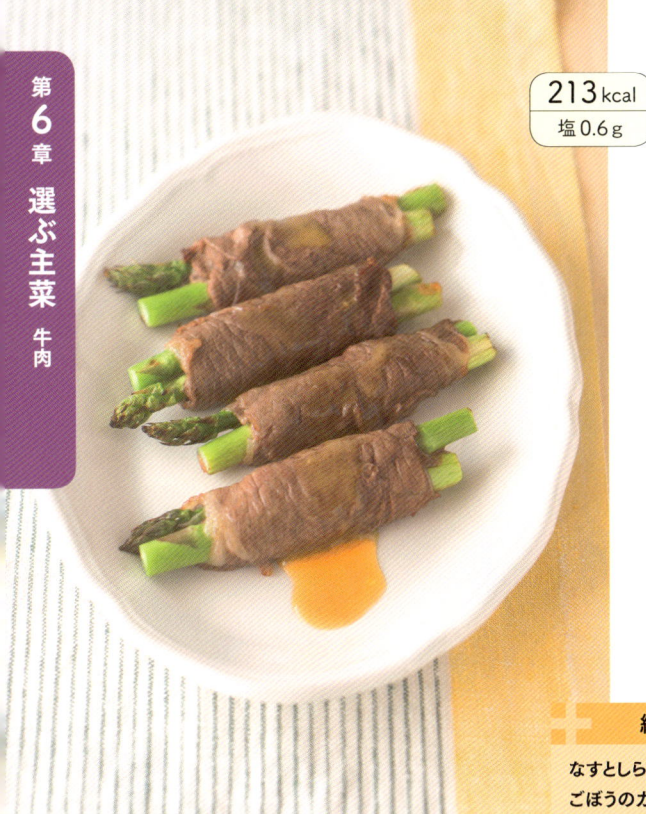

213kcal 塩0.6g
K Ca Mg 繊 E,D T

材料（1人分）
牛もも肉（薄切り）
　……4枚（80g）
アスパラガス
　……4本（80g）
A｜練り辛子……小さじ1
　｜オリーブオイル
　｜　……小さじ1/2
　｜酢……小さじ2
　｜はちみつ
　｜　……小さじ1（7g）
　｜塩……少々（0.5g）

作り方
❶アスパラガスは長さを半分に切る。
❷アスパラガスは1本分を牛肉1枚で巻く。
❸②をグリルで5〜6分こんがりと焼く。
❹ボウルにAを混ぜ合わせる。
❺皿に③を盛りつけ、④をかける。

MEMO
練り辛子の辛みと酢の酸味で、インパクトのある味わいです。

組み合わせたい副菜！
なすとしらすの煮浸し　32kcal ▶ P.149
ごぼうのカレーきんぴら　34kcal ▶ P.163

ヨーグルトの酸味がポイント
ビーフストロガノフ風

201kcal 塩0.6g
K Ca Mg 繊 E,D T

材料（1人分）
牛もも肉（薄切り）……50g
にんにく（みじん切り）
　……1/4片
サラダ油……小さじ1/2
玉ねぎ……1/4個（50g）
セロリ……2/3本（40g）
ヨーグルト（プレーン）
　……100g
塩……少々（0.4g）
こしょう……少々
クレソン……少々

MEMO
バターやクリームを使わずヨーグルトの酸味で、食塩やカロリーを抑えます。

作り方
❶牛肉は1.5cm幅に切る。
❷玉ねぎは5mm幅の細切り、セロリは4cm長さ5mm角の細切りにする。
❸フライパンにサラダ油を中火で熱し、にんにく、牛肉を炒める。火が通ったら②を加え、しんなりするまで炒める。ヨーグルトを加え混ぜ、塩、こしょうをふる。温まったら火を止める。皿に盛りつけてクレソンを添える。

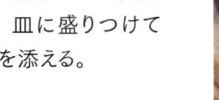

組み合わせたい副菜！
かぼちゃのしいたけだし煮　49kcal ▶ P.162
エリンギのマリネ　41kcal ▶ P.164

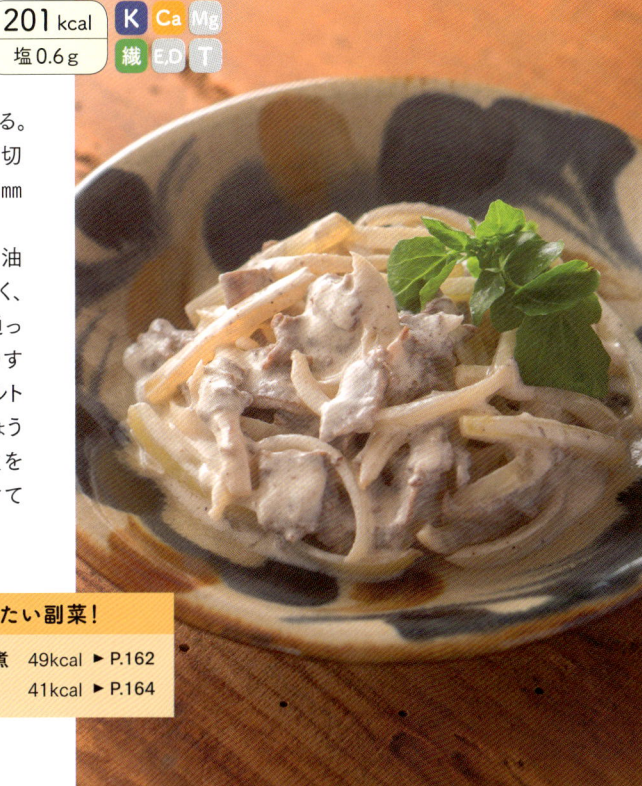

豚肉

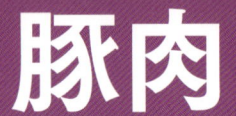

ジューシーで味に深みがある豚肉には、血管を強くするたんぱく質が豊富。高血圧や動脈硬化の要因となる老廃物を分解するビタミンB₁も含まれた血圧ケアに最適な食材です。

さわやかな酸味に
夏野菜と豚肉を漬け込んで

豚ヒレのマリネ

179kcal　塩0.1g
K Ca Mg 繊 E.D T

材料（1人分）

豚ヒレ肉（ブロック）……100g
トマト……大 1/2 個（100g）
玉ねぎ……小 1/6 個（20g）
きゅうり……小 1/4 本（20g）
A ┃ オリーブオイル……小さじ1
　 ┃ 酢……小さじ1
　 ┃ こしょう……少々

作り方

❶豚ヒレ肉はアルミホイルに包んで220℃のオーブンで10分焼き、上下を返してさらに10分焼く。オーブンから出して、ホイルに包んだまま冷ます。
❷トマトは5mm幅の半月切りにする。
❸玉ねぎ、きゅうりは5mm角に切り、Aを混ぜる。
❹①を5mm厚さに切り、②を合わせる。③をかけて15分ほど置く。
❺皿に形よく盛りつける。

📝MEMO

マリネ液に漬け込み、野菜の旨味とよくなじませるとおいしくなります。

組み合わせたい副菜！

ブロッコリーのにんにくスープ煮
70kcal　▶ P.143

ほうれん草のアーモンドあえ
40kcal　▶ P.143

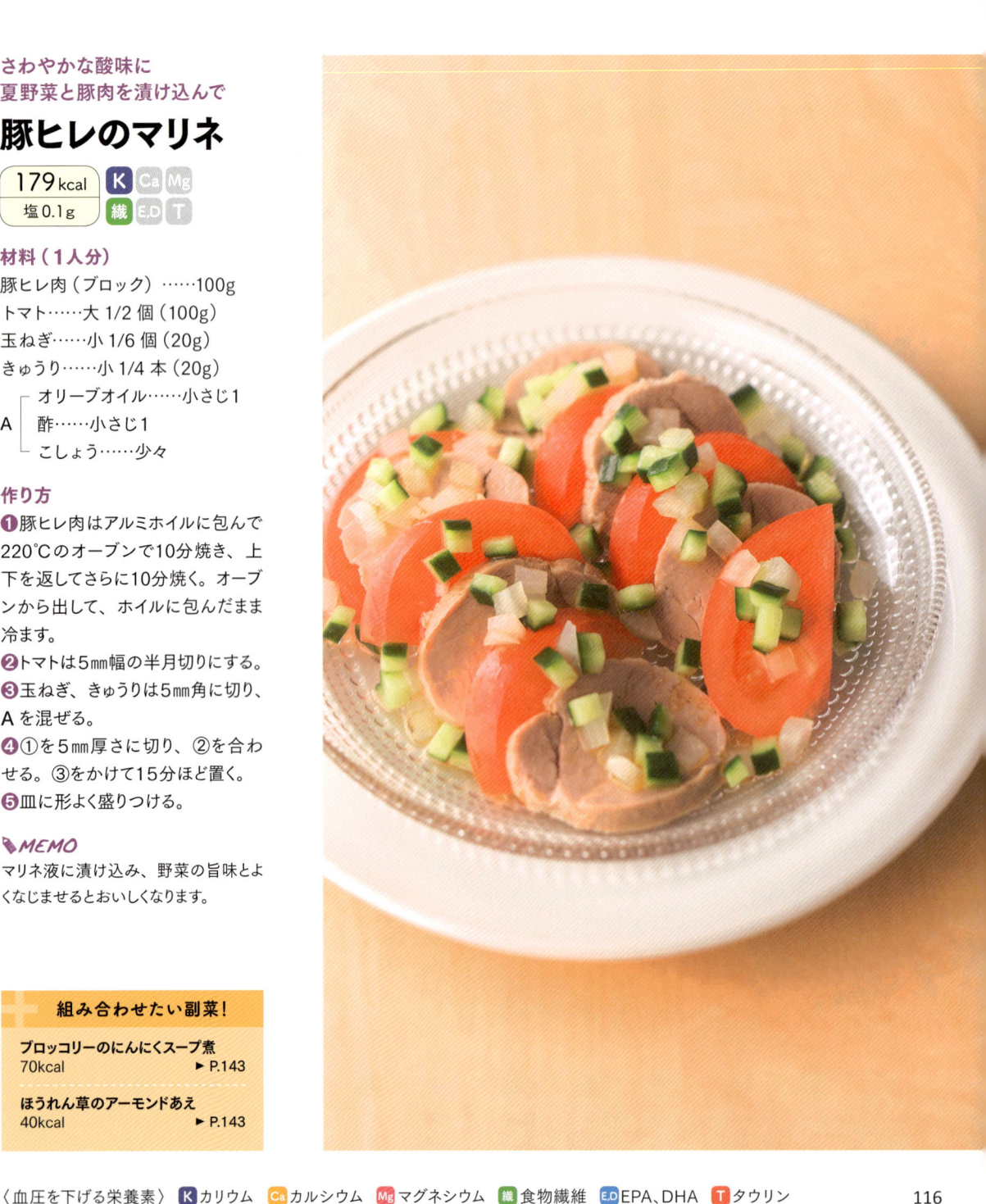

〈血圧を下げる栄養素〉　K カリウム　Ca カルシウム　Mg マグネシウム　繊 食物繊維　E.D EPA、DHA　T タウリン

第6章 選ぶ主菜 豚肉

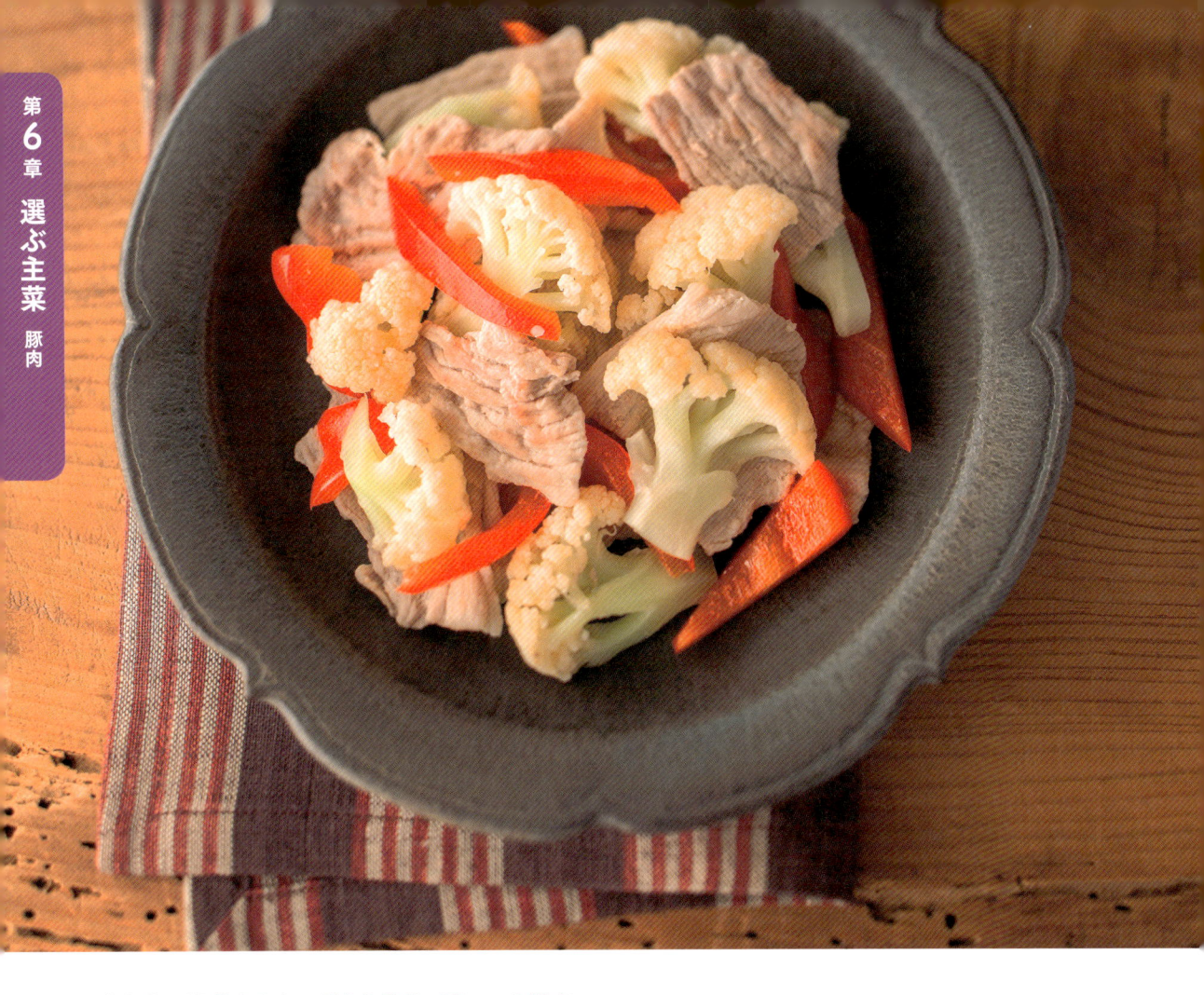

白と赤の野菜を入れて彩りも栄養バランスも満点
豚肉とカリフラワーの炒め煮

178kcal 塩0.5g
K Ca Mg 繊 E D T

材料（1人分）
豚もも肉（薄切り）……70g
カリフラワー……50g
赤パプリカ……1/3個（40g）
サラダ油……小さじ1
A ┌ 湯……1/2カップ
　├ 塩……少々（0.4g）
　└ こしょう……少々

作り方
❶豚肉は一口大に切る。カリフラワーは小さく分ける。赤パプリカは7mm幅の細切りにする。
❷フライパンにサラダ油を中火で熱し、豚肉を炒める。こんがりとしたらカリフラワー、赤パプリカを加えて軽く炒める。Aも加え、汁気がなくなるまで炒めなじませる。

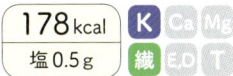

MEMO
炒めて煮詰めることで、豚肉と野菜の旨味が溶け合った濃厚な味がしみこみ、減塩でも物足りなさを感じません。

組み合わせたい副菜！
絹さやと桜えびの煮浸し
29kcal ▶ P.137

ゴーヤのくるみ酢あえ
83kcal ▶ P.148

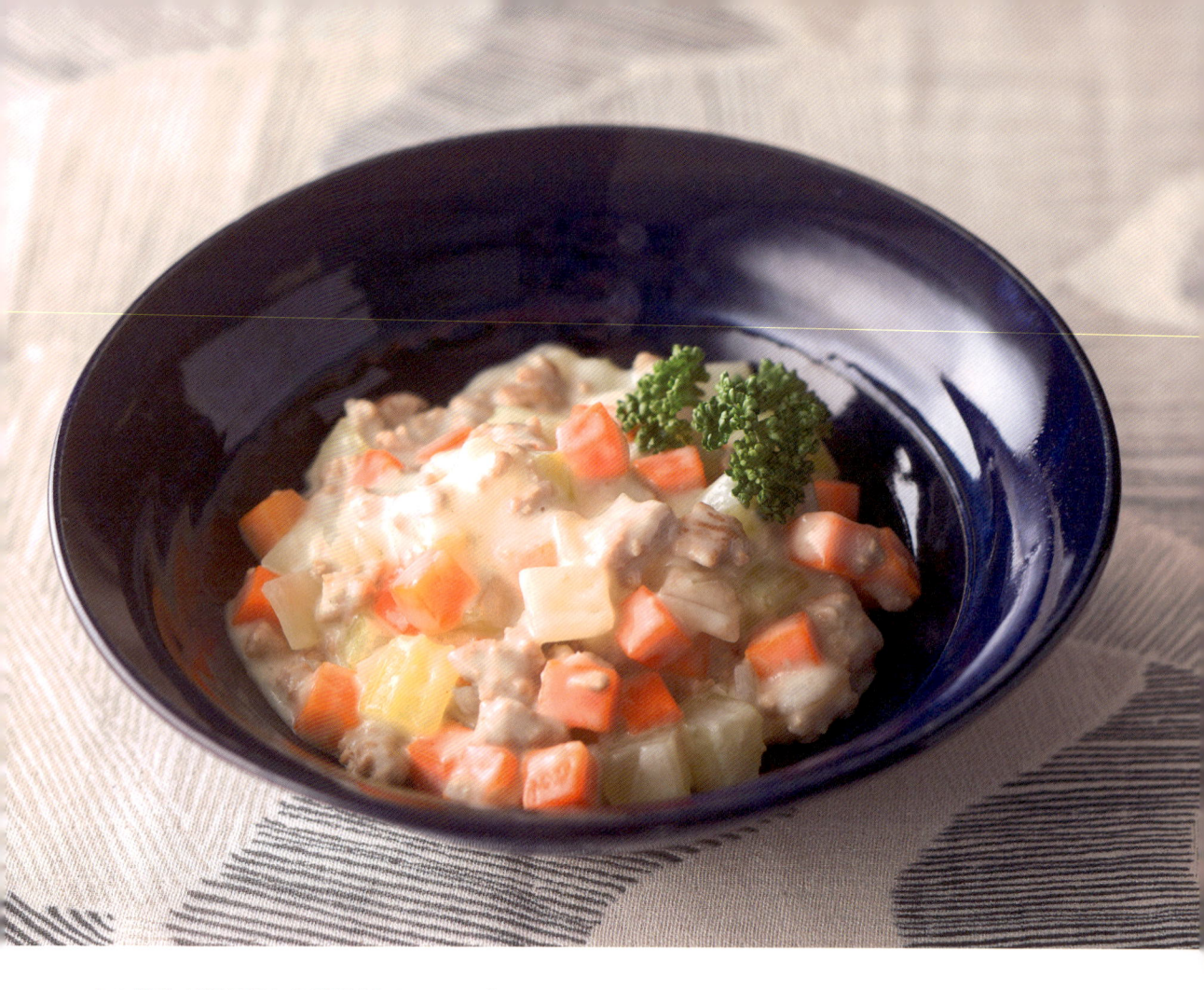

肉の旨味が溶け出した具だくさんのスープ

豚ひきのクリーム煮

181 kcal
塩 0.6 g

K Ca Mg 繊 E,D T

材料（1人分）

豚ひき肉（赤身）……50g
A ┌ 玉ねぎ……小 1/5 個（25g）
　├ セロリ……1/3 本（20g）
　└ にんじん……3 ㎝（30g）
にんにく（みじん切り）……少々
サラダ油……小さじ 1/2
小麦粉……5g
B ┌ 水……1/4 カップ
　├ ローリエ……1/4 枚
　└ タイム……少々
牛乳……60ml
塩……少々（0.5g）
こしょう……少々
パセリ……少々

作り方

❶Aの野菜は各7㎜角に切る。
❷フライパンにサラダ油を中火で熱し、にんにく、豚ひき肉を炒める。カリッとしたら①を炒め、しんなりしたら、小麦粉をふり入れ炒める。なじんだらBを加えてよく混ぜ、煮立てる。
❸とろりとしたら牛乳を加えて一煮し、塩、こしょうも加える。
❹皿に盛りつけてパセリを添える。

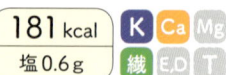

MEMO

複数の野菜を使えば、その分、いろいろな栄養素を摂取できるため、栄養のバランスもよくなります。

＋ 組み合わせたい副菜！

にらとひじきのアボカドあえ
70kcal　▶ P.142

キャベツのマリネ
42kcal　▶ P.164

118

第6章 選ぶ主菜 豚肉

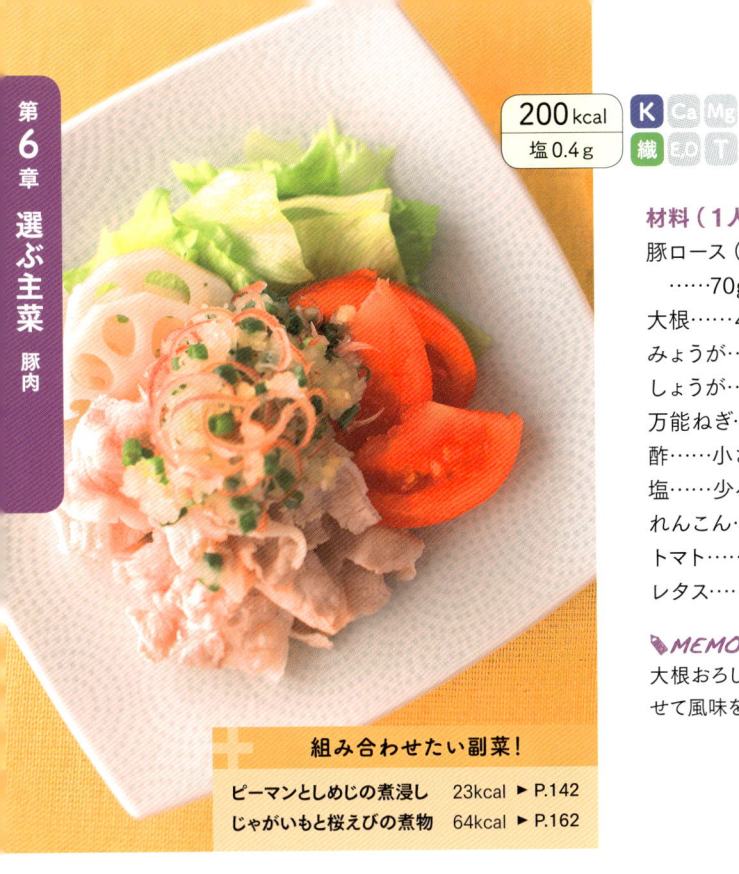

たっぷりの香り野菜を薬味に
豚しゃぶの薬味おろしかけ

200kcal　塩0.4g

材料（1人分）
豚ロース（しゃぶしゃぶ用）……70g
大根……4㎝（100g）
みょうが……1/2個（10g）
しょうが……1/4片
万能ねぎ……10g
酢……小さじ2
塩……少々（0.3g）
れんこん……20g
トマト……大1/4個（50g）
レタス……1枚（20g）

作り方
❶鍋に湯を煮立て、豚肉をゆでて、湯に入れたまま冷まし、汁気を切っておく。
❷大根はすりおろし、汁気を切る。みょうがは小口切り、しょうがはみじん切り、万能ねぎは小口切りにする。
❸ボウルに②を合わせ、酢、塩を混ぜ合わせておく。
❹れんこんは5㎜厚さの半月切りにしてゆでる。トマト、レタスは食べやすく切る。
❺皿に①と④を盛りつけ、③をかける。

MEMO
大根おろしに香味野菜を合わせて風味を利かせます。

組み合わせたい副菜！
ピーマンとしめじの煮浸し　23kcal ▶ P.142
じゃがいもと桜えびの煮物　64kcal ▶ P.162

降圧効果もあるひじき入り
豚つくね焼き

128kcal　塩0.3g

材料（1人分）
豚ひき肉（赤身）……70g
ひじき……2g
A ┌ 長ねぎ（みじん切り）……10g
　├ しょうが（すりおろし）……少々
　└ 塩……少々（0.2g）
アスパラガス……30g

作り方
❶ひじきは水でもどし、水気を切り、ざっと刻む。
❷ボウルに豚ひき肉を入れ、①とAを加えてよく混ぜ、3等分し紡錘形に形を整える。
❸②をオーブントースターで7～8分焼いて火を通し、皿に盛りつける。
❹アスパラガスは4～5分焼いて添える。

MEMO
歯応えのあるひじきを入れることで、つくねの食べ応えがアップします。

組み合わせたい副菜！
れんこんのピーナッツみそ炒め　120kcal ▶ P.146
いんげんのナムル　45kcal ▶ P.136

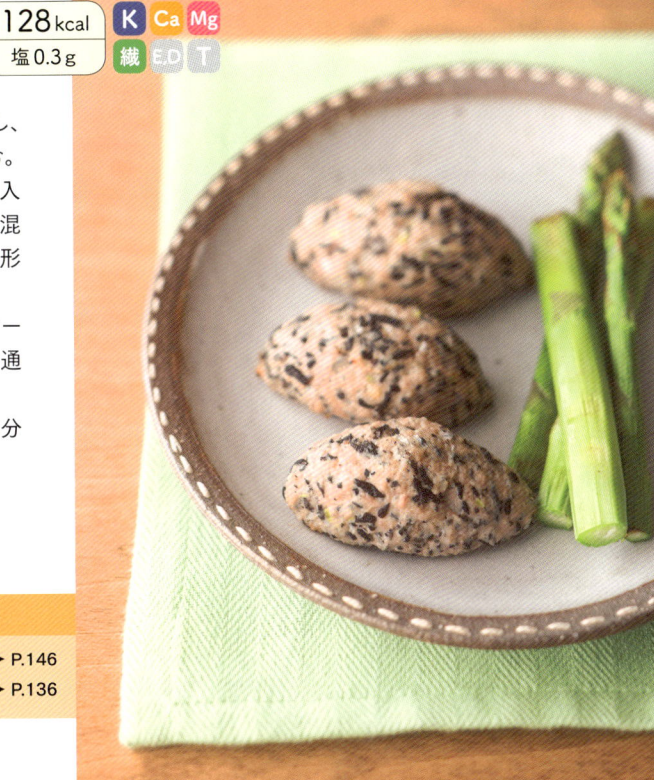

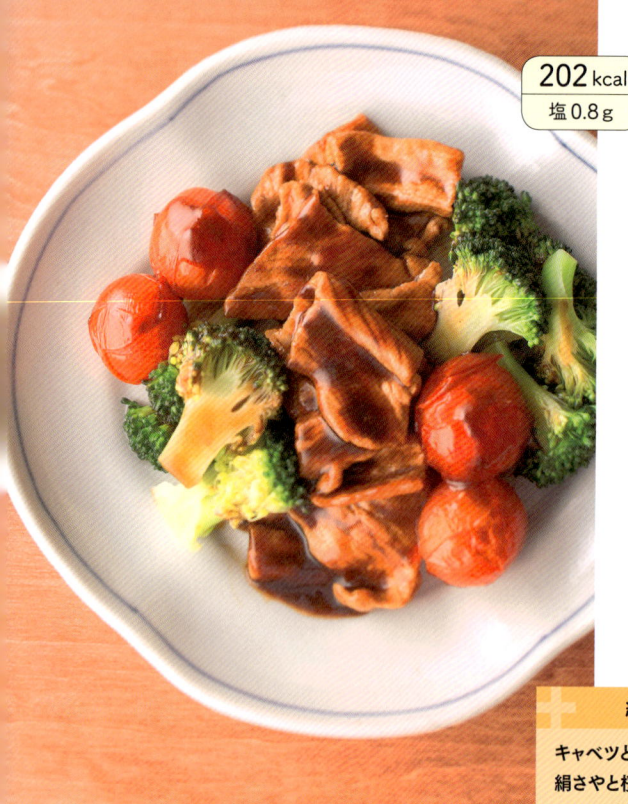

ヘルシーな黒酢でこくを出す
黒酢酢豚

202 kcal　塩 0.8g
K Ca Mg 繊 E.D T

材料（1人分）
豚もも肉（薄切り）……70g
A ┬ しょうが汁……小さじ1/2
　└ こしょう……少々
サラダ油……小さじ1/2
ミニトマト……60g
ブロッコリー……50g
B ┬ 黒酢……大さじ2
　├ レモン汁……大さじ1
　├ 水……大さじ1
　├ こしょう……少々
　├ しょうゆ……小さじ1/3
　└ 片栗粉……小さじ1

作り方
①豚肉は一口大に切り、Aをもみこむ。
②ミニトマトはへたを取り、ブロッコリーは小さく分けて色よくゆでる。
③Bを混ぜ合わせておく。
④フライパンにサラダ油を中火で熱し①を炒める。こんがりとしたら②を加えて軽く炒め、さらに③を加える。混ぜながら煮立てとろみをつける。

🍴MEMO
たれは、黒酢とレモン汁で酸味を利かせます。

組み合わせたい副菜！
キャベツとツナのあえ物　46kcal　▶ P.144
絹さやと桜えびの煮浸し　29kcal　▶ P.137

きくらげの歯ざわりも楽しい
豚肉ときゅうり、きくらげの酢炒め

179 kcal　塩 0.7g
K Ca Mg 繊 E.D T

材料（1人分）
豚もも肉（薄切り）……70g
A ┬ しょうゆ……小さじ1/2
　└ 酒……小さじ1
きゅうり……小1本（80g）
きくらげ……3g
ごま油……小さじ1
塩……少々（0.2g）
酢……大さじ1

作り方
①豚肉は一口大に切りボウルに入れてAをもみこむ。
②きゅうりは縞目にむいてたて半分に切り3mm厚さの斜め切りにする。きくらげは水でもどして一口大に切る。
③フライパンにごま油を中火で熱し①を炒める。こんがりと火が通ったら②を加えて炒める。仕上げに塩をふり、酢をまわし入れる。

🍴MEMO
● 最後に酢を加え、酸味で食べます。
● ごま油の風味も減塩のアクセントになります。

組み合わせたい副菜！
ごぼうのしょうゆ煮　36kcal　▶ P.146
春菊のヨーグルトあえ　68kcal　▶ P.140

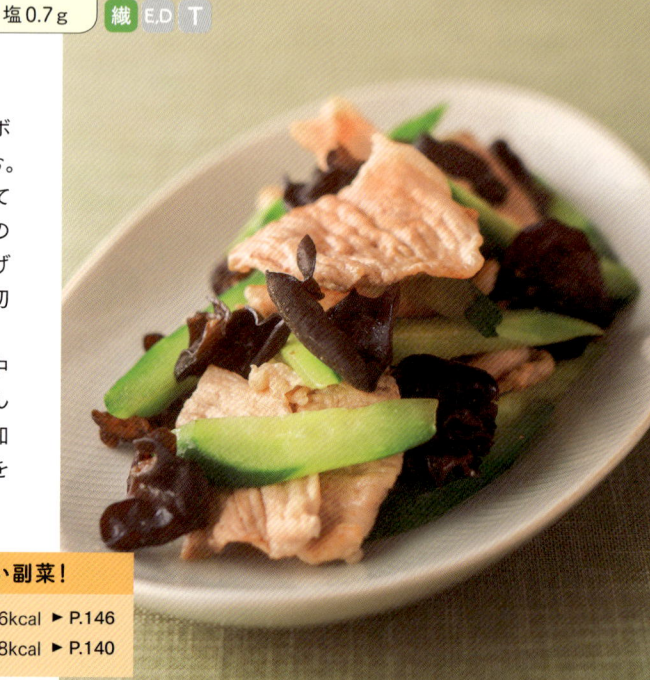

第6章 選ぶ主菜 豚肉

166kcal 塩0.5g

K Ca Mg 繊 E.D T

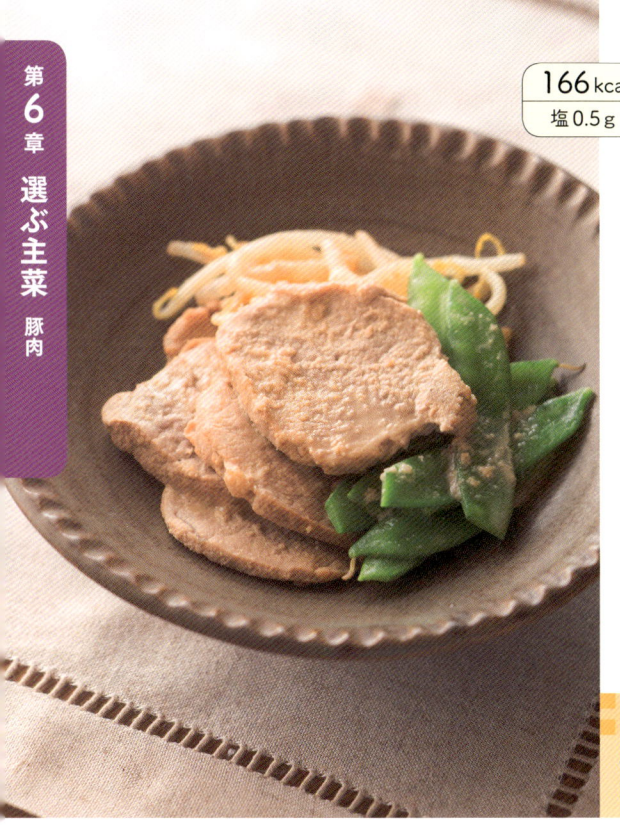

練りごまの風味がアクセント

豚ヒレのごま煮

材料（1人分）
豚ヒレ肉……100g
A ┌ 酒……小さじ1
  │ 水……1/2カップ
  │ しょうゆ
  └ ……小さじ1/2
練りごま……5g
絹さや……20g
もやし……30g

💡MEMO
血管を強くする不飽和脂肪酸が豊富なごまは、血圧ケアにおすすめの食材です。

作り方
❶豚ヒレ肉は7〜8mm厚さに切る。
❷鍋にAを合わせ中火にかける。煮立ったら①を入れてふたをし7〜8分煮る。
❸火が通ったら、練りごまを溶き入れ、絹さや、もやしを加え、混ぜながら一煮し、火を通す。

組み合わせたい副菜！
めかぶとなめこのポン酢あえ　14kcal ▶ P.153
アスパラとにんにくのアーモンド炒め　96kcal ▶ P.136

辛子をきかせて塩分控えめに

豚ロースの辛子焼き

138kcal 塩0.3g

K Ca Mg 繊 E.D T

材料（1人分）
豚ロース肉（赤身、切り身）
　……80g
酒……小さじ1
塩……少々（0.2g）
A ┌ 練り辛子
  │ ……小さじ1
  │ かつお節……1g
  │ みりん……小さじ1/3
  └ 水……小さじ2
さやいんげん……20g
にんじん……2cm（20g）

💡MEMO
軽くたたいて柔らかくした豚肉の味わいを辛子の風味が引き立てます。

作り方
❶豚肉は肉たたきで軽くたたいて、酒、塩をふる。
❷ボウルにAを混ぜ合わせておく。
❸いんげんは3cm長さに、にんじんは3cm長さの棒状に切り、それぞれゆでる。
❹①をグリルで5〜6分焼く。だいたい火が通ったら表面に②を塗り、さらに2〜3分こんがりするまで焼く。
❺皿に③を添えて、④を盛りつける。

組み合わせたい副菜！
レタスの豆乳煮浸し　72kcal ▶ P.144
ししとうの炒め漬け　58kcal ▶ P.140

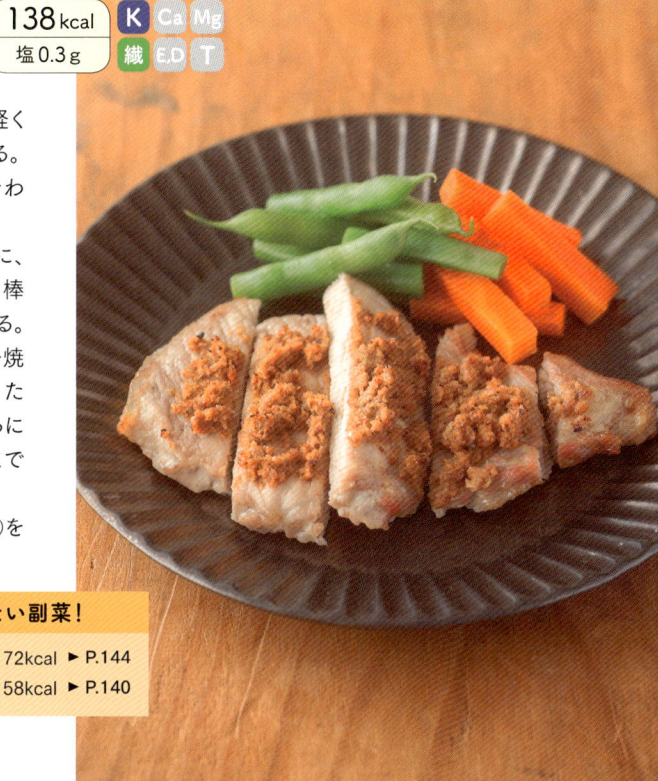

鶏肉

鶏肉には良質のたんぱく質と脂質が含まれます。丈夫で柔軟な血管をつくるので、高血圧の予防や改善には最適な食材。あっさり風味なのでだしや香辛料などで一工夫を。

少量のチーズで
ピザ風味を味わう

ささ身のピザ風

180kcal　塩0.5g
K　Ca　Mg　繊　E,D　T

材料（1人分）
ささ身（筋なし）……2本（100g）
こしょう……少々
玉ねぎ……小1/5個（25g）
トマト缶（カット）……30g
アスパラガス……1〜2本（30g）
ピザ用チーズ……10g
オリーブオイル……小さじ1/2

作り方
❶玉ねぎはみじん切り。アスパラは4cm長さのたて半分に切る。
❷ささ身はたてに1本切りこみを入れ、厚みに包丁を入れて両側に開く。肉たたきで軽くたたいて厚みをそろえる。
❸②をオーブンペーパーにのせ、こしょうをふり、玉ねぎ、トマト缶、アスパラガスをのせ、チーズを等分に散らし、オリーブオイルを等分にかける。
❹230℃に熱したオーブンで7〜8分、チーズが溶けるまで焼く。

📝MEMO
チーズは食塩量もカロリーも高いですが、量に気をつけて効果的に使います。

組み合わせたい副菜！
ブロッコリーのにんにくスープ煮
70kcal　▶P.143

きゅうり、わかめ、かに缶の酢の物
33kcal　▶P.147

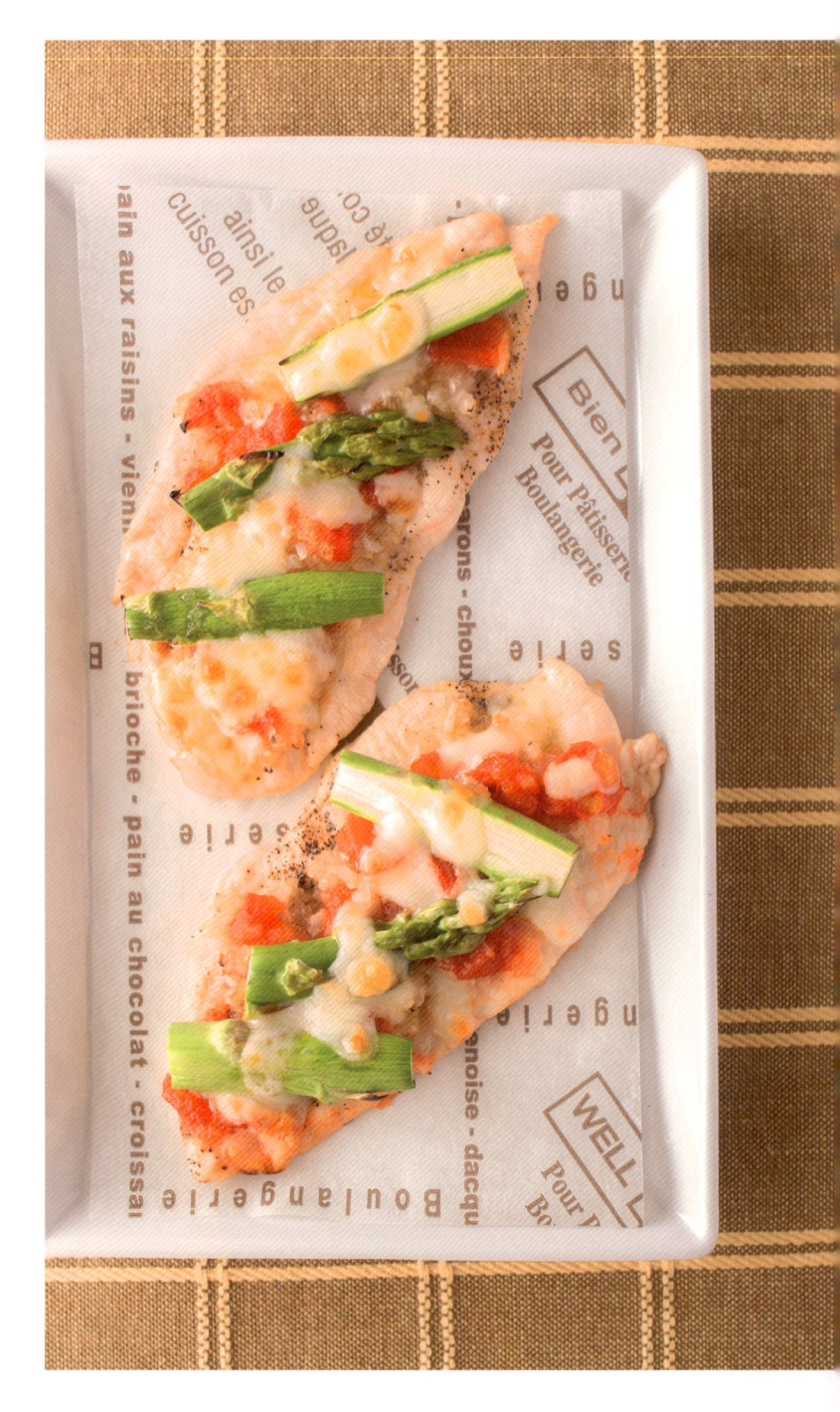

〈血圧を下げる栄養素〉　K カリウム　Ca カルシウム　Mg マグネシウム　繊 食物繊維　E,D EPA、DHA　T タウリン

第6章 選ぶ主菜 鶏肉

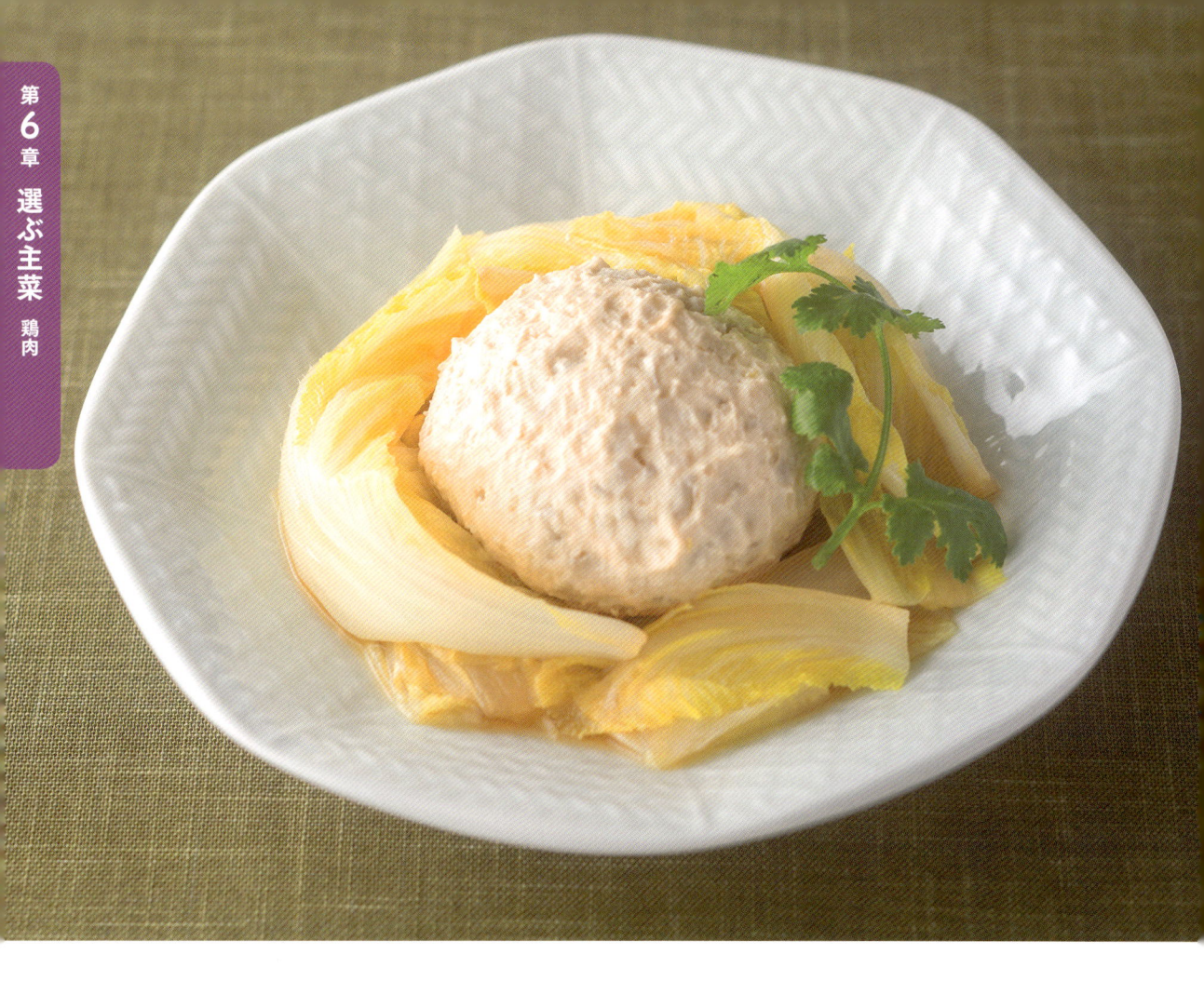

目にもおいしい彩りの一皿

鶏だんごの中華風煮こみ

145kcal 塩0.8g
K Ca Mg 繊 E D T

材料（1人分）
鶏ひき肉（皮なし、むね）……70g
A ┌ 長ねぎ（みじん切り）
　│ 　……10cm
　│ しょうが（すりおろし）
　└ 　……1/2片
れんこん……30g
B ┌ 水……1/2カップ
　│ 酒……小さじ2
　│ かき油……小さじ1/2
　│ しょうゆ……小さじ1/3
　│ こしょう……少々
　└ ごま油……小さじ1/2
白菜……2枚（100g）
香菜……少々

作り方
① れんこんは粗みじん切りにし、水洗いし水気を切る。
② 白菜は大きめの一口大に切る。
③ 鶏ひき肉にA、①を加えよく練り、一まとめにして丸める。
④ 鍋にBを合わせて中火で煮立て、③を入れる。ふたをして3〜4分煮て、②を加え、さらに4〜5分煮る。
⑤ 皿に彩りよく盛りつけ、香菜を添える。

MEMO
れんこんは粗く刻んで歯応えを楽しみます。よく噛んで食べると、食事の満足感が高まりカロリーも抑えられます。

組み合わせたい副菜！
さつまいものヨーグルトあえ
102kcal ▶ P.159

ピーマンとしめじの煮浸し
23kcal ▶ P.142

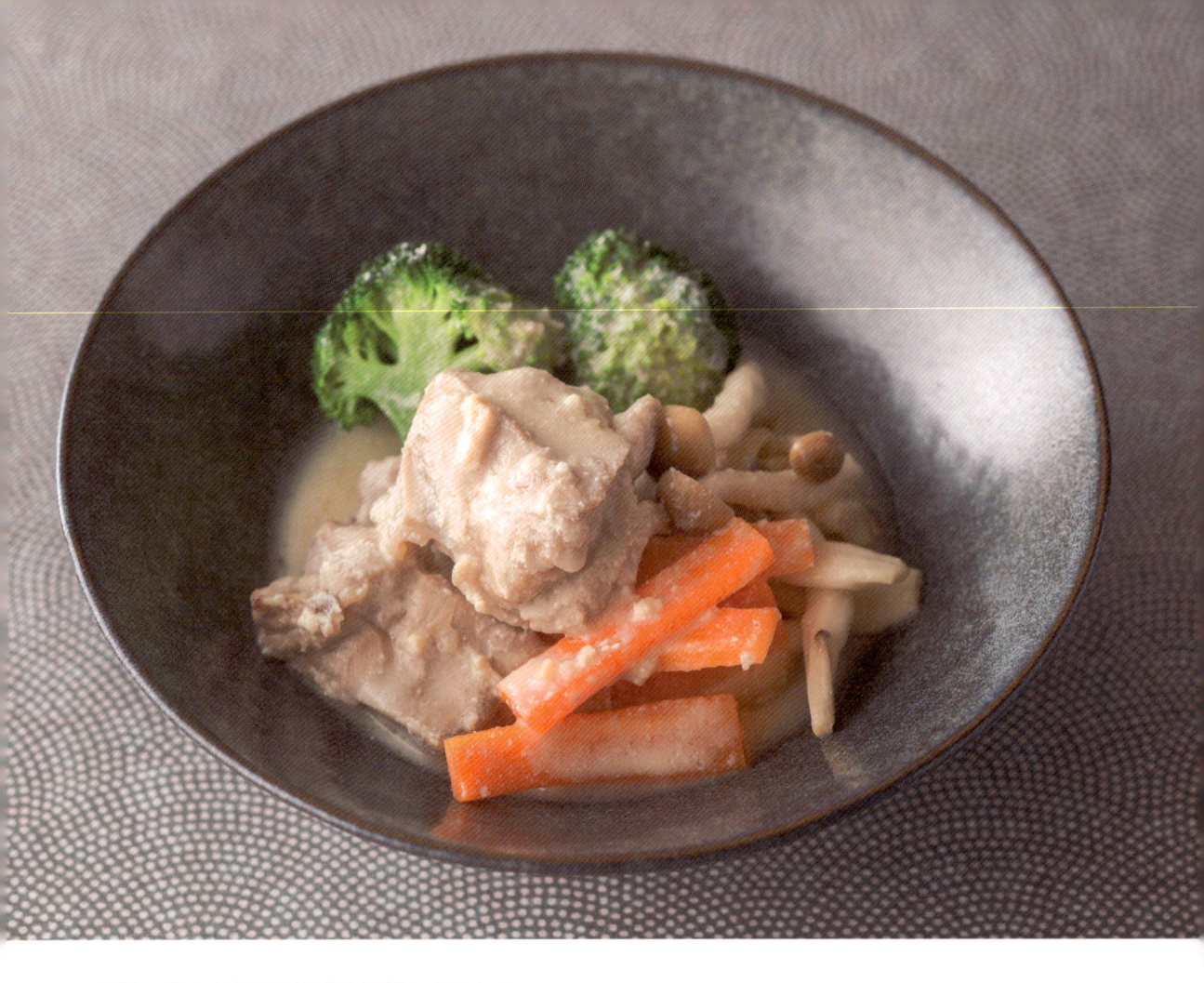

酒粕の豊かな旨味と風味を野菜にからめて

鶏ももの酒粕煮

140kcal
塩0.6g

K Ca Mg 繊 E,D T

材料（1人分）
鶏もも肉（皮なし）……70g
にんじん……2cm（20g）
しめじ……30g
ブロッコリー……30g
A ┌ 湯……1/2 カップ
　├ みりん……小さじ1
　└ 酒粕……10g
塩……少々（0.4g）

作り方
❶鶏肉は大きめの一口大に切る。
❷にんじんは短冊に切る。しめじは石づきを切り、小房に分ける。ブロッコリーは小さく分けて、色よくゆでる。
❸鍋にAを合わせて中火で煮立てる。鶏肉とにんじんを加え、ふたをして7～8分煮る。鶏肉に火が通ったらしめじとブロッコリーを加え、しめじがしんなりしたら、塩を加える。

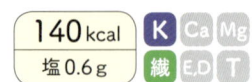

MEMO
酒粕にはアミノ酸ほかビタミンや食物繊維などの栄養価が多く、豊かな旨味で料理をおいしくします。

＋ 組み合わせたい副菜！

たたきとろろとアボカドのトマトあえ
93kcal　▶ P.158

こんにゃくと牛肉のしぐれ煮
57kcal　▶ P.161

第6章 選ぶ主菜 鶏肉

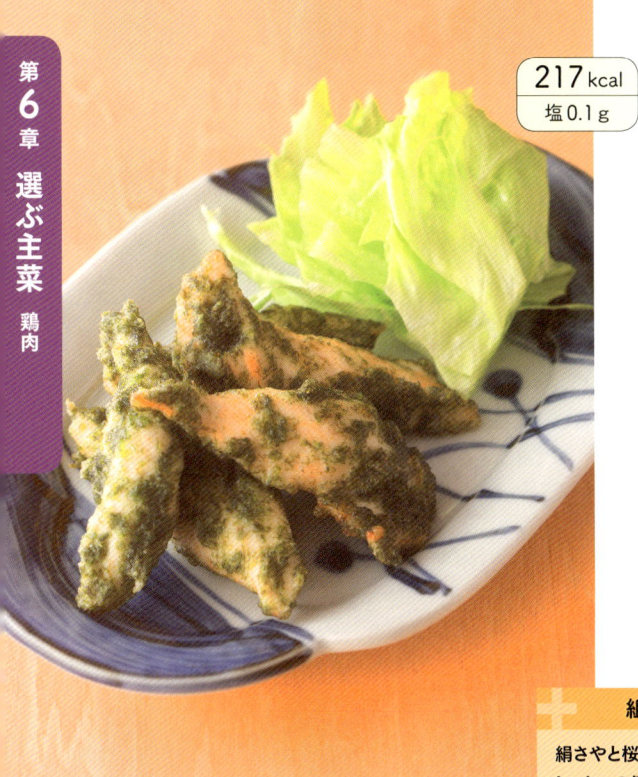

217kcal 塩0.1g
K Ca Mg 葉 E.D T

揚げ衣に磯の香りを利かせて
ささ身の青のり衣揚げ

材料（1人分）
ささ身（筋なし）
　……2本（100g）
酒……小さじ1
こしょう……少々
A ┌ 小麦粉
　│　……大さじ1（10g）
　│ 水……大さじ1と1/3
　│ 青のり
　└　……小さじ1（1g）
揚げ油……適量
レタス……2枚（50g）

作り方
❶ささ身は大きめの一口大に切り、酒、こしょうをからめる。
❷ボウルにAを合わせ、なめらかに混ぜ衣を作る。
❸揚げ油を170〜180℃に用意し、①を②の衣にからめて、カラリと揚げる。
❹皿に、油を切った③を盛り、レタスを添える。

🍴MEMO
青のりの風味や揚げ油の旨味によって味にメリハリがつきます。

組み合わせたい副菜！
絹さやと桜えびの煮浸し　29kcal ▶ P.137
トマト、のり、卵のスープ　24kcal ▶ P.167

カラフルな野菜で食物繊維もたっぷり
鶏ももとトマトのてり焼き

123kcal 塩0.5g
K Ca Mg 繊 E.D T

材料（1人分）
鶏もも肉（皮なし）……70g
トマト……大 1/4 個（50g）
サラダ油……小さじ1/2
しょうゆ……小さじ1/2
さやいんげん……20g
玉ねぎ……小 1/6 個（20g）

🍴MEMO
トマトの旨味を鶏肉に十分にからめます。

作り方
❶さやいんげんは4cm長さに切り柔らかくゆでる。玉ねぎは7mm幅に切る。
❷鶏肉は大きめの一口大に切る。
❸トマトは5mm角に切り、しょうゆを混ぜる。
❹フライパンにサラダ油を中火で熱し①を軽く炒めて取り出す。あとのフライパンに②を入れて焼く。こんがりとしたら③を加え、汁気がなくなるまで炒めて、鶏肉にからめる。
❺皿に、さやいんげん、玉ねぎを添え、④を盛る。

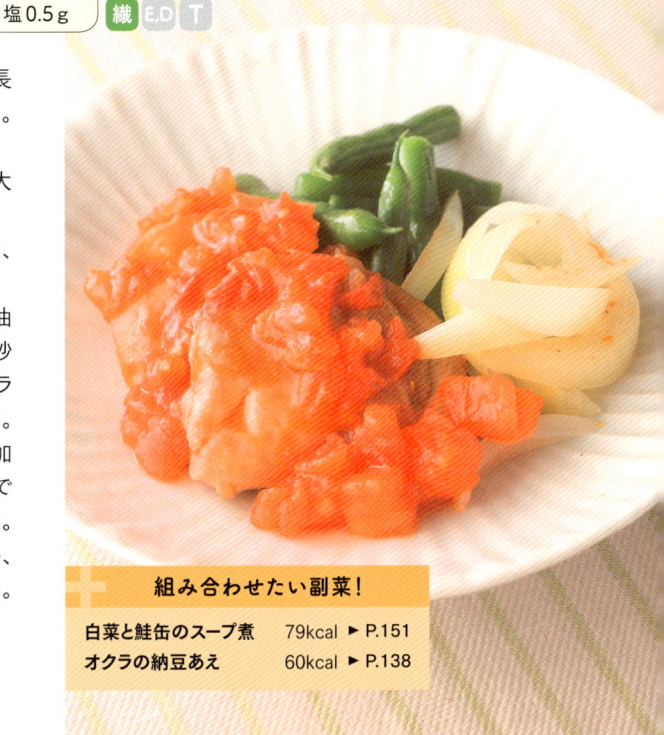

組み合わせたい副菜！
白菜と鮭缶のスープ煮　79kcal ▶ P.151
オクラの納豆あえ　60kcal ▶ P.138

鶏むねのワイン蒸し

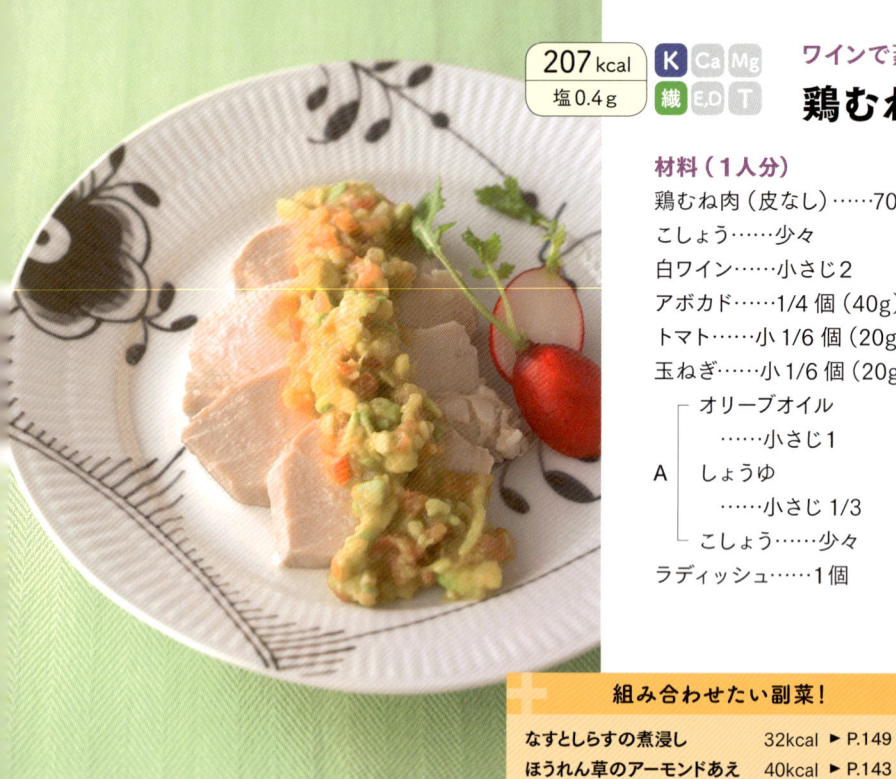

ワインで蒸して香りとコクをプラス

207kcal　塩0.4g
K Ca Mg 繊 E,D T

材料（1人分）
鶏むね肉（皮なし）……70g
こしょう……少々
白ワイン……小さじ2
アボカド……1/4個（40g）
トマト……小1/6個（20g）
玉ねぎ……小1/6個（20g）
A ┬ オリーブオイル……小さじ1
　├ しょうゆ……小さじ1/3
　└ こしょう……少々
ラディッシュ……1個

作り方
❶鶏肉にこしょう、白ワインをからめておく。
❷鍋に①を入れ、湯1/2カップ（分量外）を入れ中火にかけふたをする。煮立ったら弱火にし、8分蒸し煮にする。
❸アボカド、トマトは5mm角に切り、玉ねぎはみじん切りにする。全部合わせAを混ぜる。
❹②が冷めたら鍋から取り出して5mm厚さに切る。
❺皿に、④を盛り③をかけ、ラディッシュを添える。

MEMO
旨味が強い野菜を合わせ、香りにしょうゆを加えたソースで。

組み合わせたい副菜！
なすとしらすの煮浸し　32kcal ▶ P.149
ほうれん草のアーモンドあえ　40kcal ▶ P.143

鶏むねとじゃがいも、玉ねぎのこしょう炒め

じゃがいもを加えてボリュームアップ

161kcal　塩0.6g
K Ca Mg 繊 E,D T

材料（1人分）
鶏むね肉（皮なし）……70g
玉ねぎ……1/4個（50g）
じゃがいも……1/3個（50g）
オリーブオイル……小さじ1
塩……少々（0.5g）
粗びき黒こしょう……少々

MEMO
粗びき黒こしょうをピリッと利かせて、味のアクセントにします。

作り方
❶鶏肉は5〜6mm厚さのそぎ切りで一口大に切る。玉ねぎは7mmの細切りにする。じゃがいもは5mm厚さの半月切りにし、水洗いして水気を切り、柔らかくゆでて湯を切る。
❷フライパンにオリーブオイルを中火で熱し、鶏肉を炒める。表面の色が変わったら、玉ねぎ、じゃがいもを加えこんがりするまで炒め、仕上げに塩、粗びき黒こしょうをふる。

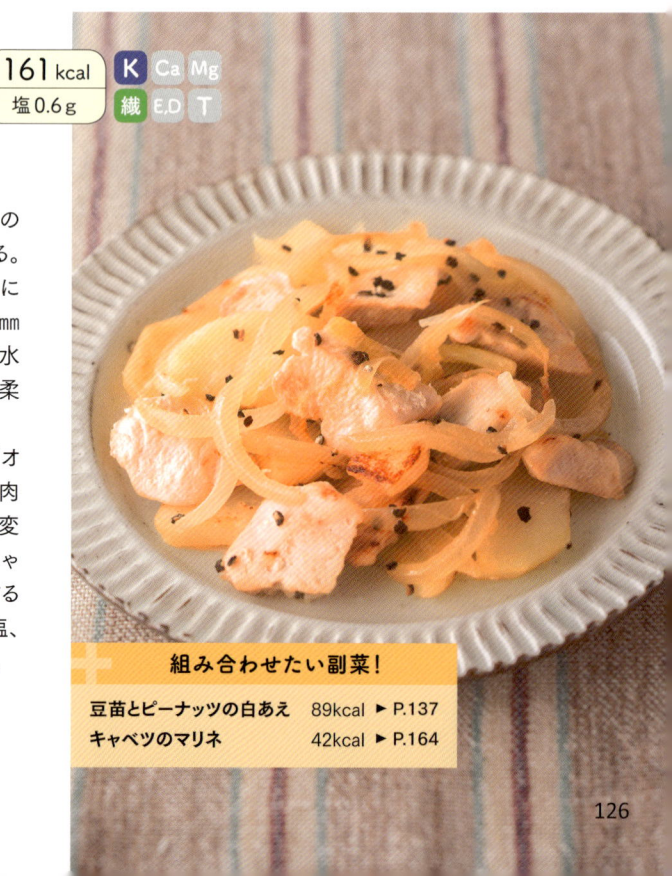

組み合わせたい副菜！
豆苗とピーナッツの白あえ　89kcal ▶ P.137
キャベツのマリネ　42kcal ▶ P.164

第6章 選ぶ主菜 鶏肉

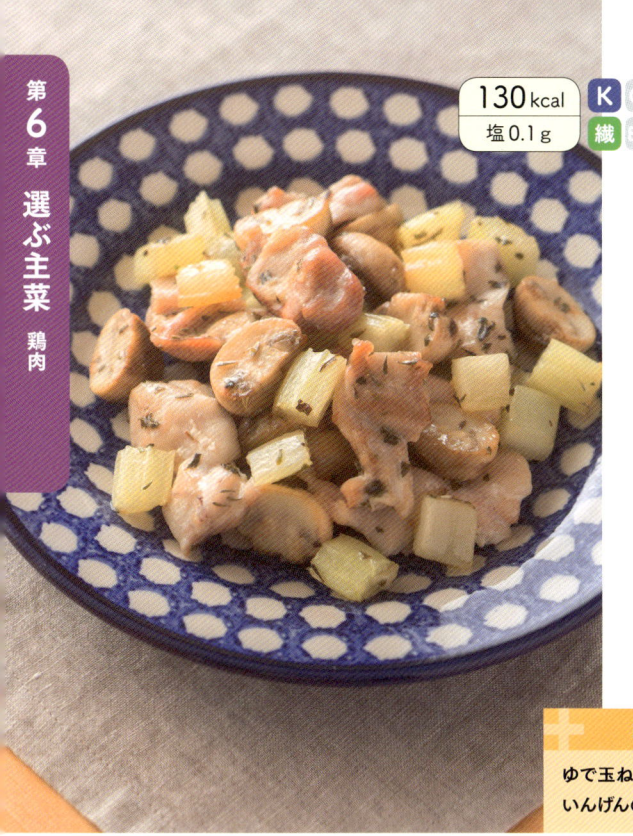

ハーブの香りで香ばしく
鶏ももとセロリ、マッシュルームのハーブ炒め

130kcal　塩0.1g
K Ca Mg 繊 E D T

材料（1人分）
鶏もも肉（皮なし）……70g
セロリ……2/3本（40g）
マッシュルーム……5個（50g）
オリーブオイル……小さじ1
にんにく（薄切り）……1/4片
タイム（ドライ）……少々
オレガノ（ドライ）……少々

作り方
❶鶏肉は一口大のそぎ切りにする。
❷セロリは1.5cm角に切る。マッシュルームはたて半分に切る。
❸フライパンにオリーブオイルを中火で熱し、にんにく、鶏肉を炒める。こんがりしたら②を加え炒めて火を通し、タイム、オレガノをふる。

🔖MEMO
セロリとドライハーブの香りでいただきます。

組み合わせたい副菜！
ゆで玉ねぎのサラダ　74kcal ▶ P.145
いんげんのナムル　45kcal ▶ P.136

カレー風味が食欲をそそる
鶏むねのタンドリー風

106kcal　塩0.6g
K Ca Mg 繊 E D T

材料（1人分）
鶏むね肉（皮なし）……70g
A ┬ しょうゆ……小さじ1/2
　├ こしょう……少々
　└ カレー粉……小さじ1/3
B ┬ ヨーグルト（プレーン）……30g
　├ チリペッパー……少々
　└ トマトピューレ……10g
トマト……小1/2個（50g）
レタス……1枚（20g）
ライム（くし形）……少々

作り方
❶鶏肉は7～8mm厚さのそぎ切りにしてボウルに入れ、Aをもみこみ、Bをからめて30分おく。
❷①の鶏肉の周囲のソースをざっと落として、グリルで7～8分焼く。
❸皿に、トマト、レタス、ライムを添え、②を盛る。

🔖MEMO
ピリ辛のカレー風味としょうゆの風味が食欲を刺激する。

組み合わせたい副菜！
アスパラとにんにくのアーモンド炒め　96kcal ▶ P.136
長ねぎのスープ煮　65kcal ▶ P.150

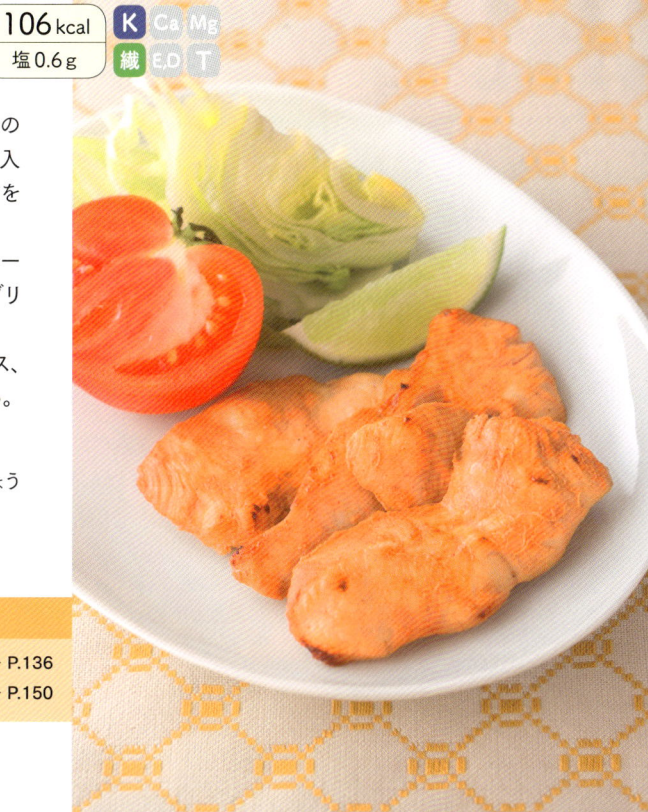

卵

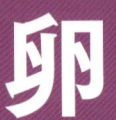

卵は体をつくる必須アミノ酸が豊富で栄養バランスのとれた食べ物です。豊かな味をもつので具入りオムレツや卵とじ、卵炒めなど、他の素材をおいしく引き立てます。

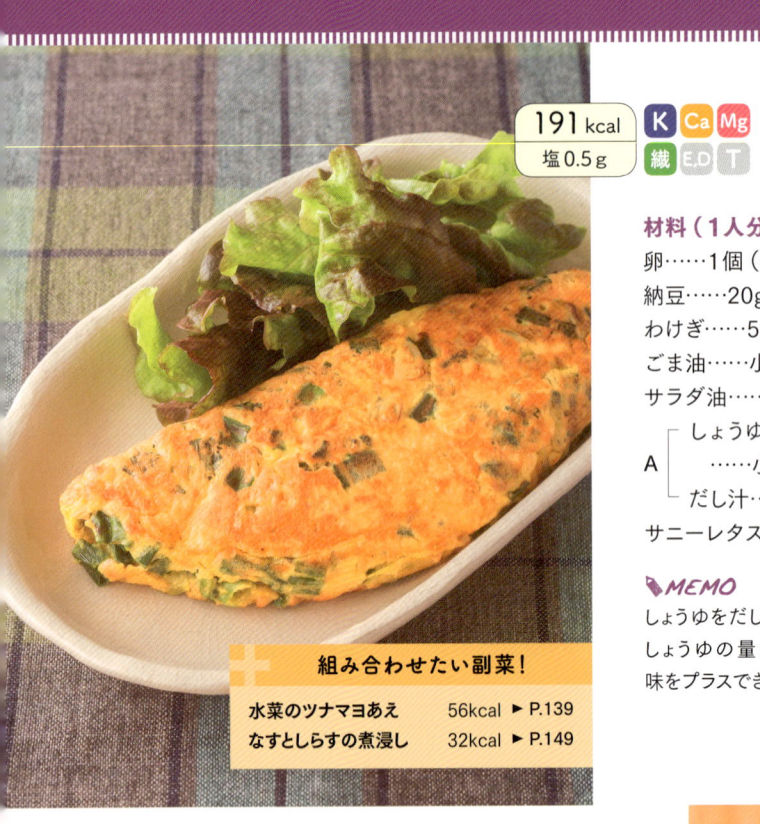

---

191 kcal / 塩 0.5 g
K Ca Mg 繊 E,D T

香り豊かなわけぎをたっぷり入れて
納豆とわけぎのオムレツ

材料（1人分）
- 卵……1個（50g）
- 納豆……20g
- わけぎ……50g
- ごま油……小さじ 1/2
- サラダ油……小さじ1
- A ┌ しょうゆ……小さじ 1/2
  └ だし汁……小さじ2
- サニーレタス……20g

💡 MEMO
しょうゆをだしで割って使うと、しょうゆの量が控えられ、旨味をプラスできます。

作り方
❶ わけぎは小口切り。ごま油を引いたフライパンでしんなりと炒める。
❷ ボウルに卵を溶いて、納豆と①を混ぜる。
❸ フライパンにサラダ油を中火で熱し、②を流し入れる。大きく混ぜ半熟状になったら半分に折って形を整え、こんがりと焼き上げ、合わせたAを加えてからめる。
❹ 皿に、サニーレタスを添え、③を盛る。

組み合わせたい副菜！
| 水菜のツナマヨあえ | 56kcal | ▶ P.139 |
| なすとしらすの煮浸し | 32kcal | ▶ P.149 |

歯応えのよい食材を入れて
もずく、ねぎ、えのきの平焼きオムレツ

177 kcal / 塩 0.7 g
K Ca Mg 繊 E,D T

材料（1人分）
- 卵……1と1/2個（75g）
- もずく……40g
- 長ねぎ……2/3本（40g）
- えのきだけ……1/2袋（40g）
- サラダ油……小さじ1
- A ┌ しょうゆ……小さじ 1/2
  └ 酢……小さじ2

💡 MEMO
しょうゆは、酢と合わせ、酢じょうゆにすることで、減塩できます。

作り方
❶ 長ねぎは斜め薄切り。えのきだけは3cm長さに切ってほぐす。
❷ ボウルに卵を溶き、もずくと①を加えて混ぜる。
❸ フライパンにサラダ油を中火で熱し、②を流し入れる。弱火にしてふたをし、表面に火が通ったら返して両面をこんがりと焼く。
❹ 皿に③を盛りつけ、合わせたAをかける。

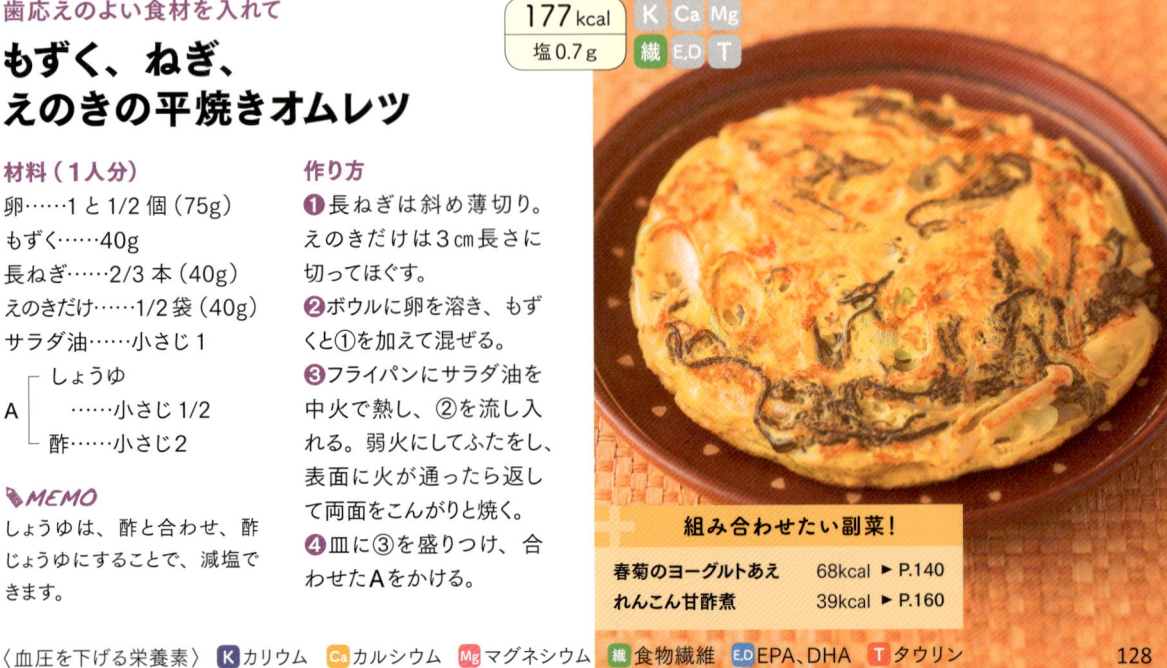

組み合わせたい副菜！
| 春菊のヨーグルトあえ | 68kcal | ▶ P.140 |
| れんこん甘酢煮 | 39kcal | ▶ P.160 |

〈血圧を下げる栄養素〉 K カリウム　Ca カルシウム　Mg マグネシウム　繊 食物繊維　E,D EPA、DHA　T タウリン

第6章 選ぶ主菜 卵

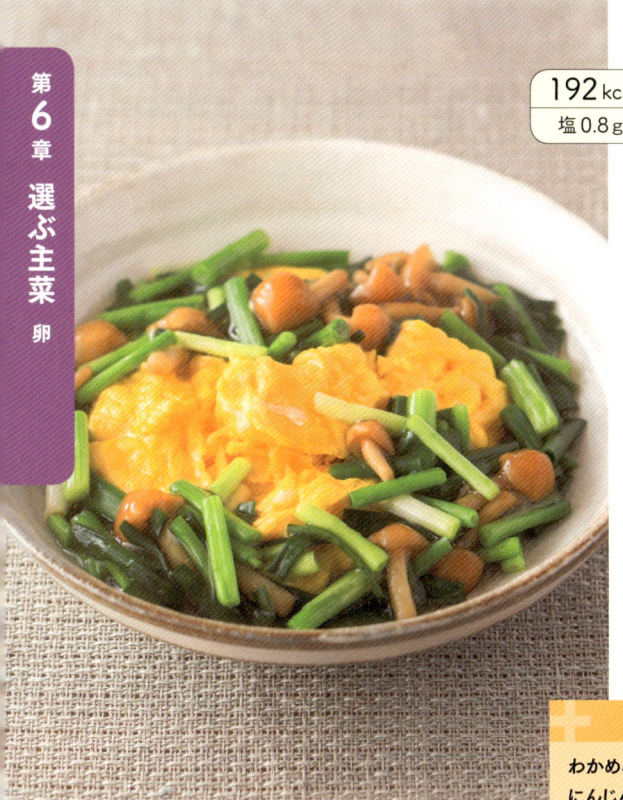

卵炒め、なめこあんかけ
なめこ入りのとろうま風味

192kcal　塩0.8g

K Ca Mg 繊 E D T

材料（1人分）
卵……1と1/2個（75g）
サラダ油……小さじ1
だし汁……1/2カップ
しょうゆ……小さじ1/2
なめこ……30g
万能ねぎ……30g
片栗粉……小さじ1と1/2

📝MEMO
ねぎの香り、なめこの旨味が減塩をサポートします。

作り方
❶なめこは水洗いし、軽くぬめりを取る。万能ねぎは2㎝長さに切る。
❷鍋にだし汁を入れ中火にかける。しょうゆを加え煮立ったら、①を加え一煮し、倍量の水（分量外）で溶いた片栗粉を加え、とろみをつける。
❸フライパンにサラダ油を中火で熱し、卵を溶いて流し入れ、大きく混ぜてふんわりと火を通す。
❹器に③を盛りつけ、②をかける。

組み合わせたい副菜！
わかめと長いもの炒め物　54kcal ▶ P.152
にんじんの塩きんぴら　32kcal ▶ P.163

ブロッコリーとほたての卵炒め
旨味満載のほたてを香りよく

188kcal　塩0.6g

K Ca Mg 繊 E D T

材料（1人分）
ブロッコリー……50g
玉ねぎ……小1/5個（25g）
ほたて貝柱（刺し身）……50g
ごま油……小さじ1
卵……1個（50g）
塩……少々（0.2g）

📝MEMO
ほたては、動脈硬化を予防するタウリンが豊富。高血圧の人におすすめの食材です。

作り方
❶ブロッコリーは小さく分けて、色よくゆで、ざるに取る。玉ねぎは薄切りにする。
❷貝柱は7～8㎜厚さのそぎ切りにする。
❸フライパンにごま油を中火で熱し、①、②を炒める。貝柱の色が変わったら卵を溶いて流し入れ、大きく混ぜて火を通し、仕上げに塩をふる。

組み合わせたい副菜！
もずくとキウイの酢の物　52kcal ▶ P.153
いんげんのナムル　45kcal ▶ P.136

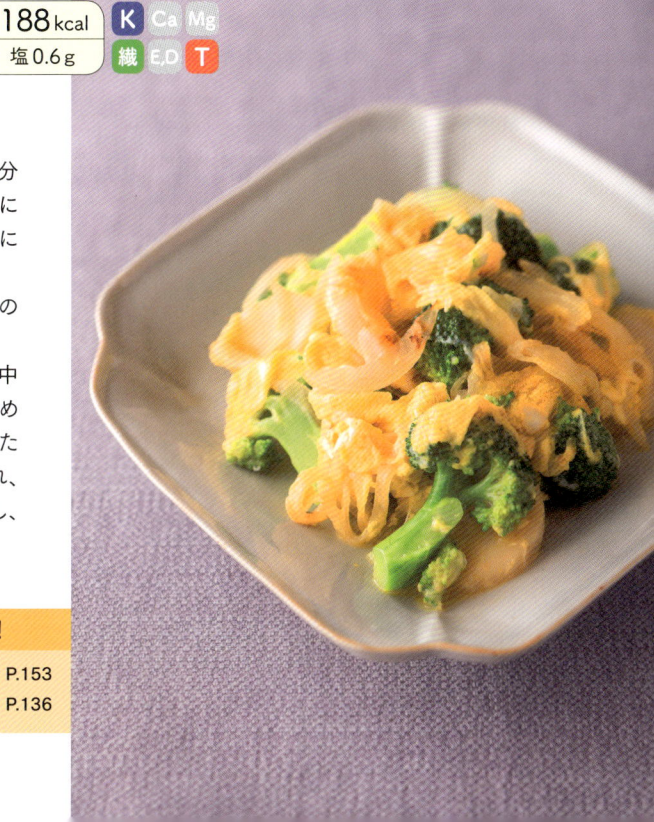

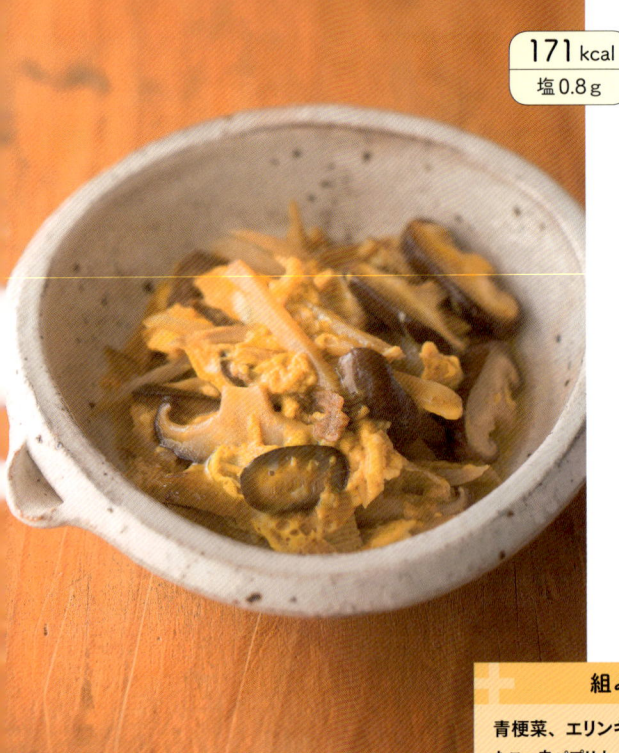

ごぼうの豊かな香りを卵にからめて

ごぼう、しいたけ、牛肉の卵とじ

171 kcal
塩 0.8g

K Ca Mg 繊 E,D T

材料（1人分）
ごぼう……1/6本（30g）
しいたけ……3〜4個（50g）
牛もも肉（薄切り）……30g
A ┌ だし汁……1/2カップ
　├ しょうゆ……小さじ1/2
　└ みりん……小さじ1/3
卵……1個（50g）

作り方
❶ ごぼうは細切り、しいたけは薄切り、牛肉は一口大に切る。
❷ 鍋にAを合わせ、中火で煮立て、牛肉を加えて火を通し、あくを取る。ごぼう、しいたけも加えて落としぶたをし7〜8分煮る。
❸ ごぼうが柔らかくなったら、卵を溶いて流し入れ、好みの加減に火を通す。

📝 MEMO
ごぼうの香りとしいたけの旨味でいただきます。

組み合わせたい副菜！
青梗菜、エリンギ炒め　　58kcal ▶ P.141
たこ、赤パプリカ、玉ねぎのマリネ　51kcal ▶ P.164

野菜の旨味をいかして減塩

高野豆腐の卵とじ

144 kcal
塩 1.1g

K Ca Mg 繊 E,D T

材料（1人分）
高野豆腐……1/2枚（8g）
にんじん……2cm（20g）
絹さや……20g
長ねぎ……1/2本（30g）
A ┌ だし汁……3/4カップ
　├ 塩……少々（0.4g）
　└ しょうゆ……小さじ1/3
卵……1個（50g）

📝 MEMO
高野豆腐は、低カロリーですが、良質な植物性たんぱく質を始め各種栄養素が豊富に含まれます。

作り方
❶ 高野豆腐は水で戻し水気をしぼる。
❷ にんじん、絹さやは2〜3cm長さの細切りにする。長ねぎは斜め薄切りにする。
❸ 鍋にAを合わせて中火にかけ①を入れる。にんじん、長ねぎを加えて落としぶたをし、7〜8分煮て味を含ませる。
❹ 絹さやを加え、卵を溶いて流し入れ、好みの加減に火を通す。

組み合わせたい副菜！
かぼちゃのザーサイ蒸し　71kcal ▶ P.158
大根の黒こしょう炒め　　64kcal ▶ P.150

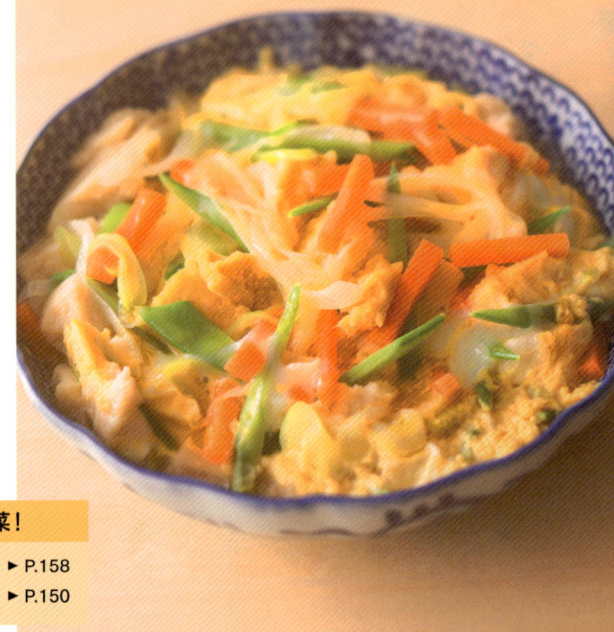

第6章 選ぶ主菜 卵

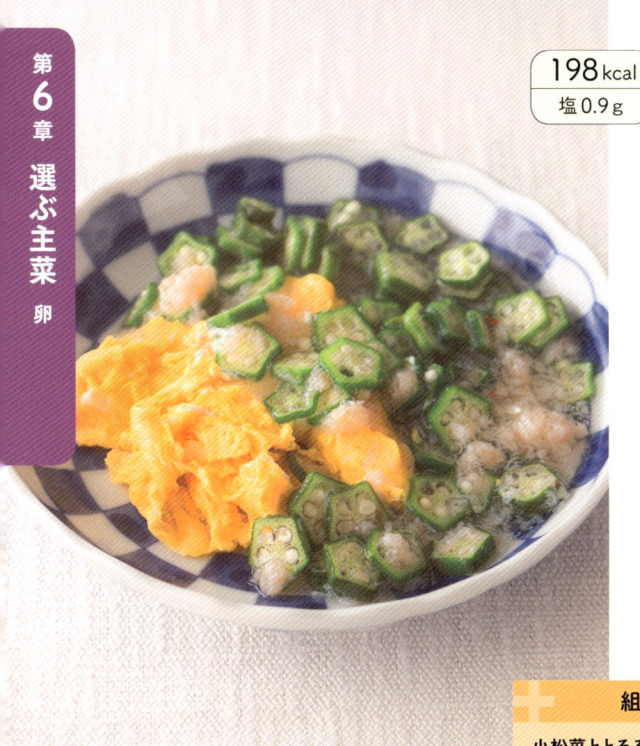

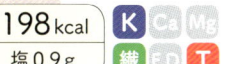

オクラの食物繊維をたっぷり摂取
卵炒め、オクラとかにのあんかけ

198kcal　塩0.9g

K Ca Mg 繊 E D T

材料（1人分）
卵……1と1/2個（75g）
サラダ油……小さじ1
オクラ……3本（30g）
かに缶……30g
だし汁……1/2カップ
こしょう……少々
片栗粉……小さじ1と1/2

MEMO
あんかけにすると、炒めた卵に味がよくからみ満足できます。

作り方
❶オクラは薄い小口切りにする。
❷鍋にだし汁を入れ、中火で煮立てる。①とかに缶を入れて一煮し、こしょうをふる。片栗粉を倍量の水（分量外）で溶いて加え、とろみをつける。
❸フライパンにサラダ油を中火で熱し、卵を溶いて流し入れ、大きく混ぜて火を通す。
❹皿に③を盛りつけ、②をかける。

組み合わせたい副菜！
小松菜ととろろ昆布の煮浸し　16kcal　▶P.139
もやしと切り昆布の豆板醤炒め　57kcal　▶P.151

トマトの旨味で味が引き立つ
中華風トマト卵炒め

178kcal　塩0.5g

K Ca Mg 繊 E D T

材料（1人分）
トマト
　……大1/2個（100g）
にんにく（みじん切り）
　……1/4片
サラダ油……小さじ1
卵……1と1/2個（75g）
A ┌ かき油……小さじ1/3
　│ 酒……小さじ1
　└ こしょう……少々
にら……10g

MEMO
調味料は最後にからめることで、メリハリのある仕上がりになります。

作り方
❶トマトは一口大に切る。にらは細かい小口切りにする。
❷フライパンにサラダ油を中火で熱し、にんにく、トマトを炒める。トマトがくずれはじめたら卵を溶いて流し入れ、炒め合わせて火を通す。
❸②にAを加えてさっと炒め、にらも加えて混ぜる。

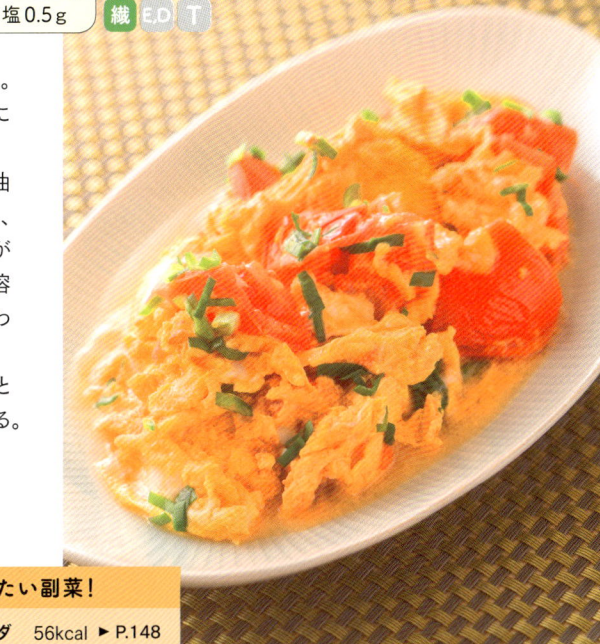

組み合わせたい副菜！
カリフラワーとアボカドのサラダ　56kcal　▶P.148
きくらげの酢炒め　45kcal　▶P.160

大豆製品

大豆や大豆製品に含まれる良質のたんぱく質には、血圧の調整や悪玉コレステロールの抑制、高血圧や動脈硬化の改善と予防などの働きがありますので、おおいにとりましょう。

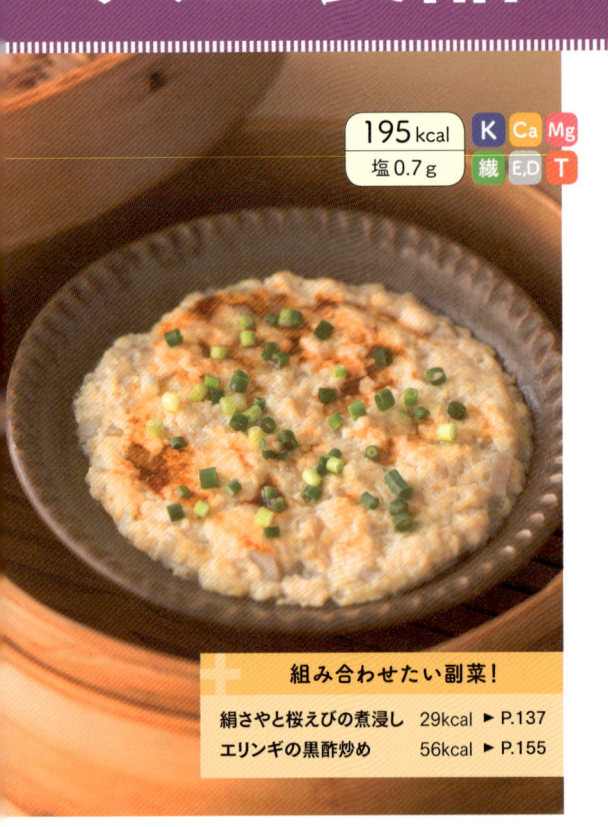

195kcal 塩0.7g K Ca Mg 繊 E,D T

具と豆腐を片栗粉でつないだ一品

ほたてとれんこんの蒸し豆腐

材料（1人分）
- 豆腐（木綿）……150g
- ほたて貝柱（水煮缶）……20g
- こしょう……少々
- れんこん……20g
- 長ねぎ……1/3 本（20g）
- 片栗粉……小さじ1
- ごま油……少々
- A ┌ かき油……小さじ 1/3
  │ しょうゆ……小さじ 1/3
  └ ごま油……小さじ 1/2
- 万能ねぎ（小口切り）……少々

作り方
❶豆腐は手でくずしてざるに入れ、30分おいて水切りする。
❷れんこんは5mm角に切り水洗いして水気を切る。長ねぎはみじん切りにする。
❸ボウルに①を入れ、②、貝柱、こしょうを加えて混ぜ、片栗粉を混ぜる。
❹皿に薄くごま油を塗って③を入れる。蒸気の上った蒸し器に入れ、強火で7～8分蒸す。
❺④に、混ぜ合わせたAをかけ、万能ねぎを散らす。

💡 **MEMO**
ほたて貝柱の濃厚な旨味が味を引き立て、おいしい味わいです。

組み合わせたい副菜！
- 絹さやと桜えびの煮浸し　29kcal ▶ P.137
- エリンギの黒酢炒め　56kcal ▶ P.155

低カロリーな米国のソウルフード

チリコンカーン

186kcal 塩0.8g K Ca Mg 繊 E,D T

材料（1人分）
- 大豆（ゆでる）……60g
- A ┌ ごぼう……20g
  │ にんじん……3cm（30g）
  └ かぶ……1個（50g）
- 玉ねぎ……小 1/5 個（25g）
- オリーブオイル……小さじ1
- チリパウダー……小さじ1
- チリペッパー……少々
- B ┌ トマト缶（カット）……70g
  │ 砂糖……小さじ 1/2
  │ 塩……少々（0.3g）
  └ ローリエ……1/4 枚
- パセリ……少々

作り方
❶Aは5mm角に切る。玉ねぎは粗みじん切りにする。
❷フライパンにオリーブオイルを中火で熱して①を炒め、しんなりしたら大豆、チリパウダー、チリペッパーを加えて炒める。なじんだらBを加え、時々混ぜながらほとんど汁気がなくなるまで煮る。
❸皿に②を盛りつけて、パセリを飾る。

💡 **MEMO**
野菜や大豆の風味を、スパイスの辛味が引き立てます。

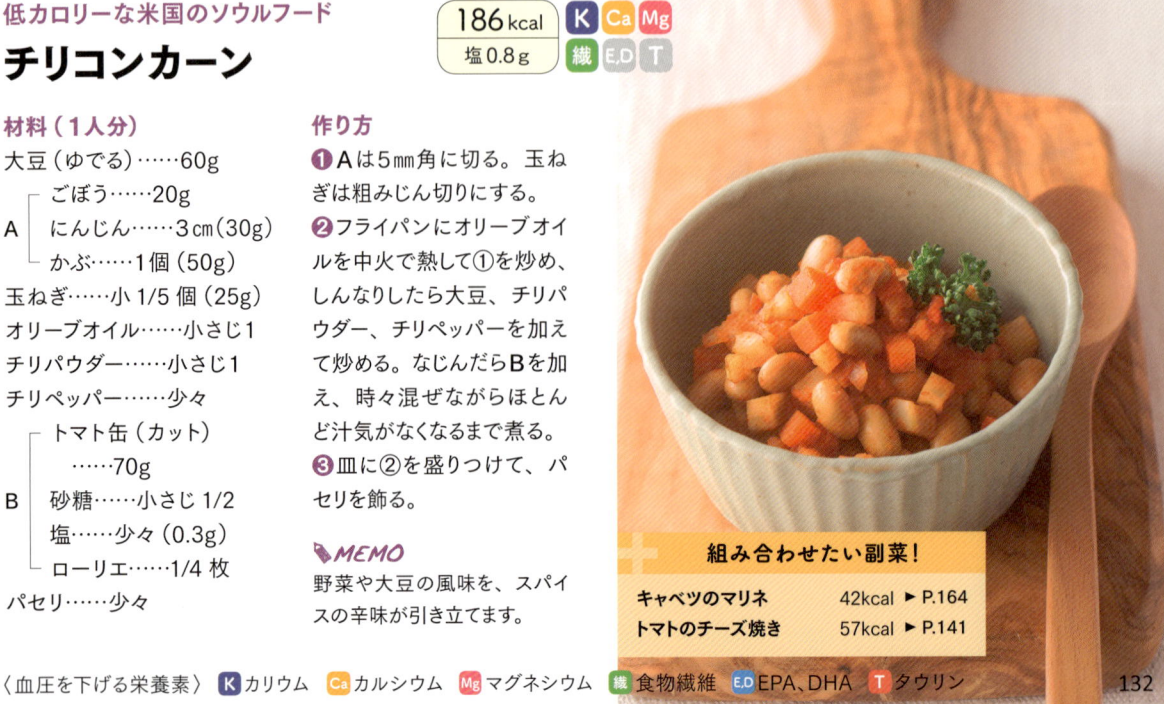

組み合わせたい副菜！
- キャベツのマリネ　42kcal ▶ P.164
- トマトのチーズ焼き　57kcal ▶ P.141

〈血圧を下げる栄養素〉　K カリウム　Ca カルシウム　Mg マグネシウム　繊 食物繊維　E,D EPA、DHA　T タウリン

第6章 選ぶ主菜 大豆製品

218kcal
塩 0.4g

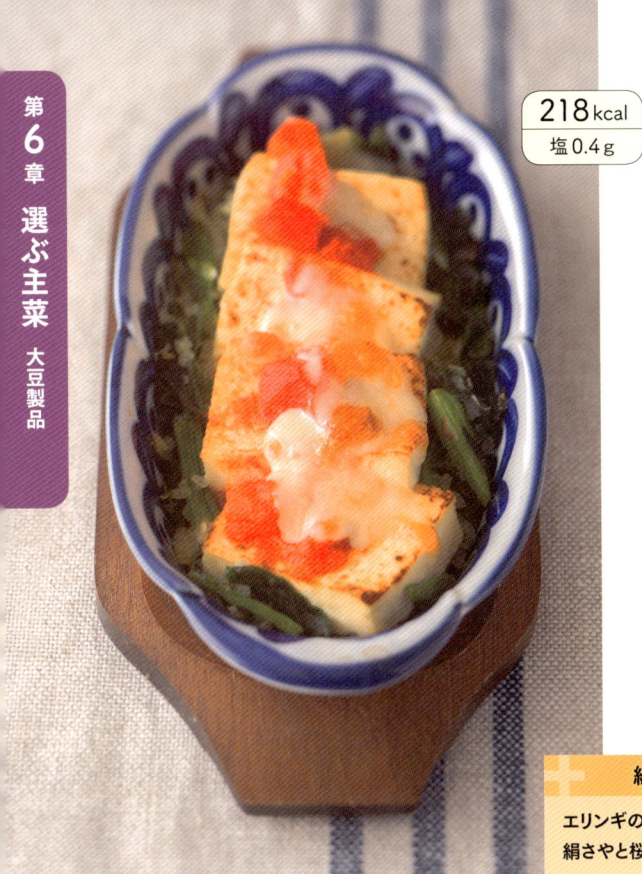

K Ca Mg 繊 E.D T

チーズとトマト缶でかんたん調理
豆腐のグラタン

材料（1人分）
豆腐（木綿）……150g
玉ねぎ……1/4個（50g）
ほうれん草……50g
オリーブオイル……小さじ1
トマト缶（カット）……30g
ピザ用チーズ……10g

📝MEMO
缶詰のトマトの旨味を利用。

作り方
❶豆腐は1.5cm幅に切り、ペーパータオルにはさんで水気を切る。
❷玉ねぎはみじん切り。ほうれん草は、湯を煮立て色よくゆで、冷水に取り冷まし、3cm長さに切る。
❸フライパンにオリーブオイルを中火で熱し、②を炒めてしんなりしたら取り出す。同じフライパンで①をこんがりと焼きつける。
❹グラタン皿に玉ねぎ、ほうれん草をしいて③の豆腐をのせる。トマト缶をかけてチーズを散らす。
❺230℃のオーブンに④を入れ、チーズが溶けるまで5〜6分焼く。

組み合わせたい副菜！
エリンギのマリネ　　　41kcal ▶ P.164
絹さやと桜えびの煮浸し　29kcal ▶ P.137

いろいろな野菜の栄養をピリ辛味で
マーボー豆腐

193kcal
塩 0.4g

K Ca Mg 繊 E.D T

材料（1人分）
豆腐（木綿）……150g
A ┌ セロリ……1/3本（20g）
  │ にんじん……3cm（30g）
  │ 玉ねぎ……小1/5個（25g）
  └ エリンギ……大1本（50g）
ピーマン……小1個（20g）
ごま油……小さじ1
B ┌ だし汁……1/2カップ
  │ かき油……小さじ1/3
  │ 刻み唐辛子……少々
  └ こしょう……少々
片栗粉……小さじ1/2

作り方
❶Aとピーマンは、それぞれ1cm角に切る。
❷フライパンにごま油を中火で熱し、切ったAを炒める。しんなりしたらBを加える。豆腐を加え、ヘラで1.5cm角程度に切り、4〜5分煮立てて味をなじませる。
❸②に、倍量の水（分量外）で溶いた片栗粉を加えてとろみをつけ、ピーマンも加えて一煮する。

📝MEMO
食塩の多い豆板醤の代わりに、刻み唐辛子を使います。

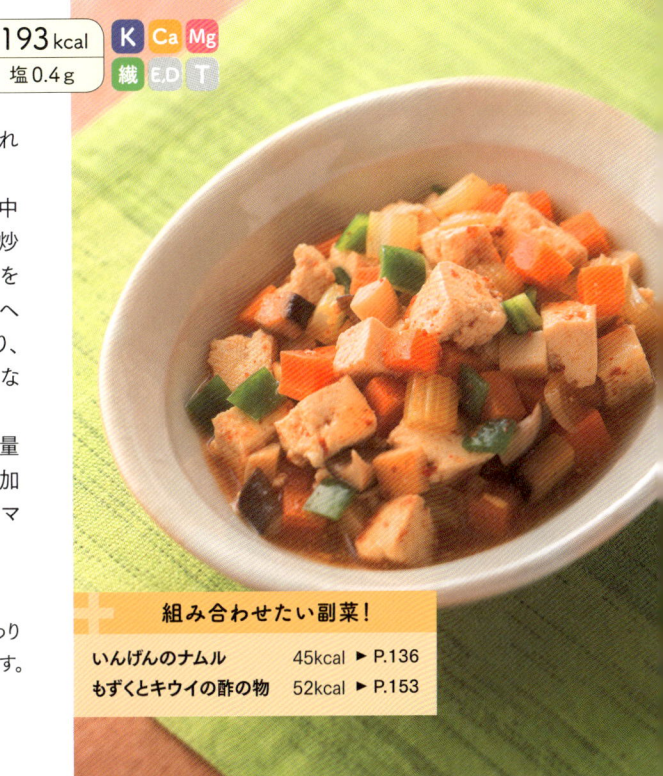

組み合わせたい副菜！
いんげんのナムル　　　45kcal ▶ P.136
もずくとキウイの酢の物　52kcal ▶ P.153

column 5

降圧薬との付き合い方

高血圧治療はリスクに応じて生活改善と降圧薬を併用する人も

高血圧治療はリスクのレベル（P.15）に合わせ、生活改善と降圧薬で進めます。低リスクなら生活改善だけで血圧を下げることは可能ですが、中等リスクから高リスクの人は降圧薬との併用になります。一般的に、降圧薬は一度飲み始めると一生飲み続けるものと思われていますが、これは大きな誤解です。投薬治療と生活改善がうまくいけば、薬から離れることは可能です。一時的に血圧は下がりますが、薬物療法を始めると一時的に血圧は下がりますが、それで安心して生活改善をやめてしまう人がいます。また、もう大丈夫と勝手に降圧薬の服用を止める人もいますが、高血圧は簡単に治るものではありません。医師の指示に従い、血圧コントロールを続けることが大切です。

降圧薬には、末梢血管を広げて血管抵抗を少なくする「カルシウム拮抗薬」「ARB」「ACE阻害薬」「α遮断薬」、体液量や心拍数を減らして血管の負担を軽くする「利尿薬」「β遮断薬」があります。各作用が異なるため、病状に合わせて単独または組み合わせて用いられます。

投薬治療はまず低用量で長時間作用する薬から始めます。2〜3ヵ月様子をみて、非高齢者（75歳未満）と腎障害の人、糖尿病のある人は130／80mmHg未満が目標値（診察室血圧）です。また目標値に達成できない場合は、薬の増量や、ほかの種類の降圧薬を併用するなど治療法を変えていきますが、副作用や別の薬との関係もあるので専門医師の診断にまかせましょう。

降圧薬治療の進め方

投薬開始
- 単薬で低用量から開始
- 1日1回の服用で長時間作用型の降圧薬を使用

2〜3ヵ月

→ **降圧目標達成**
- 外来での降圧目標 130/80mmHg 未満（75歳以上）
→ **投与継続**

→ **目標値が達成できない場合**
3ヵ月
- 認容性が許す限り、通常量の2倍まで薬を増量
- 他のクラスの降圧薬を併用、または他のクラスの降圧薬に変更
→ **高血圧専門家による治療**

第7章
選ぶ副菜

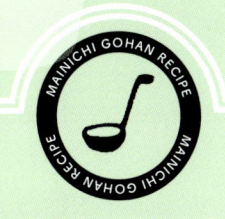

緑黄色野菜・淡色野菜・海藻・きのこ
大豆製品・かぼちゃ・いも・常備菜・汁物

野菜やいも類、海藻類、きのこ類など栄養価の高い材料で、主菜の不足分を補います。野菜は1日350gがベストですが、生野菜よりゆでたり蒸したりする料理のほうが、カサが減ってたくさん食べられます。主菜が薄味なら、副菜は普通の味つけでメリハリをつけるなどの工夫で減塩献立も苦になりません。

緑黄色野菜

緑黄色野菜には血液を浄化するミネラルやビタミン類が豊富です。ナトリウムを排出して血圧上昇を抑えるカリウムやマグネシウムなど、高血圧対策に最適な栄養素が摂れます。

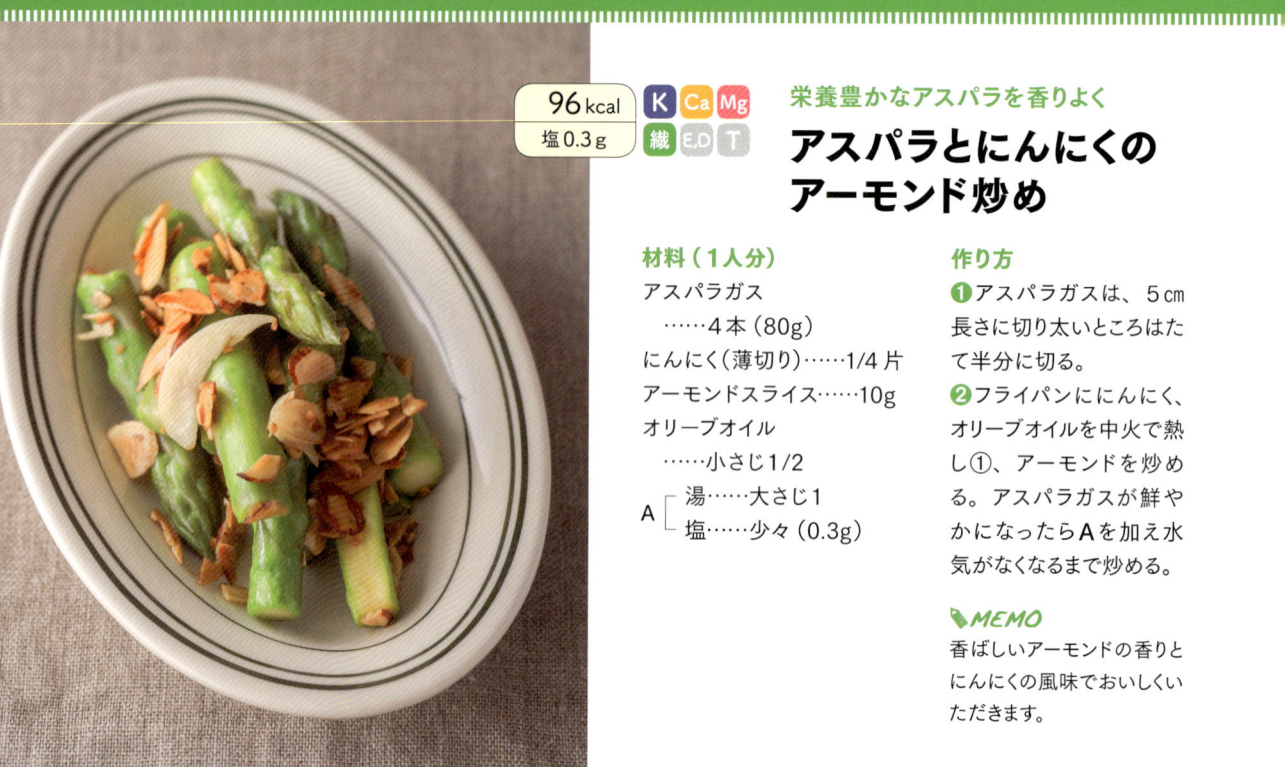

96kcal 塩0.3g K Ca Mg 繊 E.D T

栄養豊かなアスパラを香りよく
アスパラとにんにくのアーモンド炒め

材料（1人分）
- アスパラガス……4本（80g）
- にんにく（薄切り）……1/4片
- アーモンドスライス……10g
- オリーブオイル……小さじ1/2
- A ┌ 湯……大さじ1
  └ 塩……少々（0.3g）

作り方
❶ アスパラガスは、5cm長さに切り太いところはたて半分に切る。
❷ フライパンににんにく、オリーブオイルを中火で熱し①、アーモンドを炒める。アスパラガスが鮮やかになったらAを加え水気がなくなるまで炒める。

🌿**MEMO**
香ばしいアーモンドの香りとにんにくの風味でおいしくいただきます。

ごまを利かせた韓国風味
いんげんのナムル

45kcal 塩0.2g K Ca Mg 繊 E.D T

材料（1人分）
- さやいんげん……50g
- A ┌ 長ねぎ（みじん切り）……10g
  │ おろしにんにく……少々
  │ ごま油……小さじ1/2
  │ 塩……少々（0.2g）
  └ 白いりごま……2g

作り方
❶ さやいんげんは4cm長さのたて半分に切る。湯を煮立て柔らかめにゆで、ざるに取り湯を切る。
❷ ①が熱いうちにボウルに入れ、Aであえてなじませる。

🌿**MEMO**
ゆでたさやいんげんは、湯切りの後、水にさらさずに調味料をからめると、味がしみこみやすくなります。

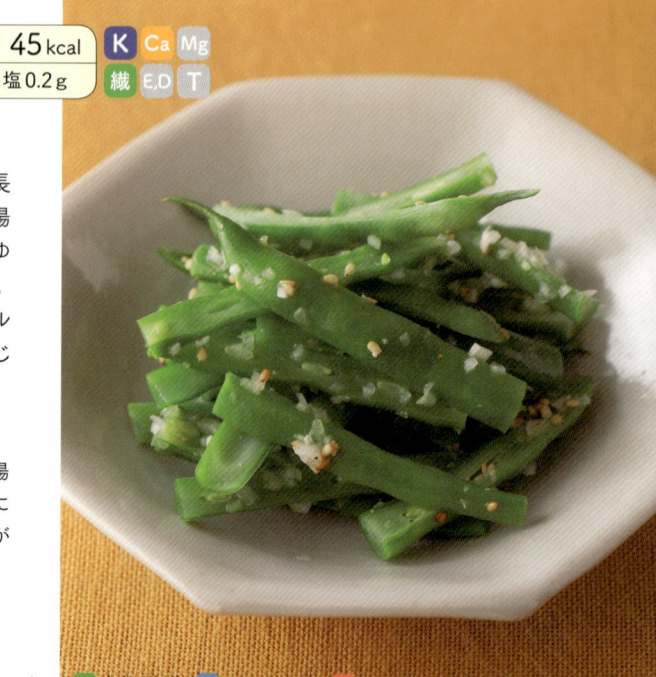

〈血圧を下げる栄養素〉 **K** カリウム **Ca** カルシウム **Mg** マグネシウム **繊** 食物繊維 **E.D** EPA、DHA **T** タウリン

第7章 選ぶ副菜 緑黄色野菜

89kcal 塩0.5g

K Ca Mg 繊 E.D T

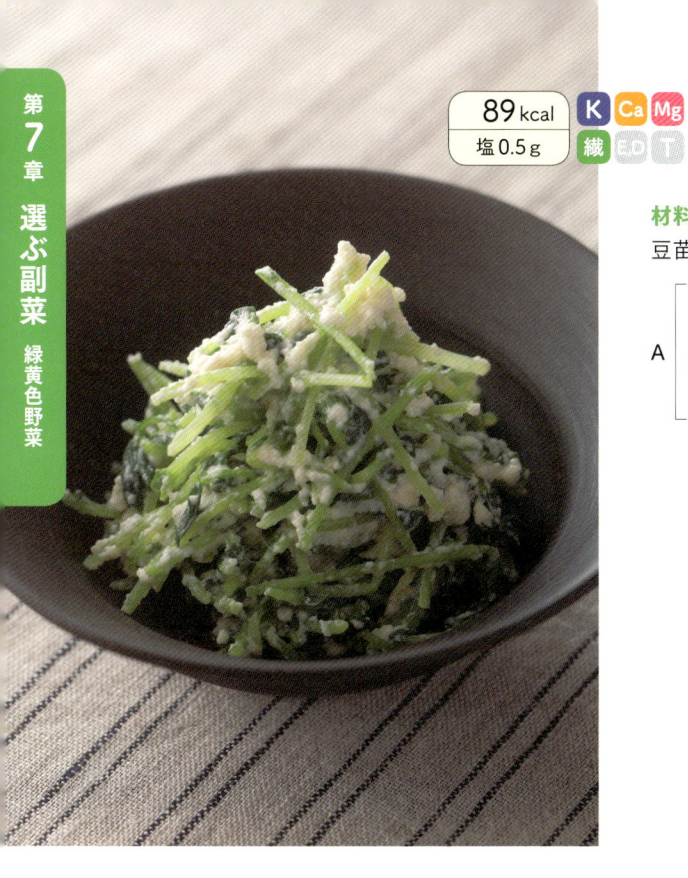

ナッツの香りがアクセント
豆苗とピーナッツの白あえ

材料（1人分）
豆苗……50g
A ┬ ピーナッツ（粉末）……5g
　├ 豆腐（木綿）……50g
　├ 塩……少々（0.5g）
　└ 砂糖……小さじ 2/3

作り方
❶豆苗は湯を煮立て色よくゆでる。冷水に取って冷やし、水気をしぼり3cm長さに切る。
❷ボウルにAを混ぜ合わせ、①をあえる。

📝 **MEMO**
● ピーナッツの不飽和脂肪酸は血栓を作りにくくします。
● 豊かな風味で薄味を補いましょう。

素材ごとの歯ざわりも楽しい
絹さやと桜えびの煮浸し

29kcal 塩0.6g

K Ca Mg 繊 E.D T

材料（1人分）
絹さや……30g
長ねぎ……1/3 本（20g）
桜えび……3g
A ┬ 湯……1/2 カップ
　├ 砂糖……小さじ 1/3
　└ 塩……少々（0.3g）

作り方
❶絹さやは食べやすい大きさに切る。長ねぎは斜め薄切りにする。
❷鍋を弱火にかけ、桜えびを空煎りする。パリッとしたらAを加え中火にする。煮立ったところに①を入れ、しんなりするまで煮る。

📝 **MEMO**
● 桜えびの豊かな風味で、満足感のある味わいに。

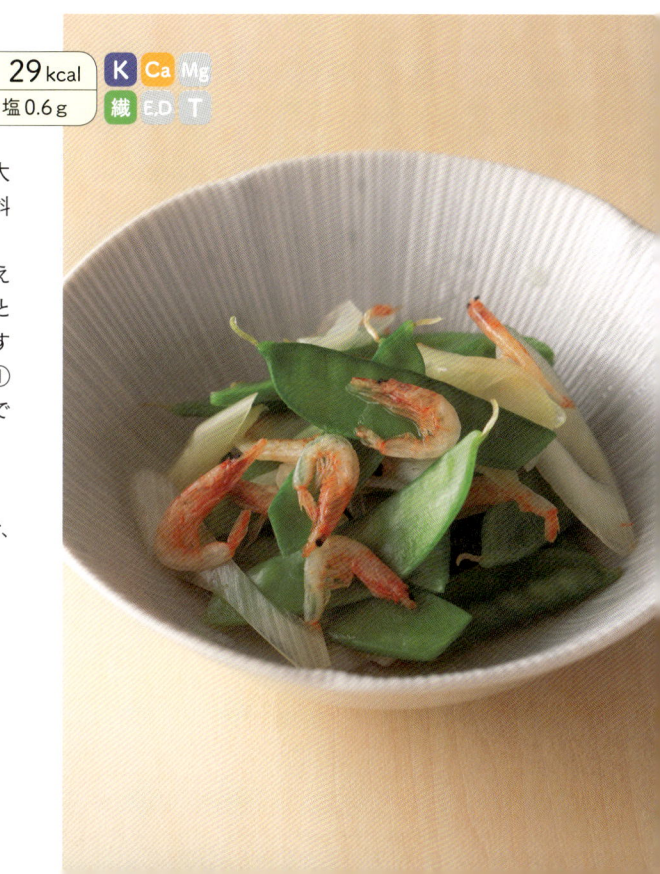

| 60 kcal |
| 塩 0.4g |

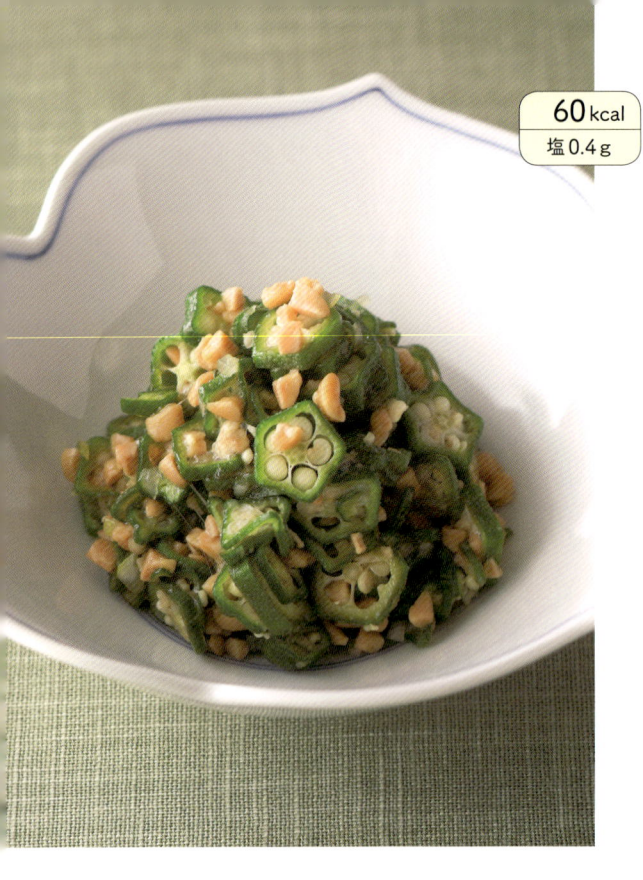

K Ca Mg 繊 E.D T

2つのねばねば食材をコラボ
オクラの納豆あえ

材料（1人分）
オクラ……5本（50g）
長ねぎ（みじん切り）
　……10g
納豆（ひきわり）……20g
しょうゆ……小さじ1/2

作り方
❶オクラは湯を煮立て色よくゆでる。冷水に取って冷やし、水気を切って薄い小口切りにする。
❷ボウルに納豆を入れ、長ねぎ、しょうゆを加えて混ぜ、①をあえる。

🌿 **MEMO**
納豆はひきわりのほうが味がよくからみます。

ミネラルが豊富な葉のおかず
かぶの葉の卵炒め

| 78 kcal |
| 塩 0.3g |

K Ca Mg 繊 E.D T

材料（1人分）
かぶの葉……50g
ごま油……小さじ1/2
塩……少々（0.2g）
卵……1/2個（25g）
白いりごま……2g

作り方
❶かぶの葉は湯を煮立て色よくゆでる。冷水に取って冷やし、水気をしぼって3cm長さに切る。
❷フライパンにごま油を中火で熱し、①を炒める。水気がとんで油がよくなじんだら、塩をふり、溶き卵を加えて炒め合わせる。好みの加減に火が通ったら、ごまをふる。

🌿 **MEMO**
かぶの葉は、ゆでると甘みが出て、味もしみやすくなります。

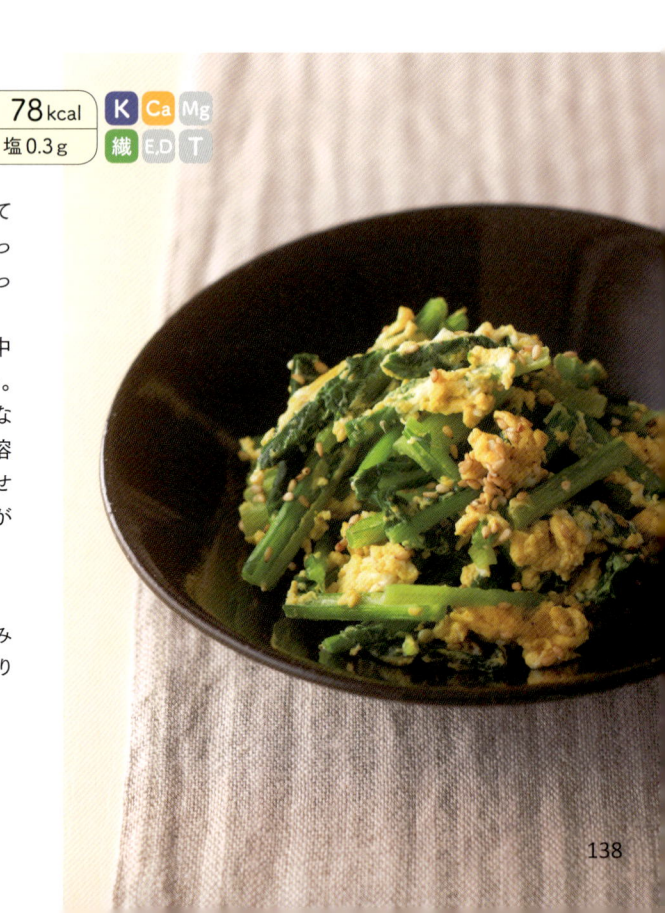

第7章 選ぶ副菜 緑黄色野菜

56kcal
塩0.2g
K Ca Mg 繊 E,D T

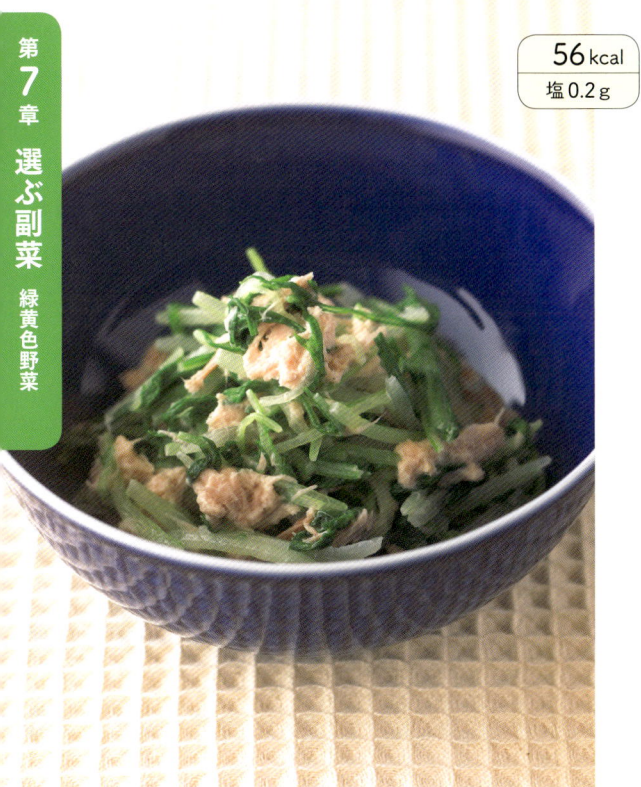

シャキシャキの食感も楽しんで
水菜のツナマヨあえ

材料（1人分）
水菜……60g
A ┌ ツナ（水煮）……20g
　├ マヨネーズ……小さじ1
　├ 酢……小さじ1
　└ こしょう……少々

作り方
❶水菜は湯を煮立て色よくゆでる。冷水に取って冷やし、水気をしぼって3cm長さに切る。
❷ボウルにAを混ぜ合わせ①を入れてあえる。

🌿 **MEMO**
水菜はしっかりしぼり、ツナの塩気をいかしてよくからめましょう。

海藻のミネラルも加えて
小松菜と
とろろ昆布の煮浸し

16kcal
塩0.4g
K Ca Mg 繊 E,D T

材料（1人分）
小松菜……50g
A ┌ 湯……1/2カップ
　├ みりん……小さじ1/3
　└ しょうゆ……小さじ1/3
とろろ昆布……2g

作り方
❶小松菜は4cm長さに切る。
❷鍋にAを合わせ中火で煮立てる。①を加え、混ぜながらしんなりするまで煮る。
❸とろろ昆布を加え、火を止める。

🌿 **MEMO**
とろろ昆布の旨味と自然な塩味をいかすと、全体の食塩量を抑えられます。

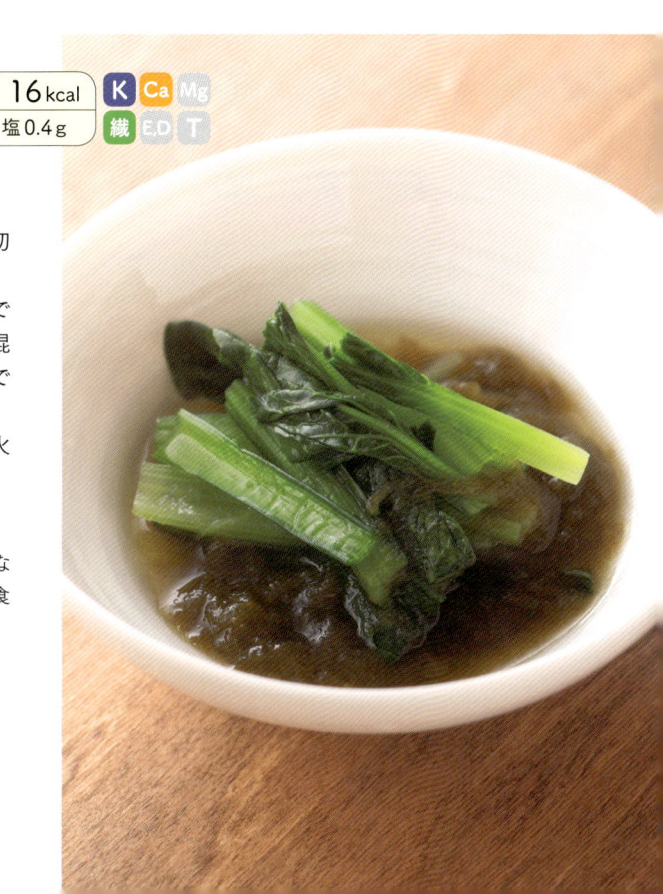

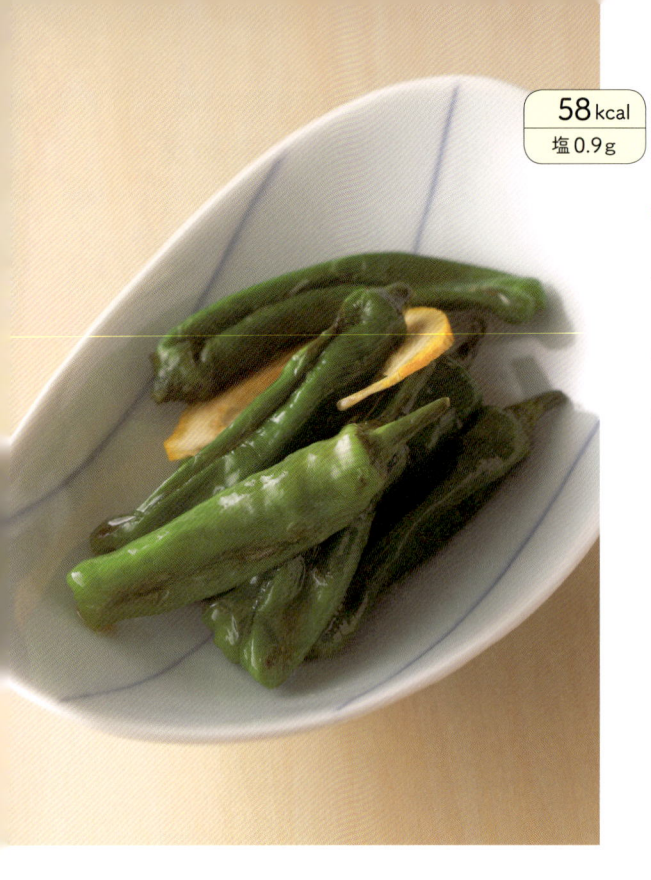

苦味野菜とポン酢が好相性
ししとうの炒め漬け

58kcal 塩0.9g
K Ca Mg 繊 E.D T

材料（1人分）
ししとう……50g
サラダ油……小さじ1
A ┌ しょうゆ……小さじ1
  │ 酢……小さじ2
  └ だし汁……大さじ1
ゆず……1/4個

作り方
❶ ししとうはたてに切り込みを入れる。
❷ ゆずは3〜4mmのくし形に切る。ボウルにAを合わせ、ゆずを入れておく。
❸ フライパンにサラダ油を中火で熱し①を炒める。色が鮮やかになったら②に漬け、冷めるまでおく。

🍴MEMO
炒めて熱々のうちに漬けると、味がよくしみこみます。

野菜と乳製品からカルシウムを摂取
春菊のヨーグルトあえ

68kcal 塩0.1g
K Ca Mg 繊 E.D T

材料（1人分）
春菊……80g
オリーブオイル……小さじ1/2
ヨーグルト（プレーン）
　……50g
A ┌ レモン汁……小さじ1
  │ こしょう……少々
  └ おろしにんにく……少々

🍴MEMO
春菊は、炒めて、しっかりと水気をとばし、旨味を濃くします。

作り方
❶ ヨーグルトはペーパータオルをしいたざるに入れ、30分おいて水切りする。
❷ 春菊は湯を煮立て色よくゆでる。冷水に取って冷やし、水気をしぼって1〜2cm長さに切る。これをフライパンに入れ、中火にかけたオリーブオイルで炒め、水気をとばす。
❸ ボウルに①を入れ、Aを加えて②をあえる。

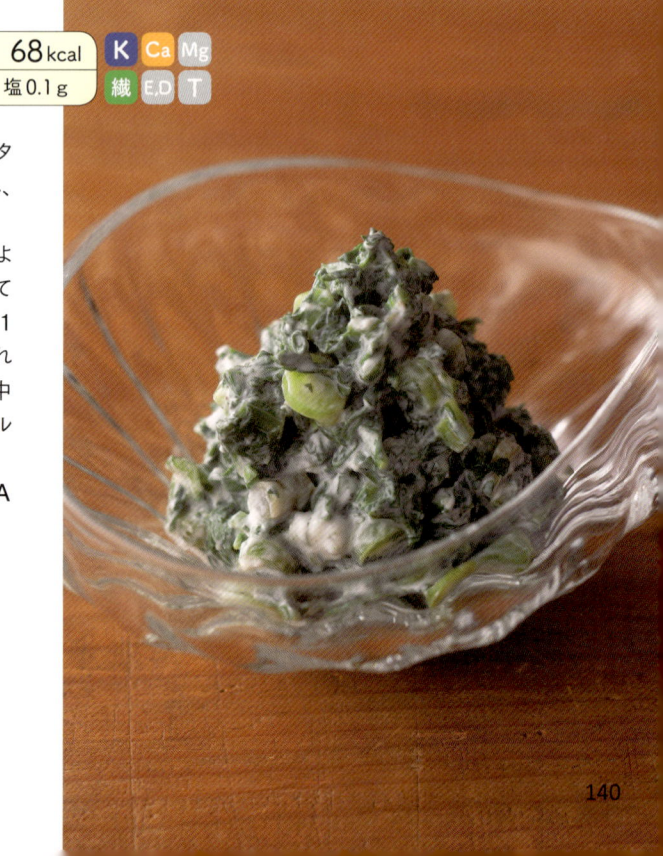

第7章 選ぶ副菜 緑黄色野菜

58kcal 塩0.4g
K Ca Mg 繊 E,D T

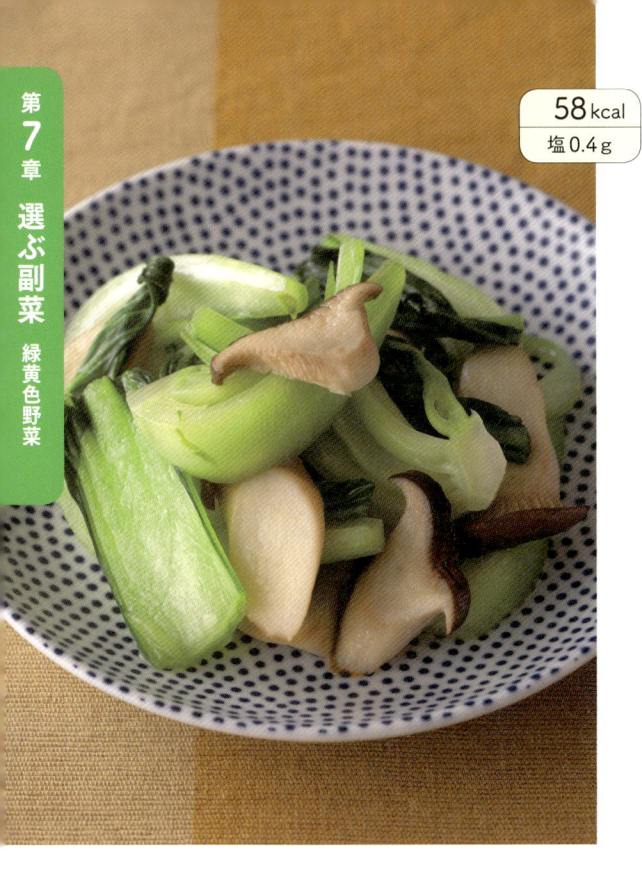

きのこの旨味で食べる
青梗菜、エリンギ炒め

材料（1人分）
青梗菜
　……1と1/4株（100g）
エリンギ……大1本（50g）
オリーブオイル……小さじ1
塩……少々（0.4g）

作り方
❶青梗菜は4cm長さに切り、根元の方はたて半分に切ってから、たてに7〜8mm幅に切る。エリンギは一口大に切る。
❷フライパンにオリーブオイルを中火で熱し、①を炒める。しんなりしたら塩をふる。

🌿**MEMO**
エリンギは、旨味が強いので、表面のひと塩で十分な味わいになります。

熱々がおいしいチーズ料理
トマトのチーズ焼き

57kcal 塩0.2g
K Ca Mg 繊 E,D T

材料（1人分）
トマト……大1/2個（100g）
ピザ用チーズ……10g
粗びき黒こしょう……少々

作り方
❶トマトは横半分に切る。
❷切り口を上にして、チーズを等分にのせる。オーブントースターで5〜6分、チーズが溶けるまで焼き、仕上げにこしょうをふる。

🌿**MEMO**
塩を含むチーズは少量使い、トマトの風味をいかして食塩量を抑えます。

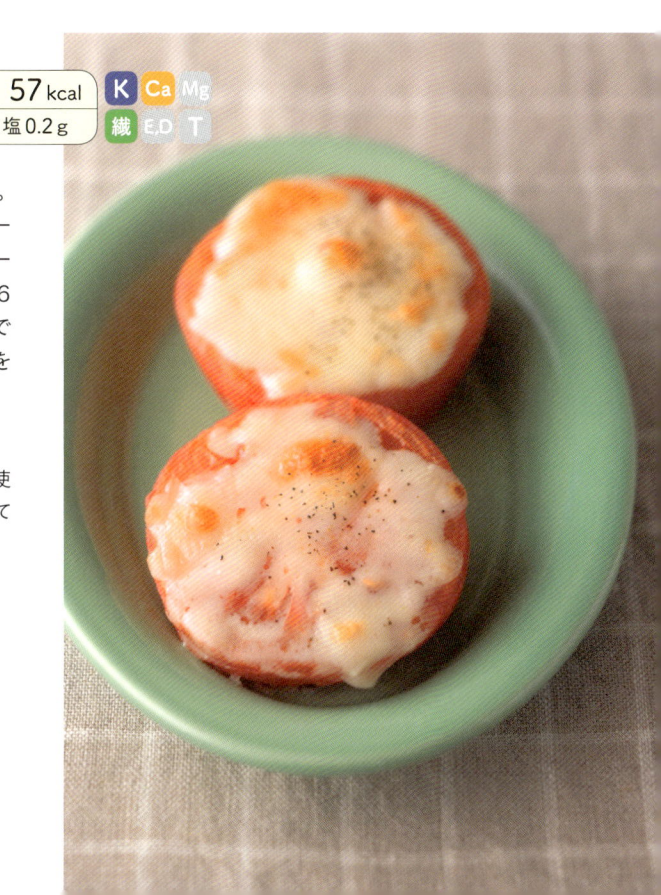

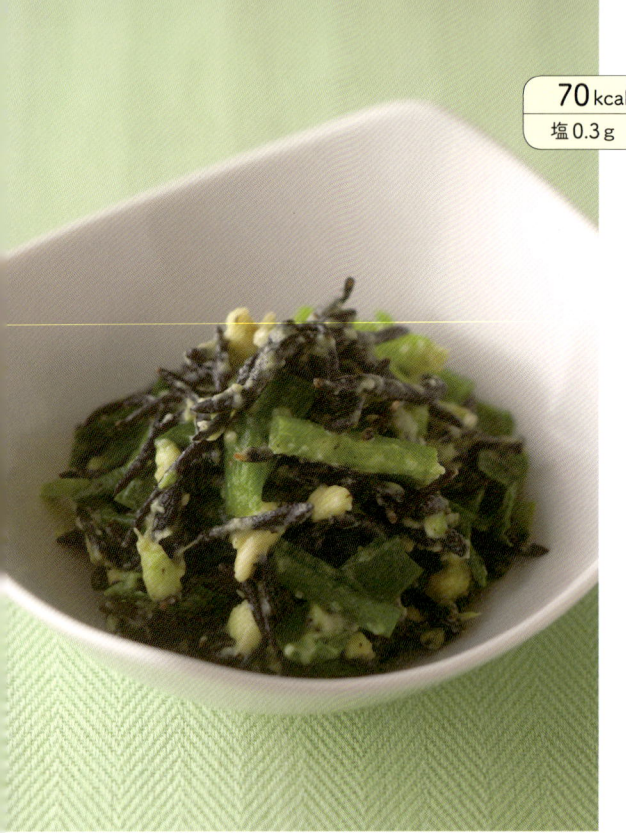

たっぷりの野菜と海藻で血圧対策
にらとひじきのアボカドあえ

70kcal　塩0.3g

材料（1人分）
にら……25g
ひじき……5g
オリーブオイル……小さじ1/2
アボカド……20g
A ┌ レモン汁……小さじ1
　│ しょうゆ……小さじ1/3
　└ こしょう……少々

作り方
❶にらは湯を煮立て色よくゆでる。冷水に取って冷まし、水気をしぼって1.5cm幅に切る。
❷ひじきは水でもどし、水気を切る。フライパンにオリーブオイルを中火で熱して炒め、水気をとばす。
❸ボウルにアボカドを入れ、フォークでざっとつぶし、Aを混ぜ、①、②をあえる。

MEMO
アボカドでコクをプラスすると、にらの香りが気になりません。

好相性の野菜ときのこの組み合わせ
ピーマンとしめじの煮浸し

23kcal　塩0.5g

材料（1人分）
ピーマン……大1個（40g）
しめじ……40g
A ┌ だし汁……1/4カップ
　│ しょうゆ……小さじ1/2
　└ みりん……小さじ1/3

作り方
❶ピーマンは細切り、しめじは石づきを取ってほぐす。
❷鍋にAを合わせ中火で煮立て、①を加えてしんなりするまで煮る。

MEMO
しめじの旨味がだし汁に加わり、さらにおいしく。

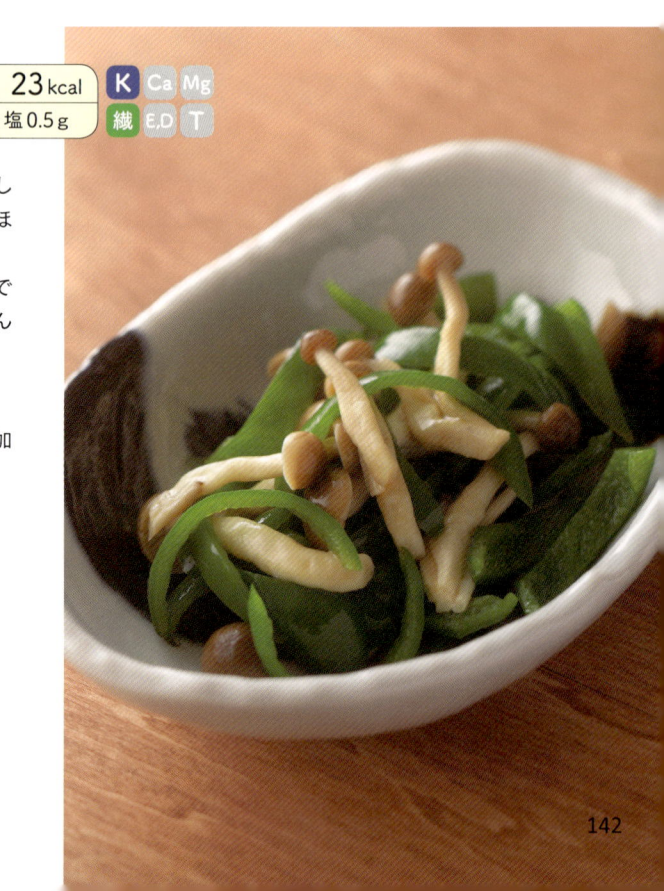

第7章 選ぶ副菜 緑黄色野菜

濃厚なナッツの風味で
ほうれん草のアーモンドあえ

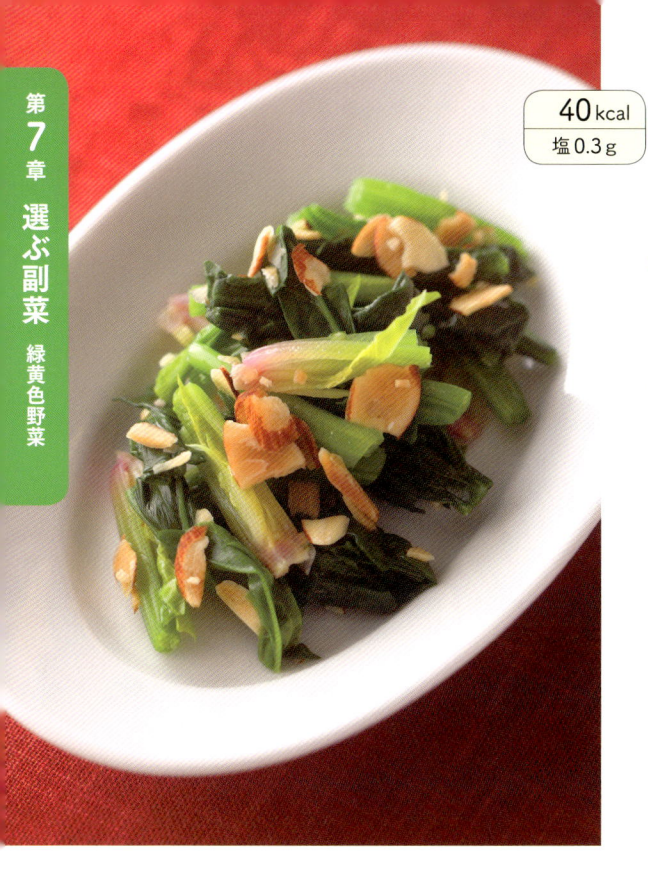

40kcal　塩0.3g　K Ca Mg 繊 E,D T

材料（1人分）
ほうれん草……50g
A ┌ アーモンドスライス……5g
　├ 塩……少々（0.3g）
　└ こしょう……少々

作り方
❶ほうれん草は湯を煮立て色よくゆでる。冷水に取って冷やし、水気をしぼって3cm長さに切る。
❷ボウルに①を入れ、Aであえる。

MEMO
ほうれん草に豊富に含まれるカリウムは、血圧コントロールを助けます。

唐辛子のピリ辛風味がアクセント
ブロッコリーのにんにくスープ煮

70kcal　塩0.5g　K Ca Mg 繊 E,D T

材料（1人分）
ブロッコリー……100g
A ┌ にんにく（薄切り）……1/4片
　├ 赤唐辛子（ちぎる）……1本
　└ オリーブオイル……小さじ1
B ┌ 水……1/2カップ
　└ 塩……少々（0.5g）

作り方
❶ブロッコリーは小さく分ける。
❷鍋にAを合わせ、弱火で炒めて香りを立てる。①を加えて軽く炒め、Bを加えてブロッコリーが柔らかくなるまで煮る。

MEMO
にんにくの香りを立たせて、柔らかく煮たブロッコリーを、たっぷりといただきます。

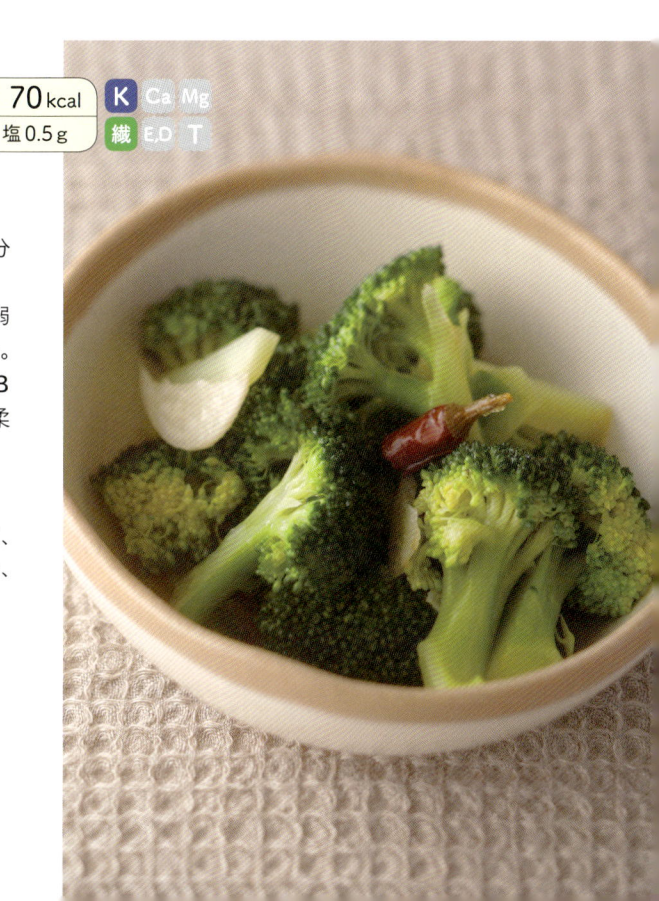

淡色野菜

淡色野菜はビタミンCや食物繊維が豊富。余分な脂質を除去して血管を強化し、健康に保つ作用があるので、緑黄色野菜と合わせてバランスよく食べるのがおすすめです。

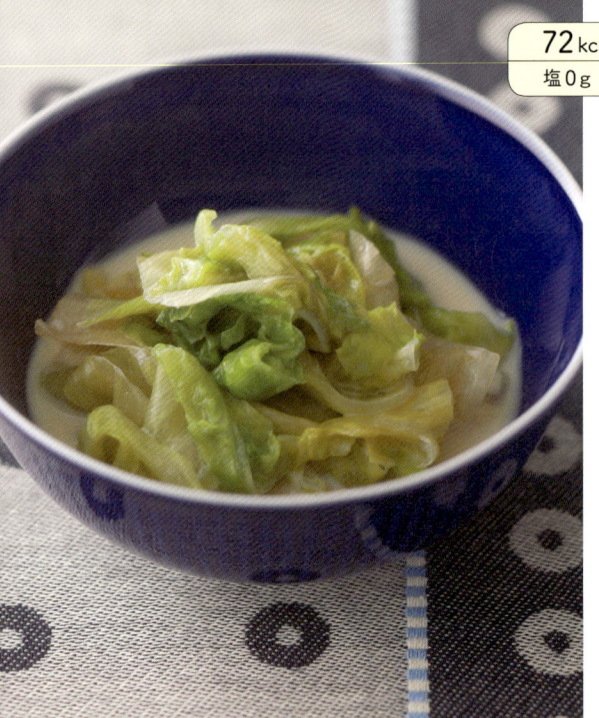

72kcal / 塩0g
K Ca Mg 繊 E,D T

ササッとできるレタスのおかず
レタスの豆乳煮浸し

材料（1人分）
レタス……3枚（100g）
サラダ油……小さじ1
水……30㎖
豆乳……1/4カップ
こしょう……少々

作り方
①レタスは一口大にちぎる。
②鍋にサラダ油を中火で熱し①を炒める。くったりとしたら分量の水を加えて煮立てる。豆乳も加えて弱火で5〜6分煮てなじませ、仕上げにこしょうを加える。

🍴 **MEMO**
豆乳の旨味だけで十分満足できます。

香りのよい油を利かせて調味
キャベツとツナのあえ物

46kcal / 塩0.3g
K Ca Mg 繊 E,D T

材料（1人分）
キャベツ……1枚（50g）
ツナ缶（水煮）……20g
A ┌ ごま油……小さじ1/2
　├ かき油……小さじ1/3
　├ こしょう……少々
　└ 刻み唐辛子……少々

作り方
①キャベツは湯を煮立ててさっとゆで、ざるに取る。粗熱がとれたら一口大に切り、水気をしぼる。
②ツナは汁気を軽く切り、Aを混ぜる。
③ボウルに①を入れ、②であえる。

🍴 **MEMO**
● キャベツは軽くゆでて歯ざわりを残します。
● ツナの風味と油の香りで味を調えます。

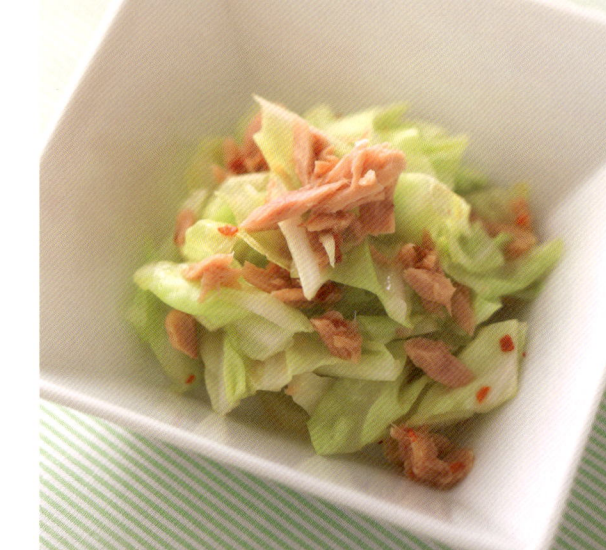

〈血圧を下げる栄養素〉　K カリウム　Ca カルシウム　Mg マグネシウム　繊 食物繊維　E,D EPA、DHA　T タウリン

第7章 選ぶ副菜 淡色野菜

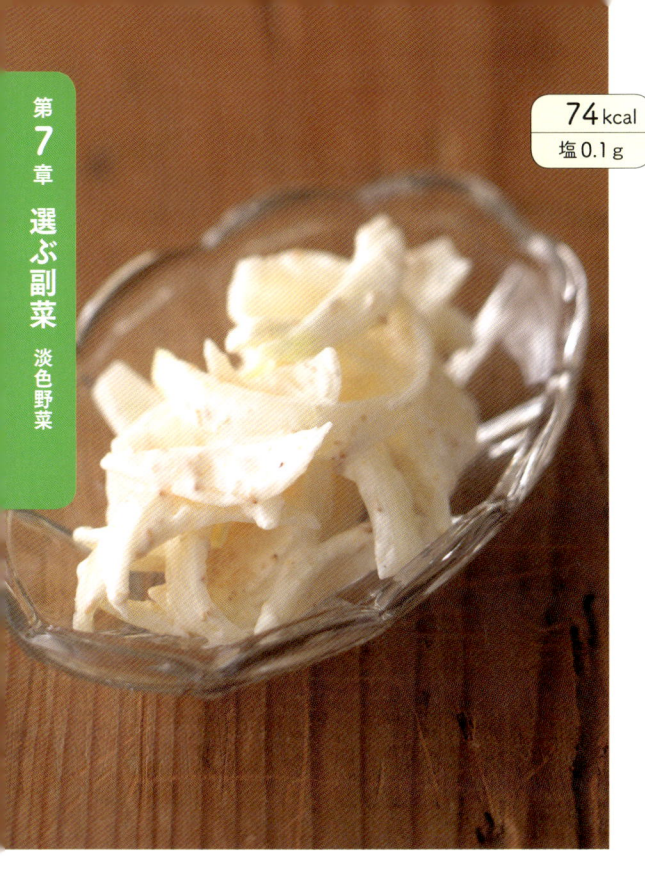

74kcal
塩0.1g
K Ca Mg 繊 E D T

玉ねぎのカリウムで降圧対策
ゆで玉ねぎのサラダ

材料（1人分）
玉ねぎ……小2/3個（80g）
ヨーグルト（プレーン）
　……50g
A ┌ レモン汁……小さじ1
　│ 白すりごま
　│ 　……小さじ1（2g）
　└ こしょう……少々

作り方
❶玉ねぎは1cm幅のくし形に切る。湯を煮立て色が変わる程度にゆで、ざるに取って冷ます。
❷ヨーグルトはペーパータオルをしいたざるに入れ、30分おいて水切りする。
❸ボウルに②を入れ、Aを加え混ぜる。①を入れてあえる。

MEMO
ごまの風味とヨーグルトの酸味でいただきます。

香りのよいスパイスを利かせて
ズッキーニのトマト煮

64kcal
塩0.3g
K Ca Mg 繊 E D T

材料（1人分）
ズッキーニ
　……1/2本（100g）
玉ねぎ……小1/5個（25g）
トマト……大1/4個（50g）
オリーブオイル……小さじ1
A ┌ ローリエ……1/4枚
　│ タイム（ドライ）……少々
　│ オレガノ（ドライ）
　│ 　……少々
　└ 塩……少々（0.3g）
水……1/2カップ

作り方
❶ズッキーニは7〜8mm幅の輪切り。玉ねぎはみじん切り。トマトは1cm角に切る。
❷鍋にオリーブオイルを中火で熱し、玉ねぎを炒め、しんなりしたらズッキーニを炒め、こんがりしたらトマト、Aを加え炒める。なじんだら分量の水を加えてふたをする。ズッキーニが柔らかくなって、ほとんど汁気がなくなるまで煮る。

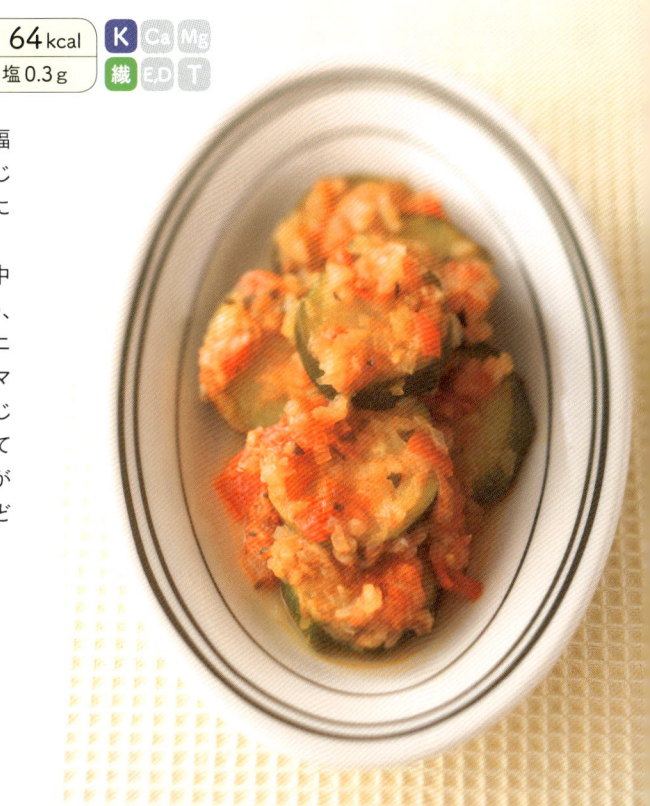

MEMO
トマトを煮くずして旨味を全体によくからませます。

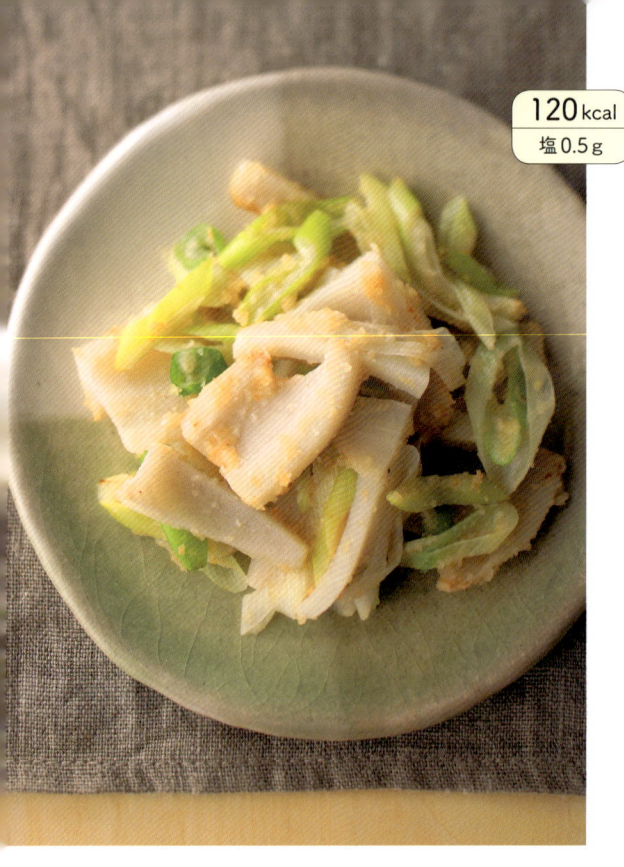

腹持ちのよいれんこんのおかず
れんこんの ピーナッツみそ炒め

120kcal　塩0.5g

K Ca Mg 繊 E,D T

材料（1人分）
れんこん……50g
長ねぎ……1/2本（30g）
ごま油……小さじ1/2
A ┌ ピーナッツ（粉末）……8g
　├ 淡色辛みそ……小さじ2/3
　├ 砂糖……小さじ1/2
　└ 水……小さじ1

作り方
❶れんこんは、たて半分に切ってから、たてに5〜6㎜幅に切る。水洗いし水気を切る。長ねぎは5㎜幅の斜め切りにする。
❷Aを混ぜ合わせておく。
❸フライパンにごま油を中火で熱し、①を炒め、れんこんが透き通ったら②を加え、炒め合わせる。

📝 **MEMO**
ピーナッツの香ばしい風味が味を引き立てます。

食物繊維たっぷりの根菜の煮物
ごぼうのしょうゆ煮

36kcal　塩0.5g

K Ca Mg 繊 E,D T

材料（1人分）
ごぼう……50g
A ┌ だし汁……1/4カップ
　└ しょうゆ……小さじ1/2
青のり……少々

📝 **MEMO**
ごぼうは、まんべんなくたたいて、しっかり割れ目を入れると、味がよくしみこみます。

作り方
❶ごぼうは柔らかくゆで、すりこ木でたたいて割れめを入れ、4㎝長さに切って、5㎜角ぐらいの太さにさく。
❷鍋にAを合わせて弱火にかけ、①を入れる。時々混ぜながら汁気がなくなるまで煮る。
❸皿に②を盛りつけ、青のりを散らす。

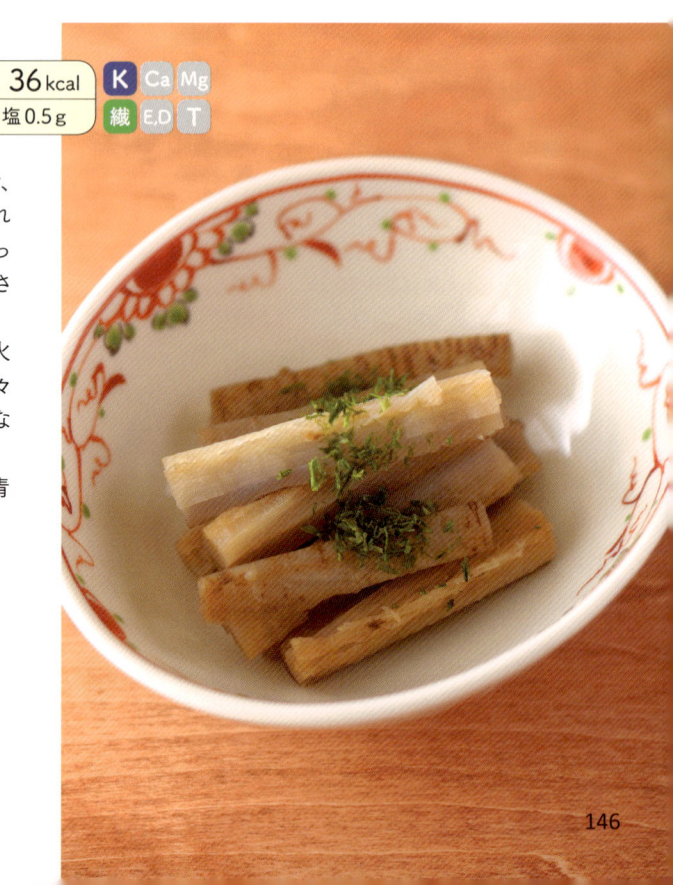

第7章 選ぶ副菜 淡色野菜

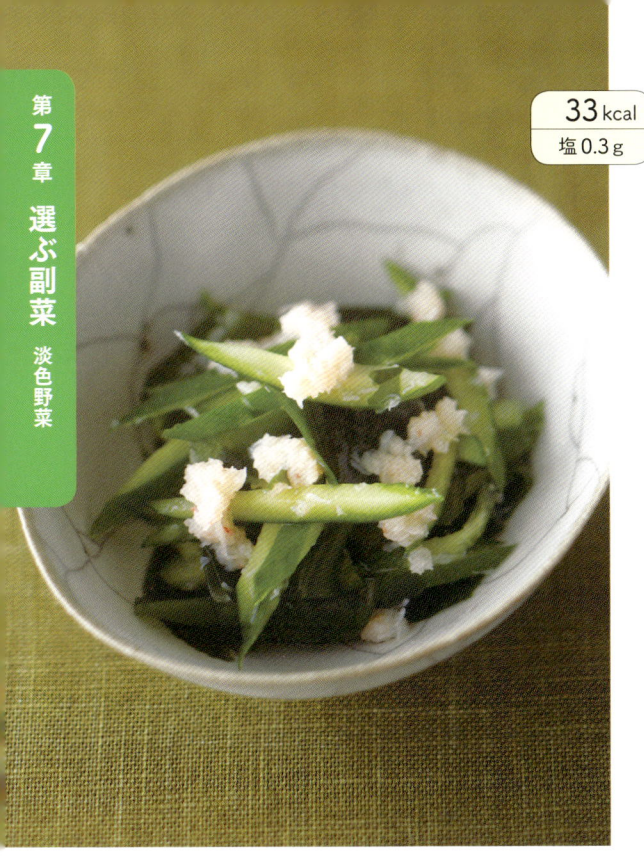

きゅうり、わかめ、かに缶の酢の物

かにのタウリンで血圧ケア

33 kcal　塩 0.3 g

K / Ca / Mg / 繊 / E.D / T

材料（1人分）
きゅうり……小 1/2 本（40g）
わかめ（カット）……1g
かに缶……20g
A┃酢……小さじ 2
　┃砂糖……小さじ 2/3
　┃しょうが汁……小さじ 1/2

作り方
❶きゅうりは細切りにする。わかめは水でもどし、水洗いして水気をしぼる。
❷ボウルにAを混ぜ合わせ、①とかにをあえる。

📝**MEMO**
きゅうりは塩もみはせずパリパリの歯応えをいかし、かに缶の旨味と酢で上手に減塩します。

セロリと豆腐の辛子あえ

香味野菜の香りをいかして

50 kcal　塩 0.3 g

K / Ca / Mg / 繊 / E.D / T

材料（1人分）
セロリ……2/3 本（40g）
豆腐（木綿）……50g
A┃練り辛子……小さじ 1
　┃みりん……小さじ 1/2
　┃しょうゆ……小さじ 1/3

作り方
❶セロリは斜め薄切りにし、湯を煮立てさっとゆで、ざるに取る。粗熱をとり水気をしぼる。
❷Aを混ぜ合わせておく。
❸ボウルに、豆腐を入れてざっとくずし、②を混ぜ、①をあえる。

📝**MEMO**
練り辛子の一工夫で薄味が引き立ちます。

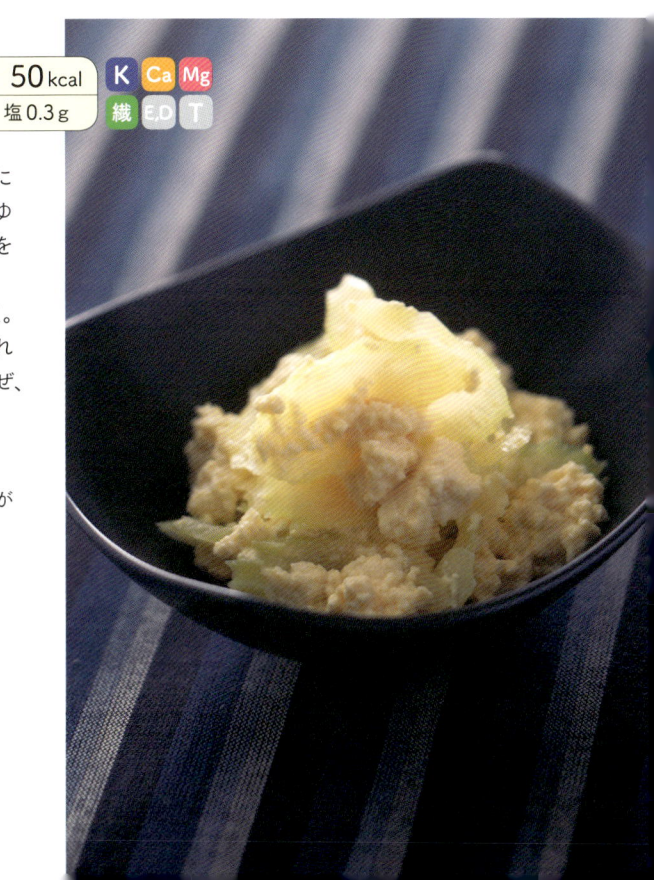

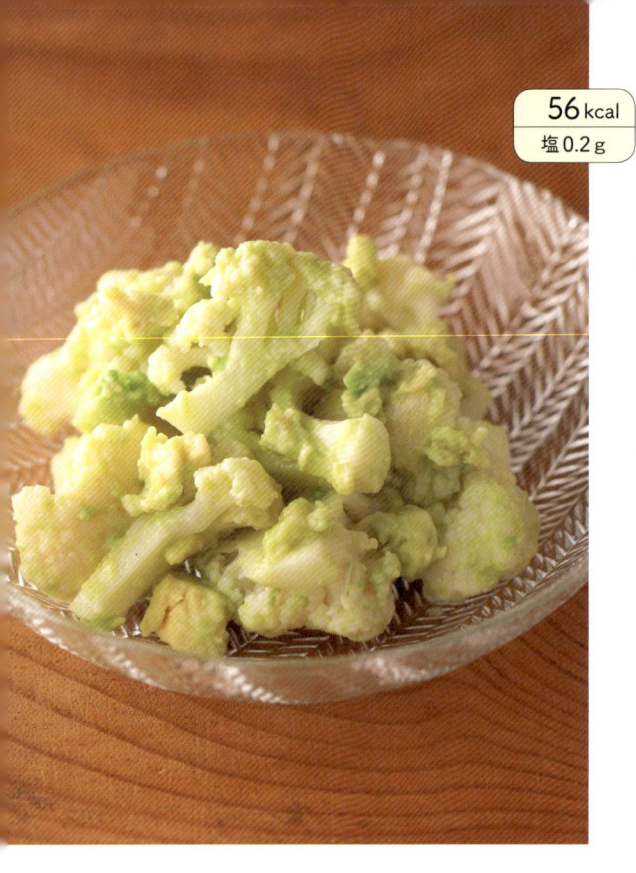

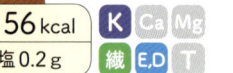

ビタミンCやEをたっぷり補給
カリフラワーとアボカドのサラダ

56kcal 塩0.2g
K Ca Mg 繊 E,D T

材料（1人分）
カリフラワー……80g
アボカド……20g
A ┌ レモン汁……小さじ1
　├ 塩……少々（0.2g）
　├ こしょう……少々
　└ オリーブオイル……小さじ1/2

作り方
❶カリフラワーは小さく分けて柔らかくゆで、ざるに取って冷ます。
❷ボウルにアボカドを入れフォークでざっとつぶし、Aを混ぜ、①をあえる。

🌿MEMO
レモンの酸味とアボカドの旨味で、薄味でも十分な味わいです。

ゴーヤの苦味を上手に調味
ゴーヤのくるみ酢あえ

83kcal 塩0.2g
K Ca Mg 繊 E,D T

材料（1人分）
ゴーヤ……40g
くるみ（素焼き、無塩）……10g
A ┌ 砂糖……小さじ1/2
　├ 酢……小さじ2
　└ 塩……少々（0.2g）

作り方
❶ゴーヤは薄切りにし、湯を煮立て色よくゆでる。冷水に取って冷まし、水気をしぼる。
❷くるみをすり鉢に入れて、すりこ木ですりつぶし、Aを加えてすり混ぜる。
❸②に①を入れてあえる。

🌿MEMO
くるみの脂肪は、体内でDHA、EPAに変わります。くるみは、味にコクをプラスし、減塩を助けます。

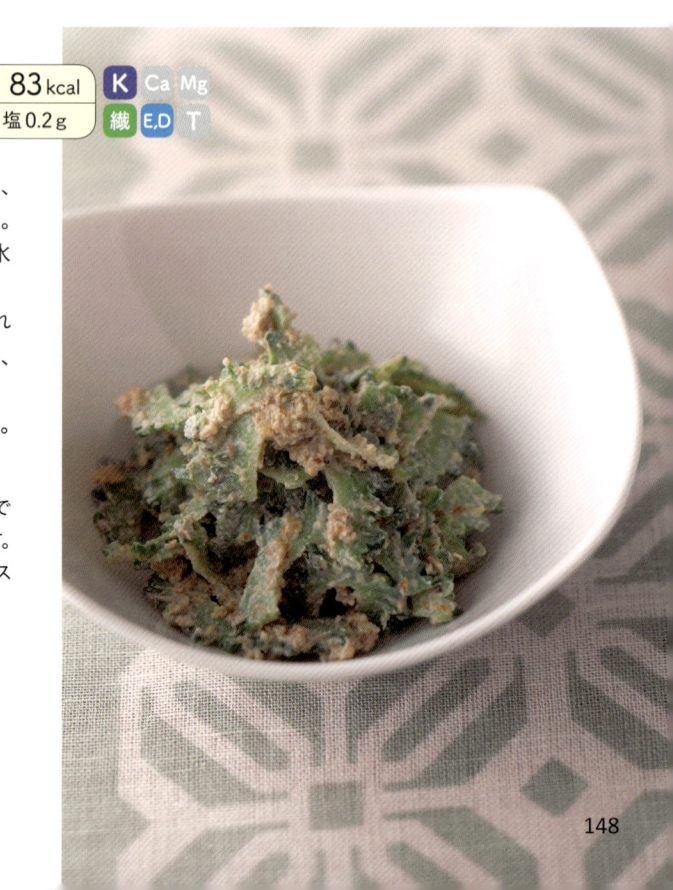

第7章 選ぶ副菜 淡色野菜

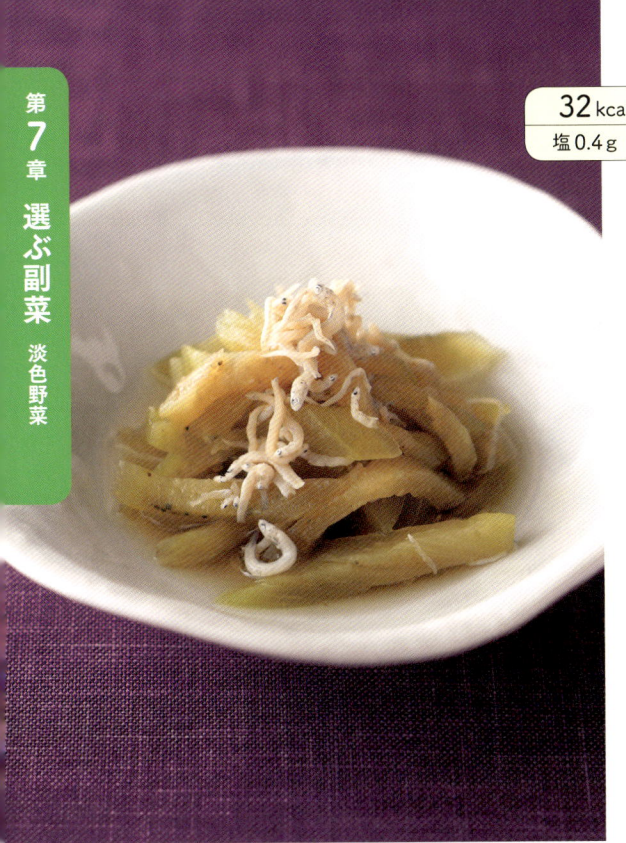

32 kcal
塩 0.4g

K Ca Mg 繊 E.D T

だし汁の旨味を含めて
なすとしらすの煮浸し

材料（1人分）
なす……大1個（80g）
しらす干し……5g
A ┃ だし汁……1/2 カップ
　 ┃ しょうゆ……小さじ 1/6
　 ┗ みりん……小さじ 1/3

作り方
❶なすは皮をむいて半分の長さに切ってから細切りにする。
❷鍋にA、しらすを入れて中火にかけ、①を加える。ふたをして時々混ぜ、なすがくったりするまで煮る。

📝**MEMO**
なすは細切りにして、味を含みやすくします。

香ばしい油揚げをプラス
かぶと油揚げの煮物

97 kcal
塩 0.5g

K Ca Mg 繊 E.D T

材料（1人分）
かぶ……50g
油揚げ……20g
A ┃ だし汁……1/2 カップ
　 ┃ みりん……小さじ 1/2
　 ┃ しょうゆ……小さじ 1/6
　 ┗ 塩……少々（0.3g）

作り方
❶かぶは茎を2cmつけて葉を切り落とし、たて半分に切る。油揚げは一口大に切り、ゆでて油抜きする。
❷鍋に、Aを合わせ入れて中火にかけ、①を加える。ふたをしてかぶが柔らかくなるまで14～15分煮る。

📝**MEMO**
かぶはじっくり煮て甘味を出します。

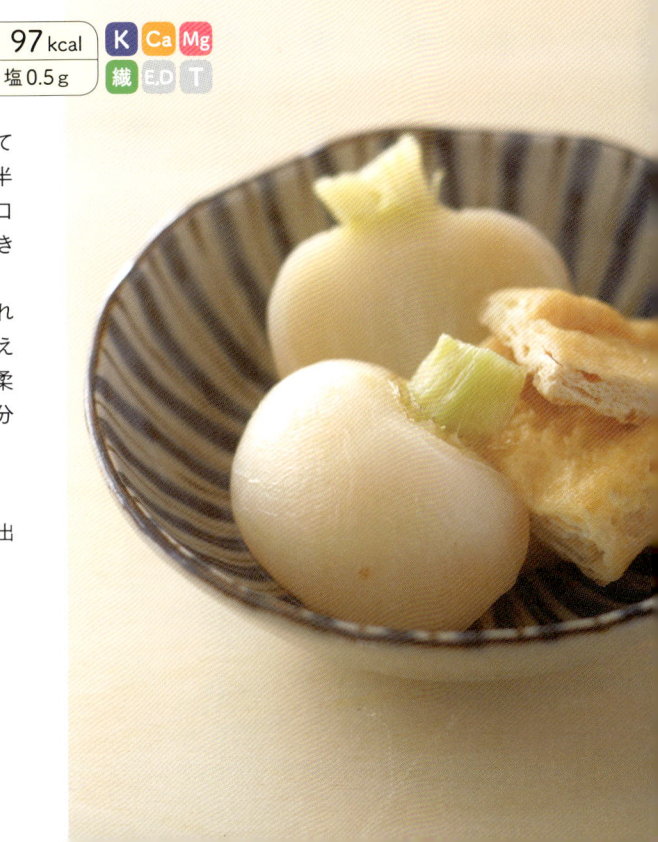

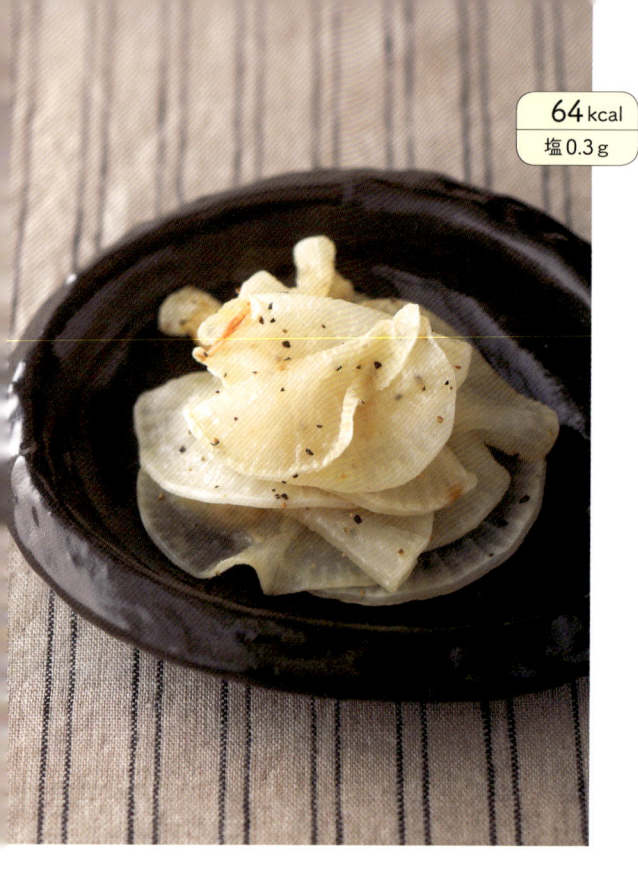

低カロリーな大根のおかず

大根の黒こしょう炒め

64kcal
塩0.3g
K Ca Mg 繊 E.D T

材料（1人分）
大根……5㎝（150g）
オリーブオイル……小さじ1
A ┌ 塩……少々（0.3g）
  └ 粗びき黒こしょう……少々

作り方
❶大根は、薄い輪切りにする。
❷フライパンにオリーブオイルを弱火で熱し、①を炒める。しんなりしたらAをふる。

💚MEMO
あっさり味の大根は香ばしく炒め、粗びき黒こしょうのピリッとした風味をいかします。

ほっこり煮たねぎの甘味を堪能

長ねぎのスープ煮

65kcal
塩0.2g
K Ca Mg 繊 E.D T

材料（1人分）
長ねぎ……大1本（100g）
オリーブオイル……小さじ1
A ┌ タイム……少々
  │ オレガノ……少々
  │ 水……1/2カップ
  └ 塩……少々（0.2g）

作り方
❶長ねぎは、3㎝長さに切る。
❷鍋にオリーブオイルを弱火で熱し①を炒める。油がなじんだらAを加えてふたをする。長ねぎが柔らかくなるまで14〜15分煮る。

💚MEMO
● 長ねぎはよく炒めて旨味を引き出します。
● 長ねぎの豊富なカリウムは、血液の浄化にも役立ちます。

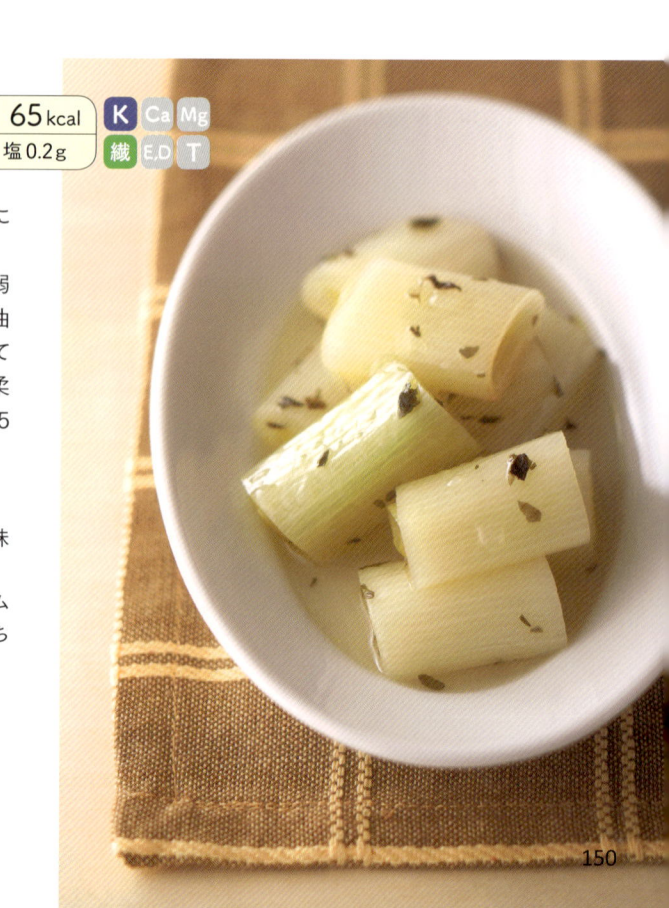

第7章 選ぶ副菜 淡色野菜

豆板醤のピリ辛がアクセント
もやしと切り昆布の豆板醤炒め

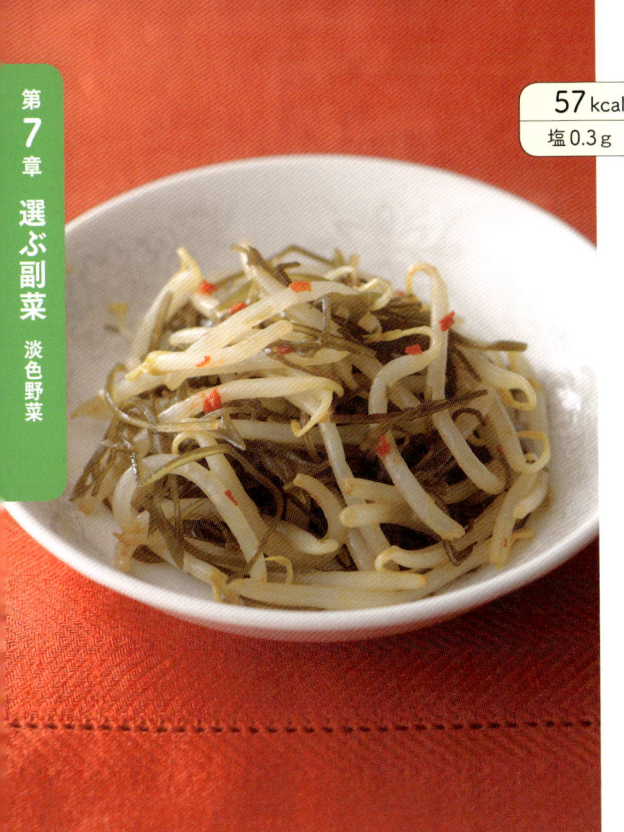

57kcal　塩0.3g
K Ca Mg 繊 E,D T

材料（1人分）
もやし……80g
切り昆布（乾燥）……5g
ごま油……小さじ1
A ┌ 湯……30㎖
　├ 豆板醤……小さじ1/6
　└ 砂糖……小さじ1/6

作り方
❶もやしは根をつむ。昆布は水でもどし、水気を切る。
❷フライパンにごま油を中火で熱し①を炒める。油がなじんだらAを加え、汁気がなくなるまで炒める。

🥄MEMO
旨味を出す昆布は食物繊維やミネラルの宝庫で、血圧ケアにもおすすめです。

鮭缶でたんぱく質を手軽にプラス
白菜と鮭缶のスープ煮

79kcal　塩0.5g
K Ca Mg 繊 E,D T

材料（1人分）
白菜……2〜3枚（120g）
鮭缶……40g
A ┌ ローリエ……1/4枚
　├ 湯……1/4カップ
　└ こしょう……少々

作り方
❶白菜は大きめの一口大に切る。
❷鍋にAを合わせて中火にかける。①を入れ、鮭を大きくくずして加えたら、ふたをして白菜がくったりするまで7〜8分煮る。

🥄MEMO
● 白菜は、熱を加えると甘味が出ます。
● 鮭缶の塩気や旨味で調味します。

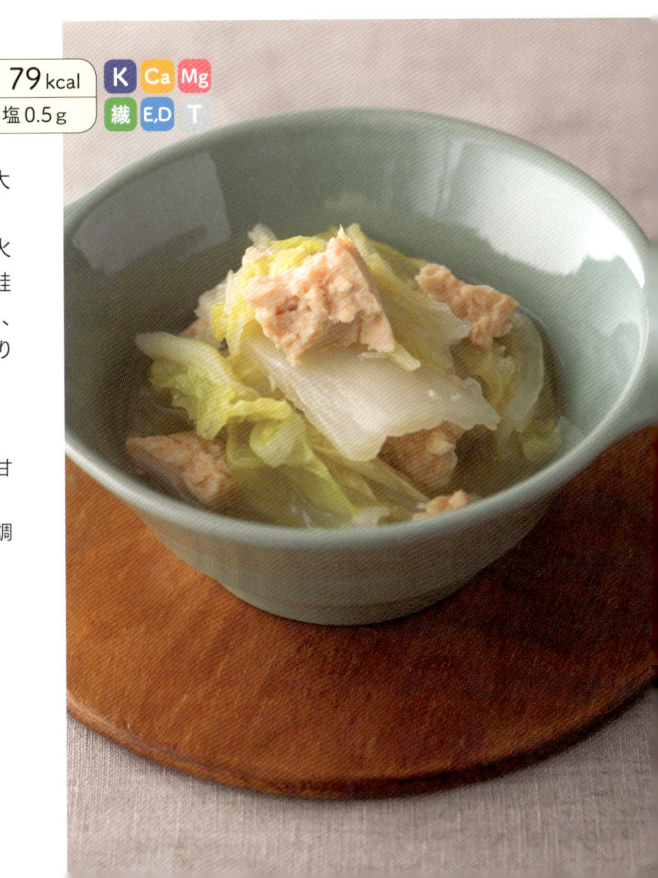

海藻・きのこ

血圧降下作用の高いカリウムや食物繊維が豊富な海藻やきのこは、低カロリーな栄養食。料理のカサを増やし満足感も得られますので、調理法を工夫していただきましょう。

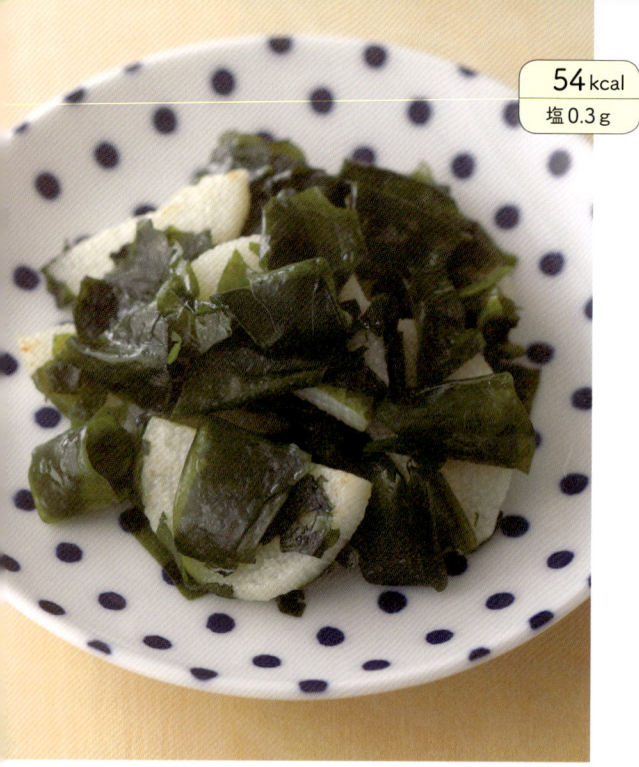

54kcal　塩0.3g　K Ca Mg 繊 E,D T

長いもの歯応えを楽しんで
わかめと長いもの炒め物

材料（1人分）
わかめ（カット）……2g
長いも……2㎝（50g）
ごま油……小さじ1/2
塩……少々（0.2g）

作り方
❶わかめは水でもどし、水洗いして水気を切る。
❷長いもは5㎜幅の半月切りにする。
❸フライパンにごま油を中火で熱し②を焼きつけるように炒める。こんがりとしたら①を加えてさっと炒め、仕上げに塩を加える。

MEMO
わかめに豊富な食物繊維とミネラルは、老廃物の排出や血液浄化に役立ちます。

ヨーグルトのまろやかな酸味で
ひじきのヨーグルトサラダ

94kcal　塩0.2g　K Ca Mg 繊 E,D T

材料（1人分）
ひじき……5g
オリーブオイル……小さじ1/2
ヨーグルト（プレーン）
　……50g
ミニトマト……2個（20g）
A ┌ レモン汁……小さじ1
　└ こしょう……少々

作り方
❶ヨーグルトはペーパータオルをしいたざるに入れ、30分おいて水切りする。
❷ひじきは水でもどして水気を切り、オリーブオイルで炒めて水気をとばす。ミニトマトは1/4に切る。
❸ボウルに①を入れて②をあえ、Aを加えてさっと混ぜる。

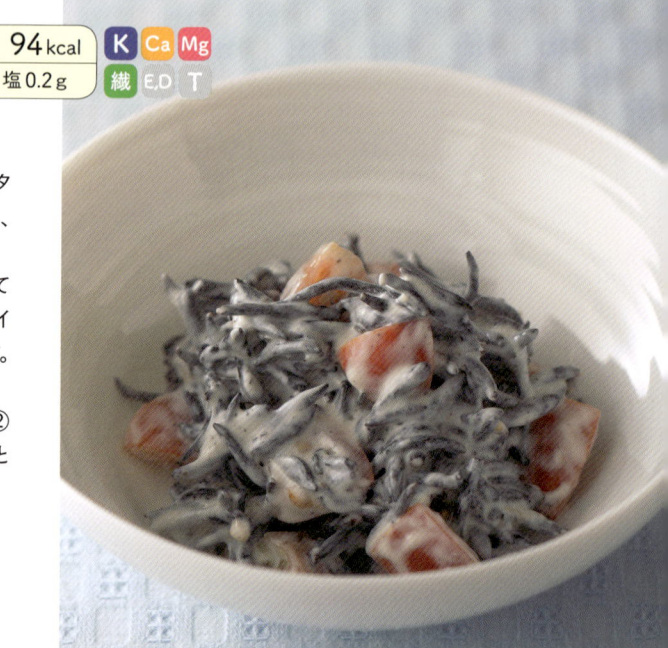

MEMO
● ひじきの歯応えとヨーグルトの酸味がさわやかです。
● カルシウムも十分摂れます。

〈血圧を下げる栄養素〉　K カリウム　Ca カルシウム　Mg マグネシウム　繊 食物繊維　E,D EPA、DHA　T タウリン

第7章 選ぶ副菜 海藻・きのこ

14kcal
塩0.6g

K Ca Mg 繊 E.D T

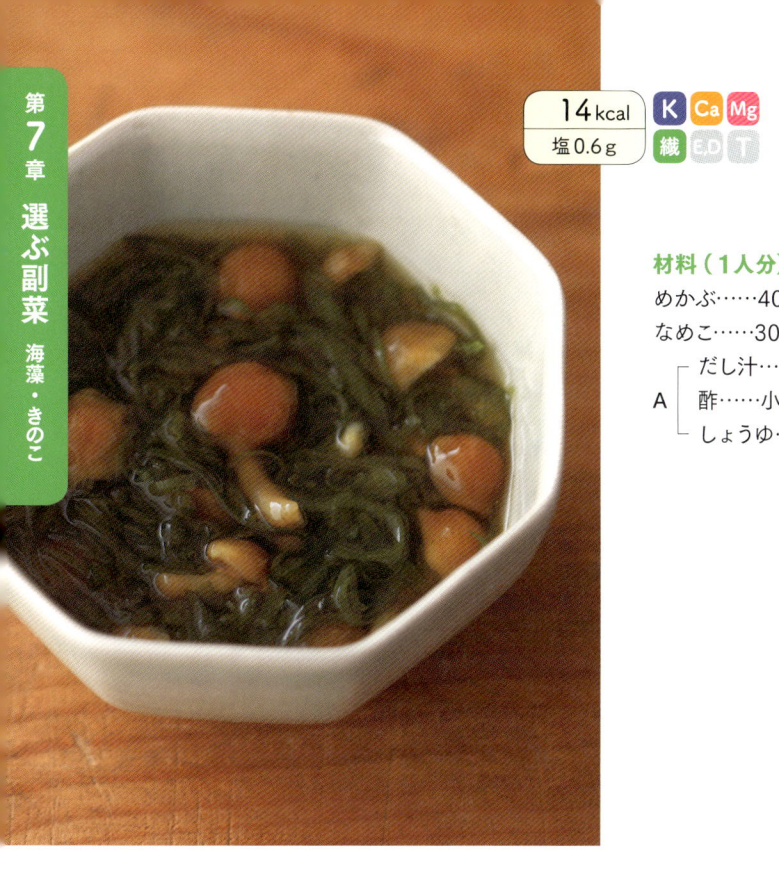

これが"とろねば"の食感
めかぶとなめこのポン酢あえ

材料（1人分）
めかぶ……40g
なめこ……30g
A［ だし汁……大さじ1
　　酢……小さじ2
　　しょうゆ……小さじ1/2 ］

作り方
❶なめこは洗って軽くぬめりを取っておく。湯を煮立ててさっとゆで、ざるに取って冷ます。
❷ボウルにAを混ぜ合わせ、めかぶ、①を入れてあえる。

🌿MEMO
手作りのポン酢は、だしを多めにした減塩調味で仕上げます。

ツルツルののどごしを楽しんで
もずくとキウイの酢の物

52kcal
塩0.3g

K Ca Mg 繊 E.D T

材料（1人分）
もずく……40g
キウイフルーツ
　　……小1個（80g）
A［ 酢……大さじ2
　　塩……少々（0.2g）］

作り方
❶キウイは5㎜角に切る。
❷ボウルに①を入れ、Aを加えてよく混ぜ、もずくをあえる。

🌿MEMO
● キウイの酸味と甘味が味に深みを出します。
● 海藻の食物繊維と果物のカリウムは、降圧効果が期待できる栄養素です。

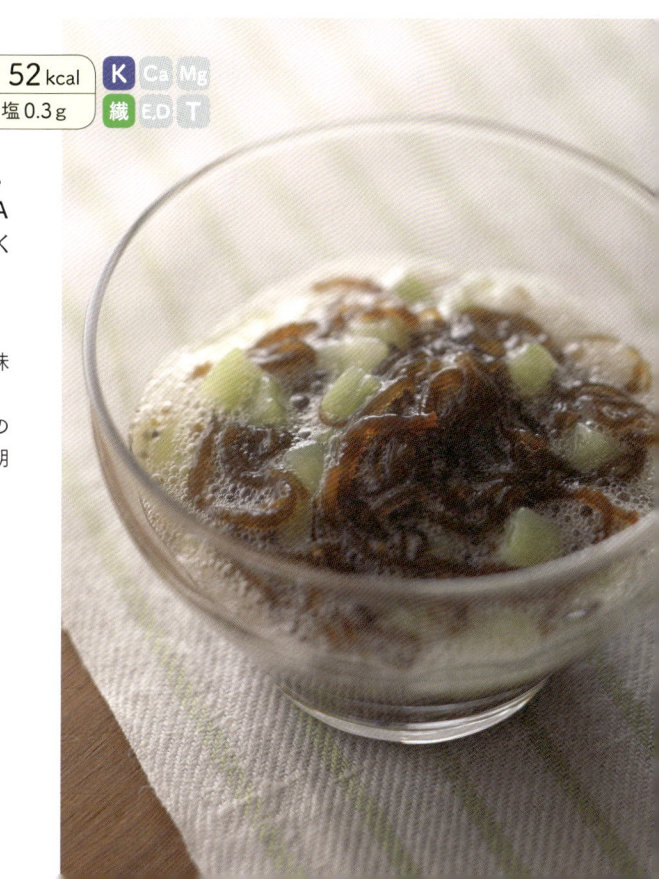

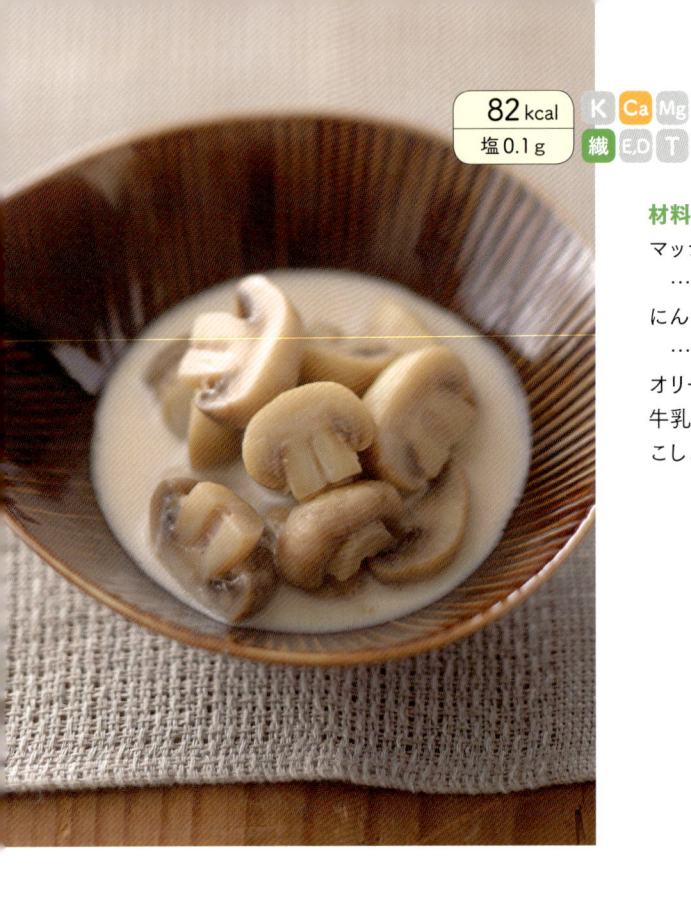

にんにく風味を利かせて

マッシュルームのミルク煮

82kcal 塩0.1g

材料（1人分）
マッシュルーム
　……10個（100g）
にんにく（薄切り）
　……1/4片
オリーブオイル……小さじ1
牛乳……1/4カップ
こしょう……少々

作り方
❶マッシュルームはたて半分に切る。
❷鍋にオリーブオイルを弱火で熱し、にんにく、①を炒める。こんがりとしたら、牛乳、こしょうを加え、2〜3分煮る。

MEMO
マッシュルームの旨味がミルクに溶けこんでおいしいスープに。汁ごといただきます。

風味と歯ざわりでもう一口

しめじのくるみ炒め

101kcal 塩0.4g

材料（1人分）
しめじ……80g
くるみ（素焼き、無塩）
　……10g
オリーブオイル
　……小さじ1/2
しょうゆ……小さじ1/2

作り方
❶しめじは石づきを切り取ってほぐす。くるみは粗く刻む。
❷フライパンにオリーブオイルを弱火で熱し、くるみを炒める。カリッとしたらしめじを炒め、しんなりしたらしょうゆを加える。

MEMO
くるみを炒めると、香ばしい風味がいっそう立ちます。

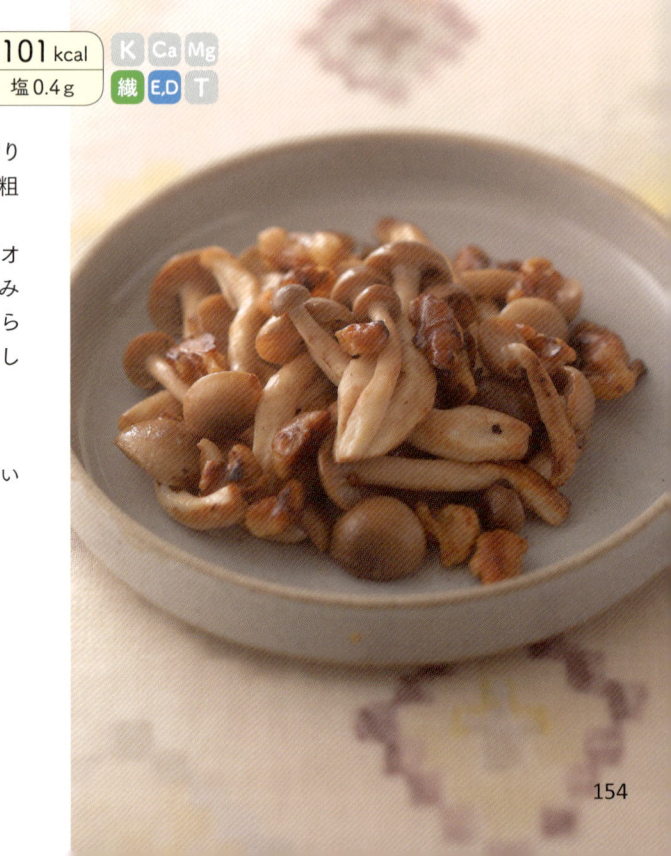

第7章 選ぶ副菜 海藻・きのこ

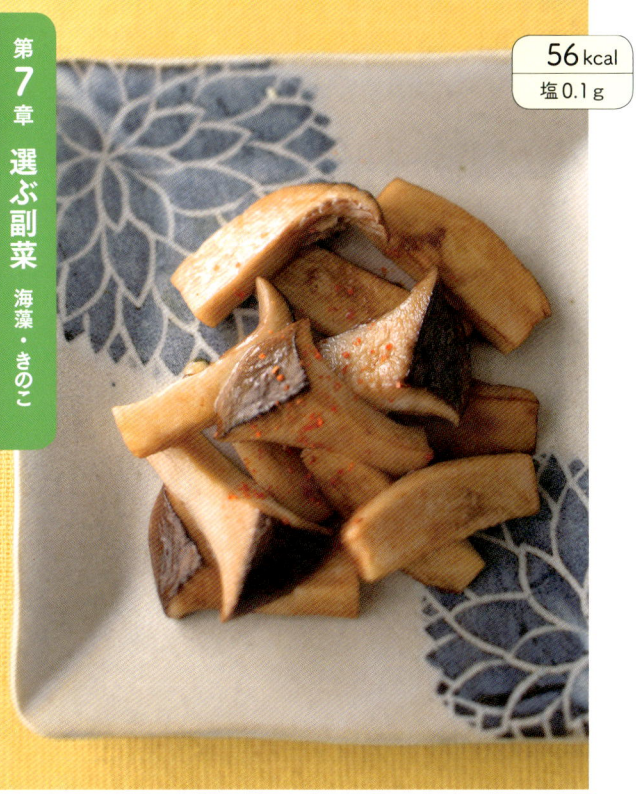

56 kcal
塩 0.1 g
K Ca Mg 繊 E D T

黒酢独特の風味で味つけ
エリンギの黒酢炒め

材料（1人分）
エリンギ……大1本（50g）
サラダ油……小さじ1
黒酢……小さじ2
一味唐辛子……少々

作り方
❶エリンギは、半分の長さに切ってから、たて半分に切る。さらにたてに5mm幅に切る。
❷フライパンにサラダ油を中火で熱し①を炒める。こんがりしたら黒酢を加えてさっと炒め、仕上げに一味唐辛子をふる。

MEMO
● 黒酢の酸味と旨味で調味します。
● 唐辛子のピリ辛も減塩のサポートになります。

しそや赤芽の香りとともに
焼きしいたけの薬味おろし

33 kcal
塩 0 g
K Ca Mg 繊 E D T

材料（1人分）
しいたけ……3枚（60g）
大根……4cm（100g）
酢……小さじ2
しそ……3枚
赤芽……大さじ1

作り方
❶しいたけは軸を切り取りグリルでしんなりするまで焼く。
❷大根はすりおろして汁気を切る。しそは小さくちぎる。
❸大根おろしに酢を加え、しそ、赤芽を混ぜる。
❹皿に①を盛りつけ、③を添える。

MEMO
● しいたけは焼くと旨味が増します。
● 薬味のしそや赤芽は香味も豊かで、減塩を助けます。

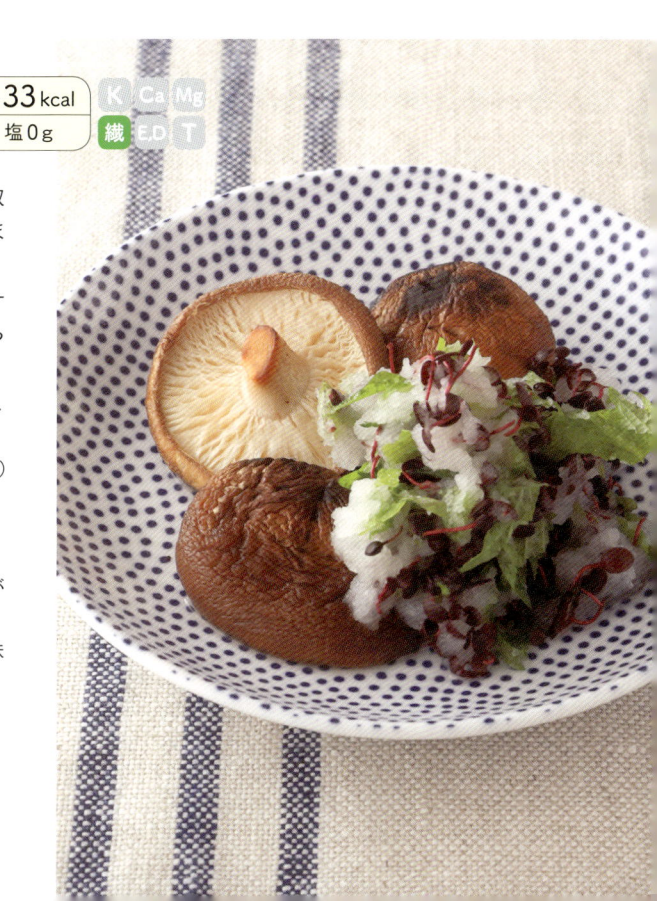

大豆製品

大豆のたんぱく質は血圧を調整し、血中コレステロール値を低下させるなど、高血圧の改善に最適。納豆などの大豆製品も栄養価は同じです。毎日摂りたい食品です。

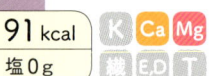

---

91 kcal / 塩 0 g
K Ca Mg 繊 E,D T

香り野菜の薬味を利かせて
焼き油揚げの薬味あえ

材料（1人分）
油揚げ……20g
しそ……5枚
みょうが……1個（20g）
かつお節……3g

MEMO
香り野菜のしそやみょうがを薬味に、おかかをまぶすことで、十分な味わいになります。

作り方
① しそは小さくちぎる。みょうがはたて半分、斜め薄切りにする。ざるに合わせて冷水にさらし、パリッとさせて水気を切る。
② 油揚げはゆでて油抜きする。水気をしぼりグリルでカリッと焼き、熱いうちに細切りにし、油揚げが熱いうちに①と合わせ、かつお節とあえる。

香り高い焼きのりをたっぷり
高野豆腐とのりの卵とじ

73 kcal / 塩 0.7 g
K Ca Mg 繊 E,D T

材料（1人分）
高野豆腐……4g
わけぎ……20g
焼きのり……1枚
A［ だし汁……1/2カップ
　　しょうゆ……小さじ1/2 ］
卵……1/2個（25g）

MEMO
焼きのりをからめると磯の風味が加わって、おいしくいただけます。

作り方
① 高野豆腐は水でもどす。水気をしぼり1.5cmの色紙に切る。
② わけぎは1cm幅の小口切り、のりは小さくちぎる。
③ 鍋にAを合わせ中火にかける。①を加え5〜6分煮る。さらに②を加えて一煮し、卵を溶いて流し入れ、好みの加減に火を通す。

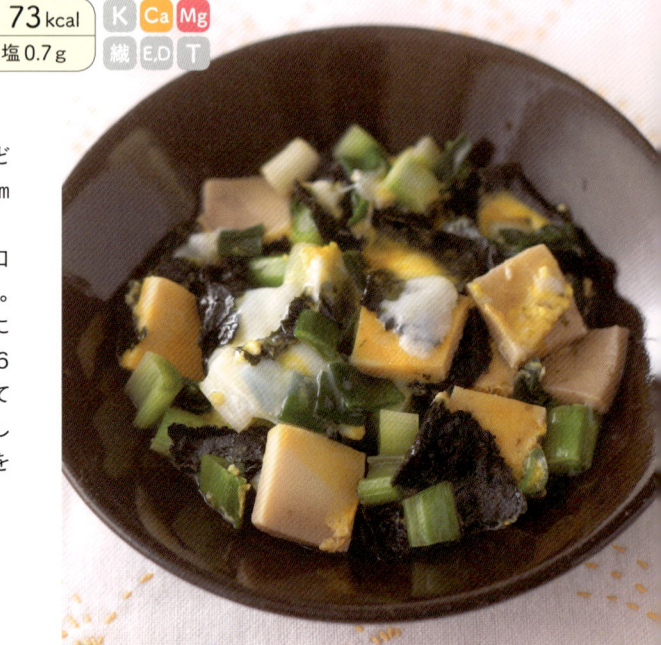

〈血圧を下げる栄養素〉　K カリウム　Ca カルシウム　Mg マグネシウム　繊 食物繊維　E,D EPA、DHA　T タウリン

第7章 選ぶ副菜 大豆製品

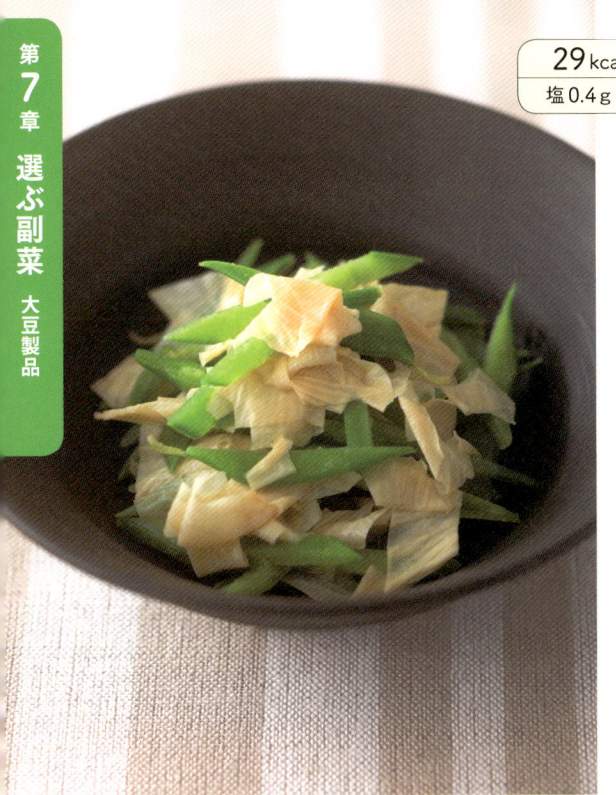

29 kcal
塩 0.4g

歯ざわりのよい絹さやをプラス
ゆばの辛子あえ

材料（1人分）
ゆば（乾燥）……1枚（4g）
絹さや……20g
A ┌ 練り辛子……小さじ1/2
　├ だし汁……小さじ2
　└ しょうゆ……小さじ1/2

作り方
❶ ゆばは水でもどし、一口大に切る。絹さやは細切りにする。
❷ 鍋に湯を煮立て、①をさっとゆでてざるに取る。
❸ ボウルにAを混ぜ合わせ、②をあえる。

🌿 MEMO
● 辛子のピリッとした刺激がゆばに風味をつけます。

食物繊維たっぷりでお腹も満足
干ししいたけと
にんじんの納豆あえ

55 kcal
塩 0.3g

材料（1人分）
干ししいたけ……1枚（2g）
にんじん……3cm（30g）
A ┌ 納豆（ひきわり）……20g
　├ だし汁……小さじ1
　└ 塩……少々（0.3g）

作り方
❶ 干ししいたけは水でもどし、軸を切り取り薄切り、にんじんは細切りにする。湯を煮立て、いっしょにさっとゆで、ざるに取って冷ます。
❷ ボウルにAを混ぜ合わせ、①をあえる。

🌿 MEMO
● 香りが高い干ししいたけを使います。
● ひきわり納豆を使えば味がよくからみます。

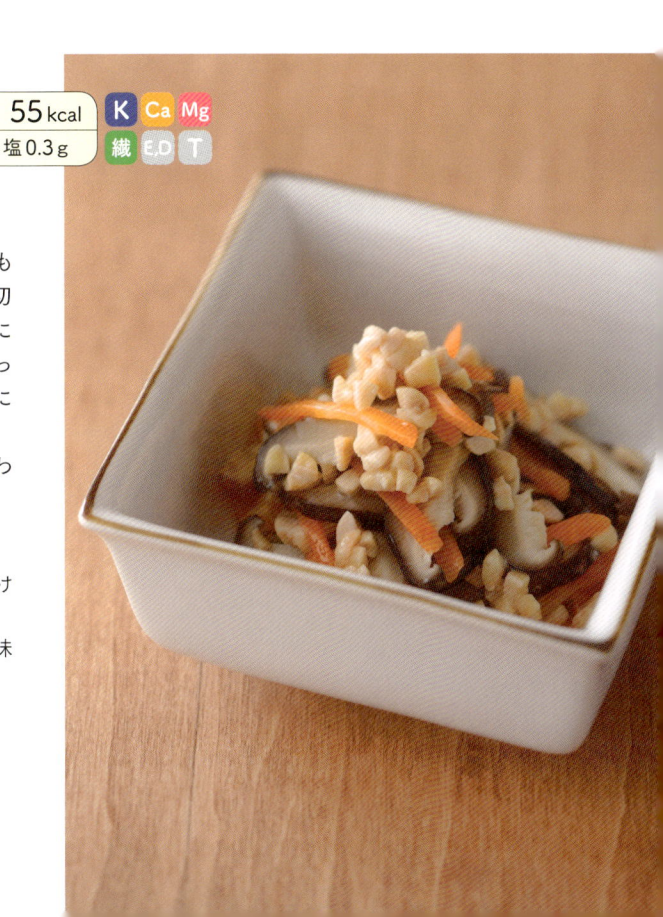

かぼちゃ・いも

炭水化物が多くエネルギー源にもなるかぼちゃやいも類は、血圧降下をサポートするカリウムと食物繊維が豊富です。熱で壊れにくいビタミンCを含むので積極的にとりましょう。

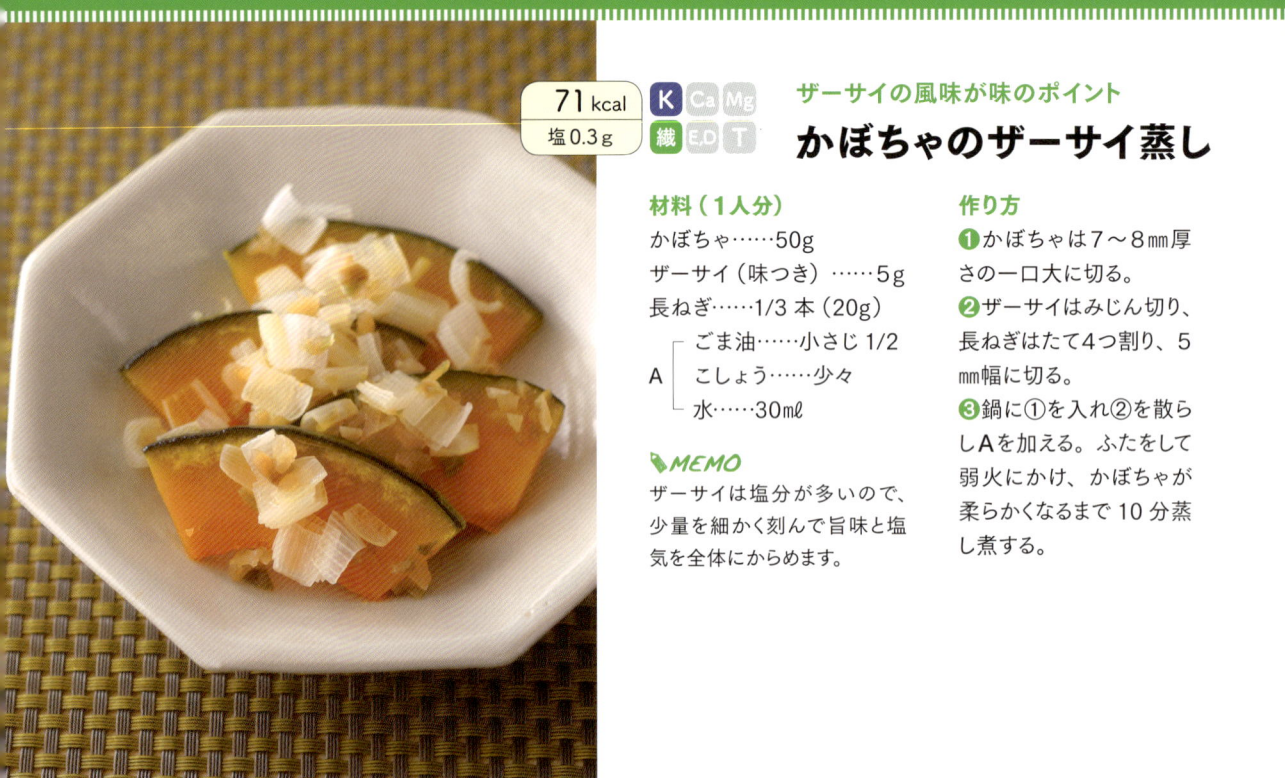

---

71 kcal／塩 0.3 g｜K Ca Mg 繊 E,D T

ザーサイの風味が味のポイント
かぼちゃのザーサイ蒸し

材料（1人分）
- かぼちゃ……50g
- ザーサイ（味つき）……5g
- 長ねぎ……1/3本（20g）
- A ┌ ごま油……小さじ1/2
  ├ こしょう……少々
  └ 水……30ml

作り方
1. かぼちゃは7〜8mm厚さの一口大に切る。
2. ザーサイはみじん切り、長ねぎはたて4つ割り、5mm幅に切る。
3. 鍋に①を入れ②を散らしAを加える。ふたをして弱火にかけ、かぼちゃが柔らかくなるまで10分蒸し煮する。

MEMO
ザーサイは塩分が多いので、少量を細かく刻んで旨味と塩気を全体にからめます。

ねばねば野菜を風味豊かに
たたきとろろとアボカドのトマトあえ

93 kcal／塩 0 g｜K Ca Mg 繊 E,D T

材料（1人分）
- 長いも……3cm（50g）
- アボカド……20g
- レモン汁……小さじ1
- トマト……小1/6個（20g）
- A ┌ こしょう……少々
  └ オリーブオイル……小さじ1/2

作り方
1. 長いもはビニール袋に入れ、すりこ木などでたたきつぶす。
2. アボカドは1cm角に切り、レモン汁を混ぜる。トマトは種を取り、1cm角に切る。
3. ボウルに①、②を混ぜ合わせ、Aも加え混ぜる。

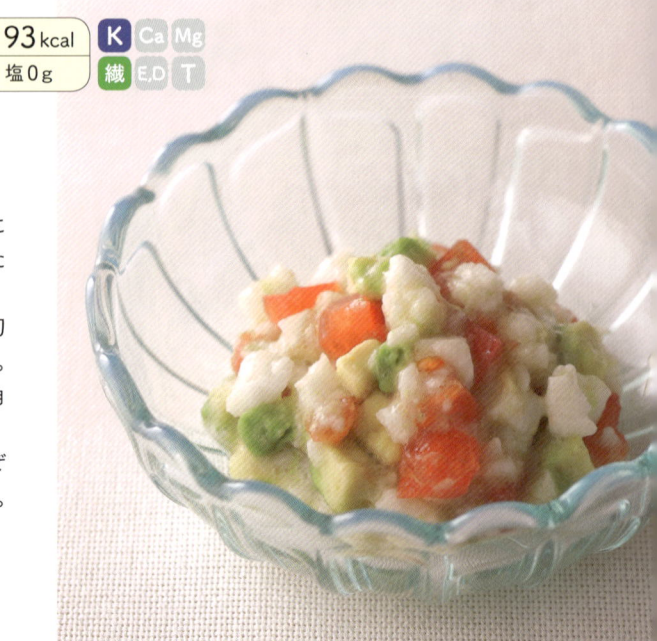

MEMO
トマトやアボカドの旨味でおいしくいただきます。

〈血圧を下げる栄養素〉　K カリウム　Ca カルシウム　Mg マグネシウム　繊 食物繊維　E,D EPA、DHA　T タウリン

第7章 選ぶ副菜 かぼちゃ・いも

83kcal 塩0.2g
K Ca Mg 繊 E D T

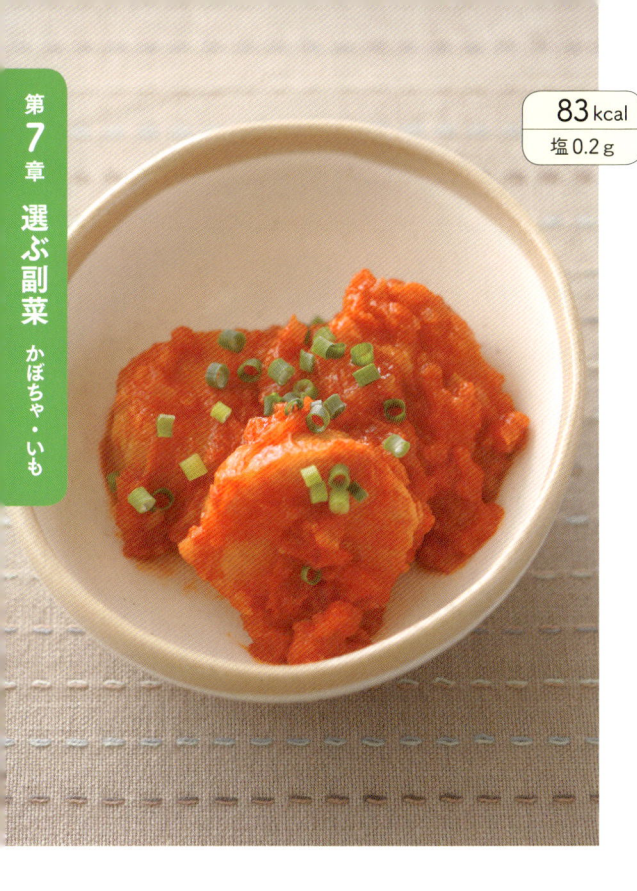

個性的な里いもの煮物
里いものトマト煮

材料（1人分）
里いも……2個（60g）
玉ねぎ（みじん切り）
　……30g
オリーブオイル
　……小さじ1/2
A ┌ トマトジュース（無塩）
　│　……1/2カップ
　│ 砂糖……小さじ1/6
　└ 塩……少々（0.2g）
万能ねぎ（小口切り）
　……少々

作り方
❶里いもは1.5cm幅に切り柔らかくゆでておく。
❷鍋にオリーブオイルを中火で熱し、玉ねぎを炒めてしんなりさせる。①とAを加え、ほとんど汁気がなくなるまで煮る。
❸②を皿に盛りつけて、万能ねぎを散らす。

MEMO
トマトジュースの旨味と酸味が、減塩を助けます。

さわやかな酸味と合わせて
さつまいものヨーグルトあえ

102kcal 塩0.1g
K Ca Mg 繊 E D T

材料（1人分）
さつまいも……30g
ヨーグルト（プレーン）
　……50g
レモン汁……小さじ1
チリペッパー……少々

MEMO
さつまいもの自然な甘みが、ヨーグルトの酸味で引き立ちます。

作り方
❶さつまいもは皮をむいて一口大に切る。水に30分さらして、ゆでる。柔らかくなったら湯を切って粗くつぶす。
❷ヨーグルトはペーパータオルをしいたざるに入れ30分置いて水切りする。ボウルに入れ、レモン汁を混ぜ、①をあえる。
❸②を皿に盛りつけて、チリペッパーをふる。

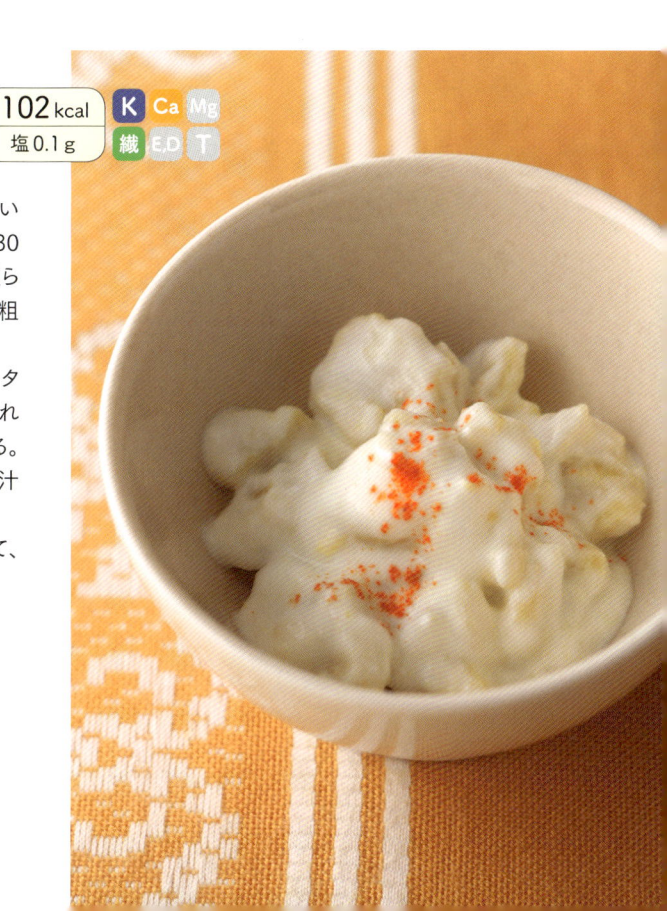

もっと副菜 1　低塩常備菜

忙しい日に一品追加できる常備菜は、酸味や火を通すなどの工夫を凝らして、日持ちがする減塩おかずに仕上げます。

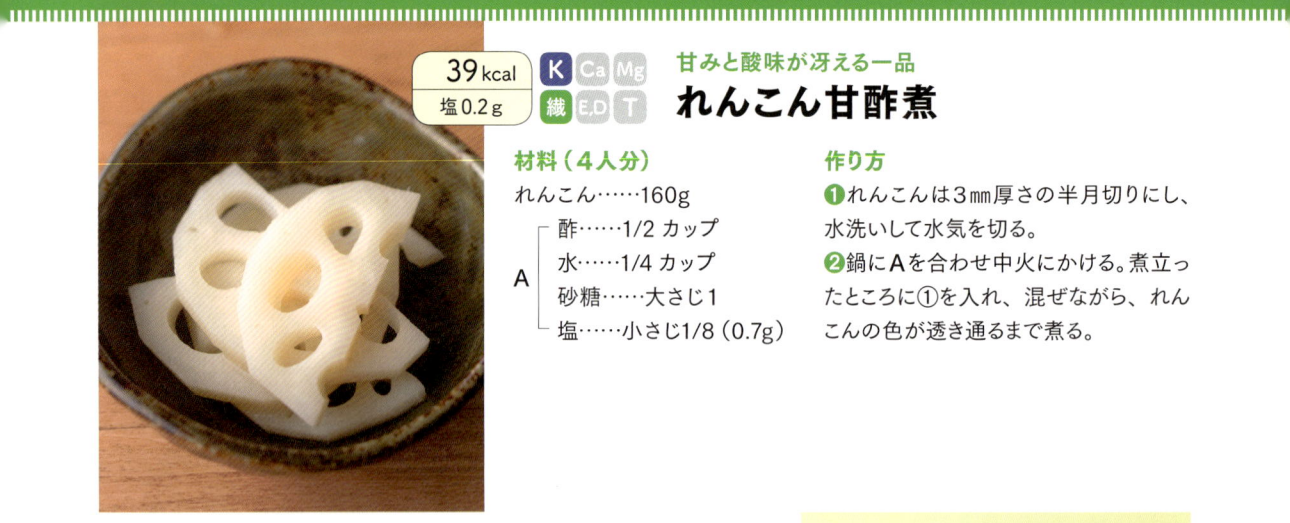

---

39 kcal／塩 0.2 g　K Ca Mg 繊 E,D T

甘みと酸味が冴える一品
れんこん甘酢煮

材料（4人分）
- れんこん……160g
- A
  - 酢……1/2 カップ
  - 水……1/4 カップ
  - 砂糖……大さじ1
  - 塩……小さじ1/8（0.7g）

作り方
1. れんこんは3㎜厚さの半月切りにし、水洗いして水気を切る。
2. 鍋にAを合わせ中火にかける。煮立ったところに①を入れ、混ぜながら、れんこんの色が透き通るまで煮る。

歯ざわりとピリ辛風味で薄味に
きくらげの酢炒め

45 kcal／塩 0.1 g　K Ca Mg 繊 E,D T

材料（4人分）
- きくらげ（乾燥）……12g
- ごま油……大さじ1
- 輪切り唐辛子……少々
- A
  - 酢……大さじ2
  - しょうゆ……小さじ1/2

作り方
1. きくらげは水でもどす。大きいものは切る。
2. フライパンにごま油、唐辛子を入れて中火で熱し、①を炒める。油がなじんだらAを順に加えて強火にする。手早く炒めて汁気をとばす。

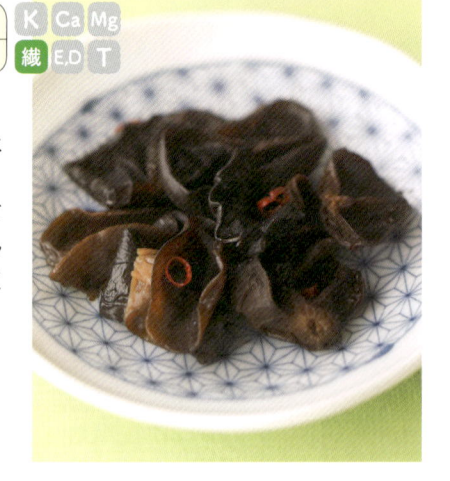

---

71 kcal／塩 0.1 g　K Ca Mg 繊 E,D T

皮の栄養も丸ごと摂取
さつまいもの黒酢煮

材料（4人分）
- さつまいも……1本（200g）
- 黒酢……大さじ2

作り方
1. さつまいもは3㎝長さ、1㎝角の棒状に切る。水に20分さらして水気を切る。
2. 鍋に①とかぶるくらいの水（分量外）を入れ、中火でゆでる。
3. さつまいもが柔らかくなったら湯をひたひたまで捨て、黒酢を加える。弱火で4〜5分煮てなじませ、火を止める。

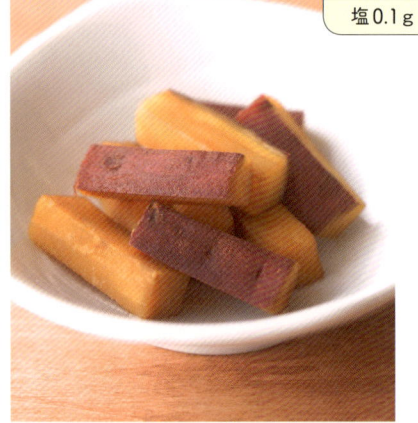

〈血圧を下げる栄養素〉　K カリウム　Ca カルシウム　Mg マグネシウム　繊 食物繊維　E,D EPA、DHA　T タウリン

第7章 選ぶ副菜 低塩常備菜

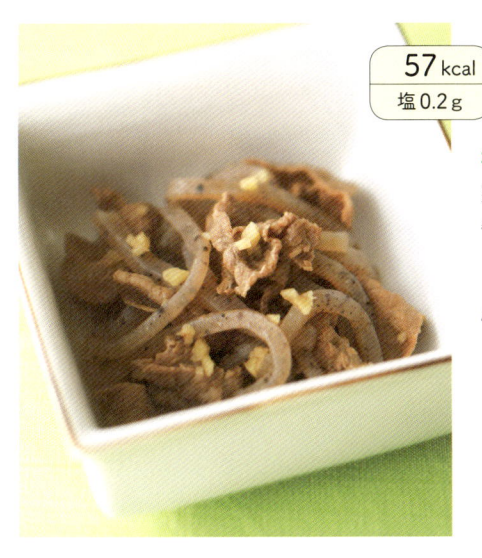

食物繊維で余分な脂質をカット
こんにゃくと牛肉のしぐれ煮

57kcal 塩0.2g

材料（4人分）
突きこんにゃく……120g
牛もも肉（薄切り）……100g
A ┌ 湯……1/2カップ
　├ 酒……大さじ1
　├ しょうゆ……小さじ1
　└ みりん……小さじ1/2
しょうが（みじん切り）……20g

作り方
❶突きこんにゃくは下ゆでしておく。
❷牛肉は一口大に切る。
❸鍋にAを合わせ中火にかける。煮立ったら牛肉、しょうがを加えて火を通す。あくを取り、突きこんにゃくを加え、弱火で汁気がなくなるまで煮る。

カルシウムもたっぷり補給
くるみ、アーモンド、じゃこの佃煮風

146kcal 塩0.4g

材料（4人分）
くるみ（素焼き・無塩）……60g
アーモンド（素焼き・無塩）……20g
ちりめんじゃこ……10g
A ┌ だし汁……1/4カップ
　├ 砂糖……大さじ1
　└ しょうゆ……小さじ1

作り方
❶くるみ、アーモンド、じゃこは空煎りしておく。
❷フライパンにAを合わせて中火にかけ、煮詰める。とろりとしてきたら①を加え全体にからめる。

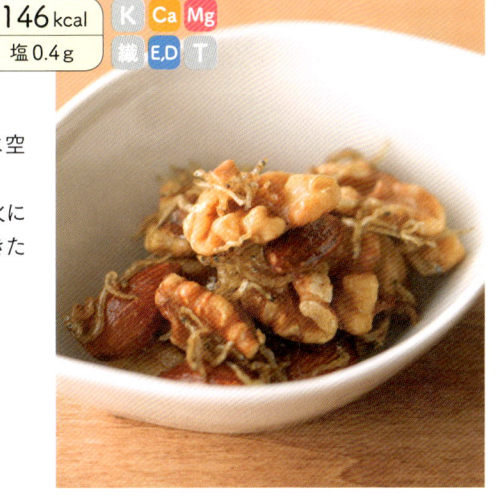

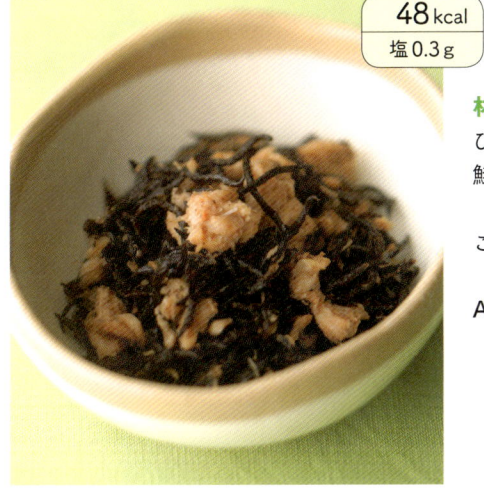

素材の塩気をいかして
ひじきと鮭缶のいり煮

48kcal 塩0.3g

材料（4人分）
ひじき（乾燥）……10g
鮭（水煮缶）……小1缶（90g）
ごま油……小さじ1
A ┌ かき油……小さじ1/3
　├ こしょう……少々
　└ 湯……1/4カップ

作り方
❶ひじきは水でもどし、水気を切る。
❷フライパンにごま油を中火で熱し①を炒める。水気がとんだら鮭缶を缶汁ごと加え、Aも加える。鮭をくずし、汁気がなくなるまで炒り煮する。

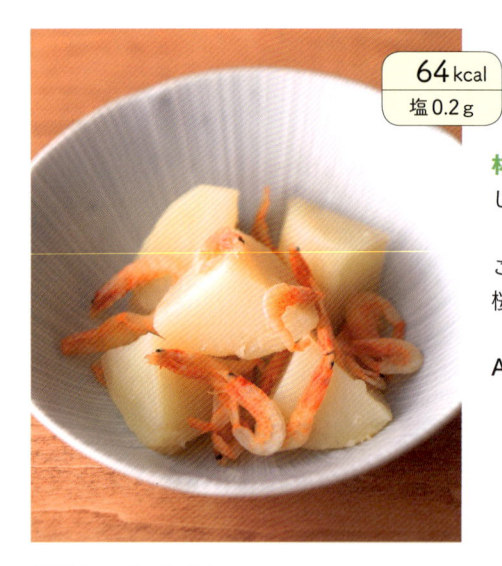

えびの風味で味にメリハリ
じゃがいもと桜えびの煮物

64 kcal　塩 0.2g
K Ca Mg 繊 E,D T

材料（4人分）
じゃがいも……1と1/4個（200g）
ごま油……大さじ1/2
桜えび……10g
A ┌ 酒……小さじ2
　├ 湯……3/4カップ
　└ みりん……小さじ1/2

作り方
❶じゃがいもは小さめの一口大に切り、水洗いして水気を切る。
❷鍋にごま油、桜えびを入れて中火で熱し、①を炒める。油がなじんだらAを順に加える。落としぶたをして、じゃがいもが柔らかくなるまで煮る。

旨味あるだしを利かせて
かぼちゃのしいたけだし煮

49 kcal　塩 0.2g
K Ca Mg 繊 E,D T

材料（4人分）
かぼちゃ……200g
干ししいたけ……2枚
しょうゆ……小さじ1

作り方
❶干ししいたけは250ml（分量外）の水でもどす。もどし汁は使うのでとっておく。しいたけは軸を切り取り、薄切りにする。
❷かぼちゃは一口大に切る。
❸鍋に、①のしいたけともどし汁を入れ、しょうゆを加えて中火にかける。②を加えたら落としぶたをし、かぼちゃが柔らかくなるまで煮る。

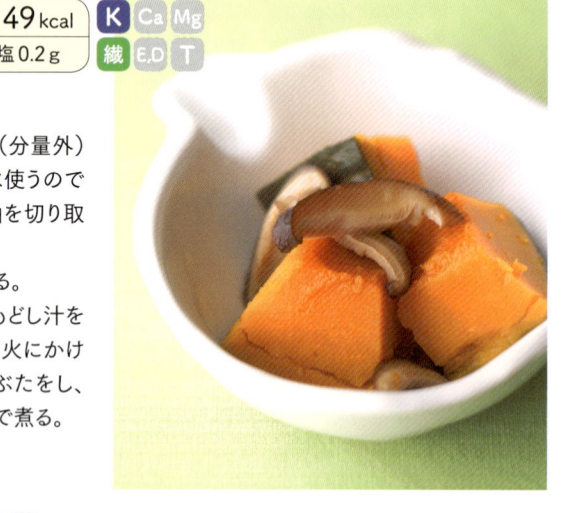

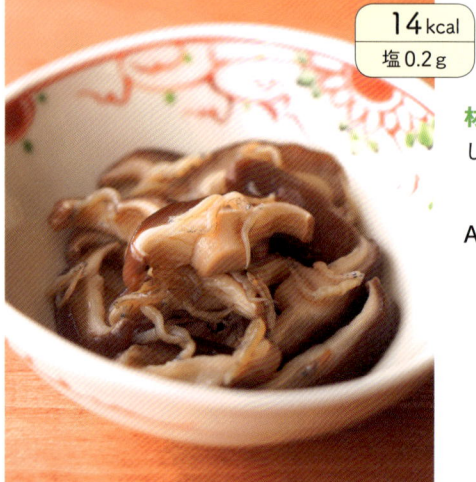

山の幸と海の幸をミックス
しいたけじゃこ煮

14 kcal　塩 0.2g
K Ca Mg 繊 E,D T

材料（4人分）
しいたけ……120g
A ┌ ちりめんじゃこ……5g
　├ 酒……小さじ2
　├ しょうゆ……小さじ1/2
　└ 水……大さじ2

作り方
❶しいたけは軸を切り取り薄切りにする。
❷鍋にAを合わせて中火にかける。①を加えてふたをし、2〜3分煮る。しんなりしたらふたを取り、汁気がなくなるまで煮る。

第7章 選ぶ副菜 低塩常備菜

にんじんの塩きんぴら
唐辛子のピリ辛を利かせて

32 kcal / 塩 0.2g

材料（4人分）
にんじん……1と1/6本（160g）
ごま油……小さじ2
輪切り唐辛子……少々
水……1/4カップ
塩……小さじ1/8（0.7g）

作り方
❶にんじんは細切りにする。
❷フライパンにごま油、唐辛子を入れて弱火で熱し、①を炒める。しんなりしたら分量の水と塩を加え、汁気がなくなるまで炒める。

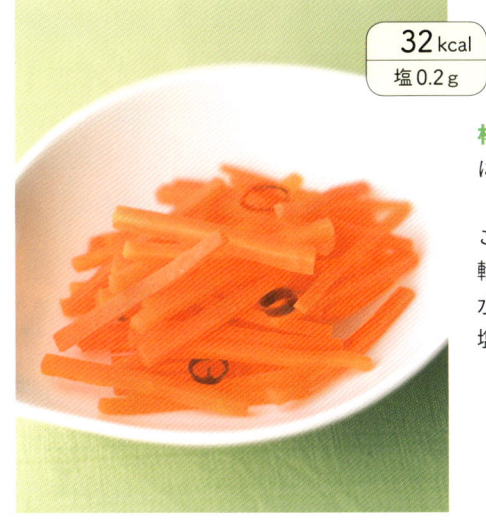

ごぼうのカレーきんぴら
スパイシーな根菜のおかず

34 kcal / 塩 0.1g

材料（4人分）
ごぼう……1/2本（100g）
オリーブオイル……小さじ2
カレー粉……小さじ1/4
塩……少々（0.4g）
水……1/2カップ

作り方
❶ごぼうは細切りにする。
❷フライパンにオリーブオイルを中火で熱し、①を炒める。油がなじんだら、カレー粉、塩をふって炒める。分量の水を加え、汁気がなくなるまで炒める。

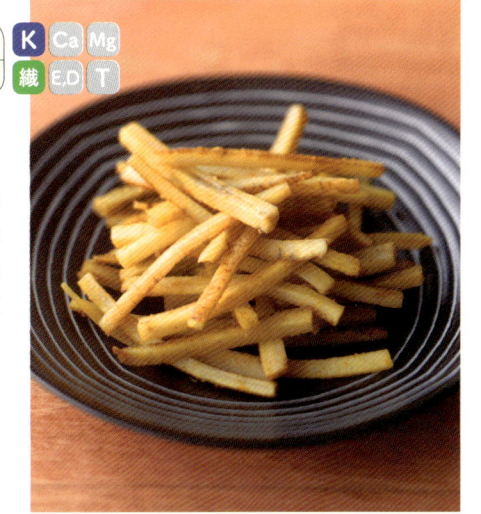

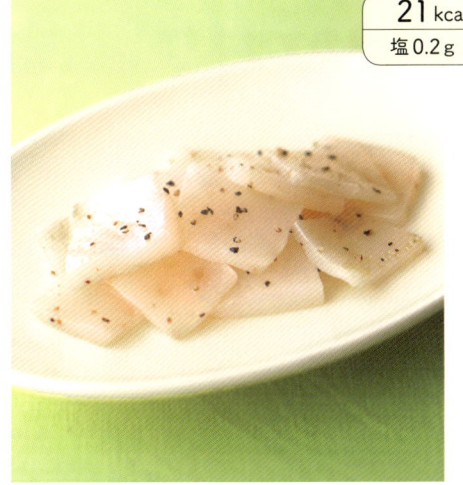

こんにゃくのこしょうきんぴら
こしょうのピリ辛で減塩

21 kcal / 塩 0.2g

材料（4人分）
こんにゃく（白）……1枚（250g）
オリーブオイル……小さじ2
A ┌ 塩……小さじ1/8（0.7g）
　├ 粗びき黒こしょう……少々
　└ だし汁……1/4カップ

作り方
❶こんにゃくは一口大の薄切りにして下ゆでしておく。
❷フライパンにオリーブオイルを弱火で熱し、①を炒める。水気がとんだらAを順に加え、汁気がなくなるまで炒める。

まろやかな酸味で減塩
エリンギのマリネ

41 kcal / 塩 0.2g

材料（4人分）
エリンギ……5本（200g）
オリーブオイル……大さじ1
A ┌ 酢……大さじ1
　├ 塩……小さじ1/8（0.7g）
　└ こしょう……少々

作り方
❶エリンギは5～6mm厚さの一口大に切る。
❷フライパンにオリーブオイルを中火で熱し、①を焼きつけるように炒める。
❸こんがりとしたら火を止めて、Aをからめる。

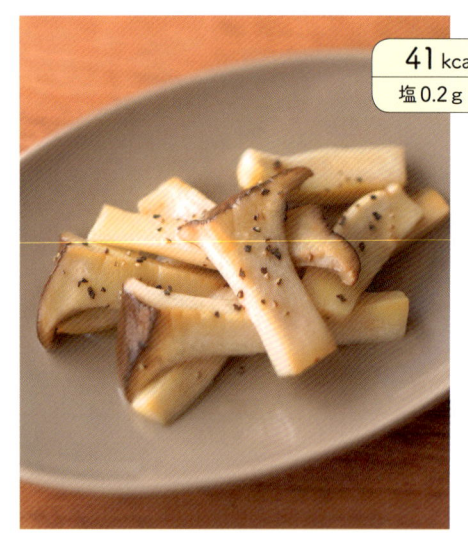

野菜と魚介の栄養を丸ごと
たこ、赤パプリカ、玉ねぎのマリネ

51 kcal / 塩 0.3g

材料（4人分）
たこ（ゆで）……80g
赤パプリカ……2/3個（80g）
玉ねぎ……1/4個（50g）
A ┌ 酢……大さじ2
　├ 塩……小さじ1/8（0.7g）
　├ チリペッパー……少々
　├ こしょう……少々
　└ オリーブオイル……小さじ2

作り方
❶たこは薄切りにする。
❷赤パプリカ、玉ねぎは薄切りにし、冷水に20分さらしてパリッとさせ、水気を切る。
❸ボウルにAを混ぜ合わせ、①、②を入れてあえる。

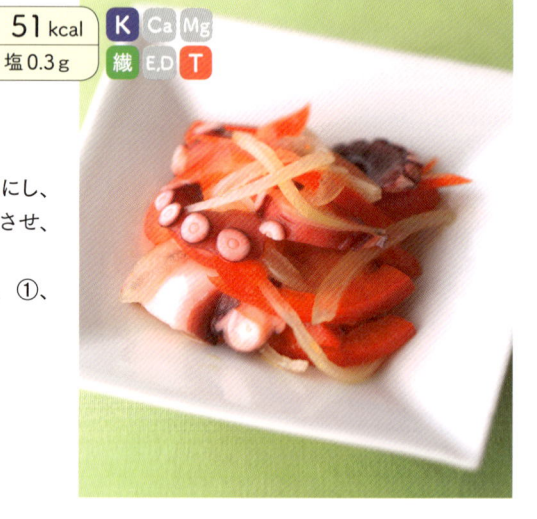

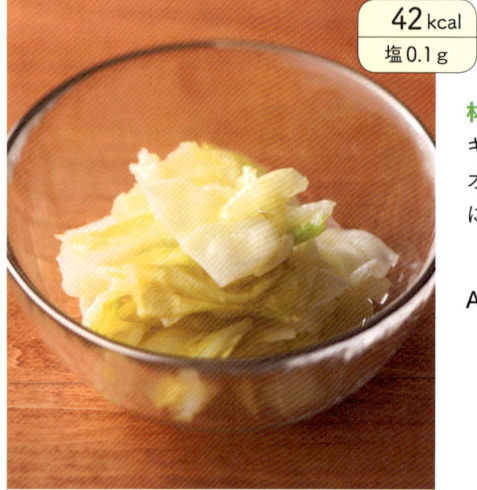

シャキっと炒めて旨味倍増
キャベツのマリネ

42 kcal / 塩 0.1g

材料（4人分）
キャベツ……5枚（200g）
オリーブオイル……大さじ1
にんにく（スライス）……1/2片
A ┌ 酢……大さじ2
　└ 塩……少々（0.4g）

作り方
❶キャベツは一口大に切る。
❷フライパンにオリーブオイルとにんにくを入れて中火で熱し、①を炒める。色が鮮やかになったら火を止める。
❸②をボウルに移し、Aを加えてあえる。

第7章 選ぶ副菜 低塩常備菜

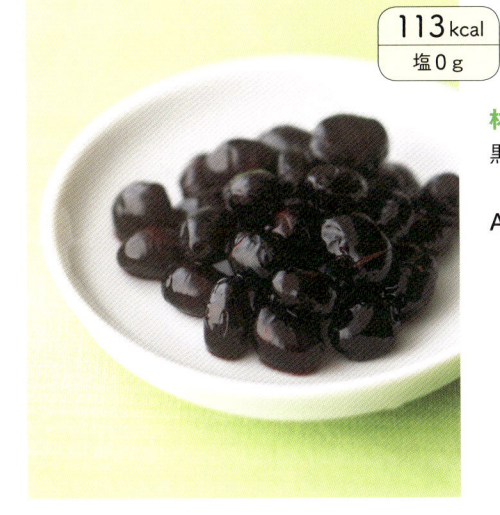

黒大豆のピクルス
ポリポリの食感を楽しんで

113kcal / 塩0g
K Ca Mg 繊 E,D T

材料（4人分）
黒大豆……80g
A ┃ 酢……1/2カップ
　 ┃ 白ワイン……1/4カップ
　 ┃ はちみつ……20g

作り方
❶鍋にAを合わせ一煮立ちさせておく。
❷黒大豆は、さっと洗って乾かしておく。
❸フライパンを弱火にかけ、②を入れる。皮がはじけて、こんがりとするまで、ゆっくりと煎る。
❹ガラス容器などに①を入れ、③を漬けて一晩置く。

ミニトマトのピクルス
スパイスと合わせ酢で漬ける

49kcal / 塩0g
K Ca Mg 繊 E,D T

材料（4人分）
ミニトマト……20個（200g）
オリーブオイル……大さじ1
タイム（ドライ）……少々
オレガノ（ドライ）……少々
A ┃ 酢……1/4カップ
　 ┃ 水……1/4カップ
　 ┃ 砂糖……小さじ1

作り方
❶鍋にAを合わせ、一煮立ちさせて冷ましておく。
❷ミニトマトはヘタを取る。
❸フライパンにオリーブオイルを中火で熱し、②を炒め、タイム、オレガノをふり、皮がはじけたら火を止める。
❹ガラス容器などに①を入れ、③を漬けて一晩置く。

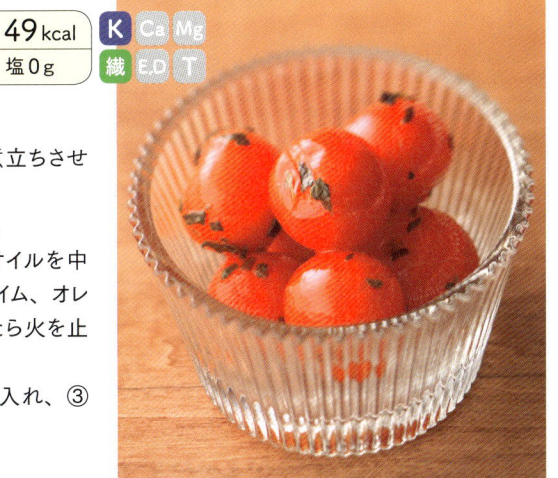

アーモンドとくるみのピクルス
香ばしい木の実で旨味満載

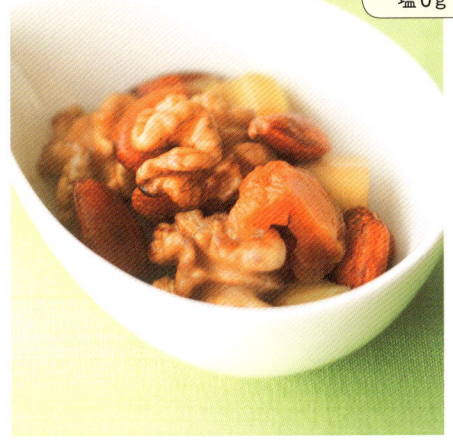

149kcal / 塩0g
K Ca Mg 繊 E,D T

材料（4人分）
アーモンド（素焼き・無塩）……40g
くるみ（素焼き・無塩）……40g
あんず（乾燥）……20g
セロリ……2/3本（40g）
A ┃ 酢……1/2カップ
　 ┃ 粒黒こしょう……小さじ1

作り方
❶アーモンド、くるみは空煎りしてカリッとさせる。あんずは半分に切る。
❷セロリは1cm角に切り、さっとゆでる。
❸ガラス容器などにAを合わせ、①、②を漬けて一晩置く。

もっと副菜 2 低塩汁物

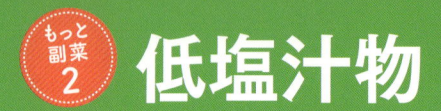

汁椀も献立をおいしく整える一品。素材や調味料を工夫して、塩分を抑えてもおいしくいただけるアイデアがいっぱい。

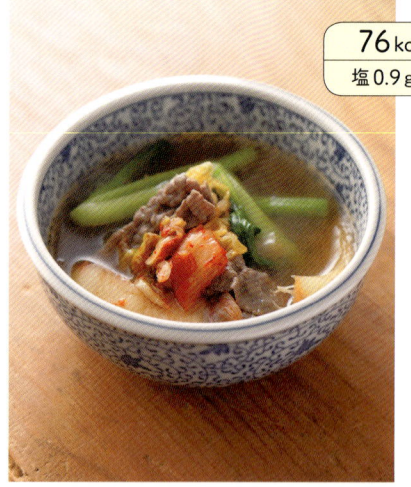

キムチスープ
キムチの辛味と塩気をいかして

76 kcal / 塩 0.9 g
K Ca Mg 繊 E.D T

材料（1人分）
- 白菜キムチ……20g
- 牛もも肉（薄切り）……30g
- 小松菜……30g
- A：
  - 湯……130ml
  - チキンブイヨン……1/8 個

作り方
1. 牛肉は一口大に切る。小松菜は3cm長さに切る。
2. 鍋にAを合わせて中火で煮立てる。牛肉、小松菜の順に加えて火を通し、キムチを加えて火を止める。

サンラータン
酢っぱ辛い中華スープ

24 kcal / 塩 0.3 g
K Ca Mg 繊 E.D T

材料（1人分）
- セロリ……1/3 本（20g）
- にんじん……2cm（20g）
- えのきだけ……30g
- A：
  - 湯……130ml
  - チキンブイヨン……1/8 個
- 刻み唐辛子……少々
- こしょう……少々
- 酢……大さじ1

作り方
1. セロリ、にんじんは細切り、えのきは根元を切り、半分の長さに切ってほぐす。
2. 鍋にAを合わせ、中火で煮立てる。①を加え、しんなりしたら唐辛子、こしょうを加えて火を止め、仕上げに酢を加える。

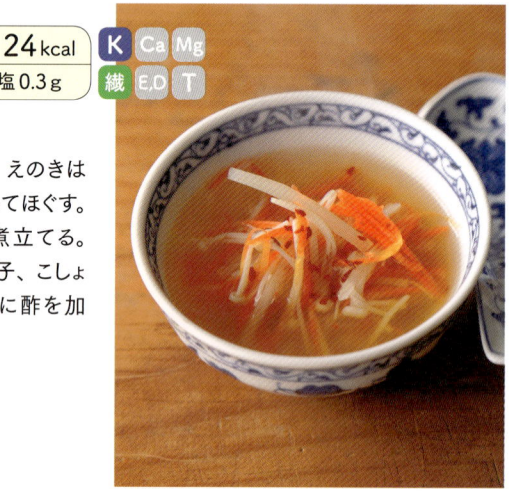

さばのスープ
さばの旨味としょうがを利かせて

129 kcal / 塩 0.6 g
K Ca Mg 繊 E.D T

材料（1人分）
- さば……50g
- しょうが……1/2 片
- 長ねぎ……2/3 本（40g）
- A：
  - 昆布だし……3/4 カップ
  - 酒……小さじ2
- しょうゆ……小さじ 1/6

作り方
1. しょうがは薄切りにする。長ねぎはグリルでこんがりと焼いて3～4cm長さに切る。
2. 鍋にAを合わせ中火で煮立てる。さば、しょうがを入れ7～8分煮て火を通す。さらに長ねぎを加え一煮し、しょうゆを加える。

〈血圧を下げる栄養素〉 K カリウム　Ca カルシウム　Mg マグネシウム　繊 食物繊維　E.D EPA、DHA　T タウリン

第7章 選ぶ副菜 低塩汁物

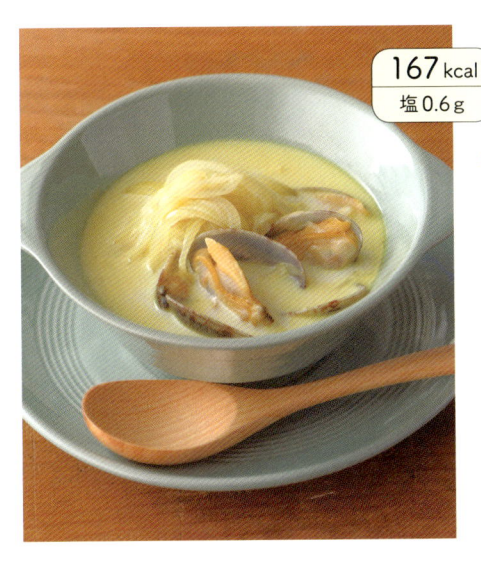

玉ねぎのカレースープ
貝の旨味とカレー味でいただく

167 kcal　塩 0.6g

材料（1人分）
- 玉ねぎ……1/2 個（100g）
- オリーブオイル……小さじ1
- カレー粉……小さじ 1/4
- 湯……1/4 カップ
- あさり（砂出し済み）……20g（殻付きで 50g）
- 牛乳……130㎖

作り方
1. 玉ねぎは薄切り。あさりは洗う。
2. 鍋にオリーブオイルを中火で熱し、玉ねぎをくったりするまでしっかりと炒め、カレー粉をふって炒める。分量の湯とあさりを加え、ふたをして3〜4分煮る。
3. あさりが開いたら、牛乳を加えて一煮する。

豆乳みそスープ
栄養価の高い豆乳ベース

75 kcal　塩 0.5g

材料（1人分）
- なめこ……30g
- せり……20g
- 豆乳……130㎖
- 赤色辛みそ……小さじ 2/3

作り方
1. なめこは軽く洗ってぬめりを取る。せりは細かく刻む。
2. 鍋に豆乳を入れてみそを溶き、中火にかけて、なめこを加える。煮立ったら、せりを加え、火を止める。

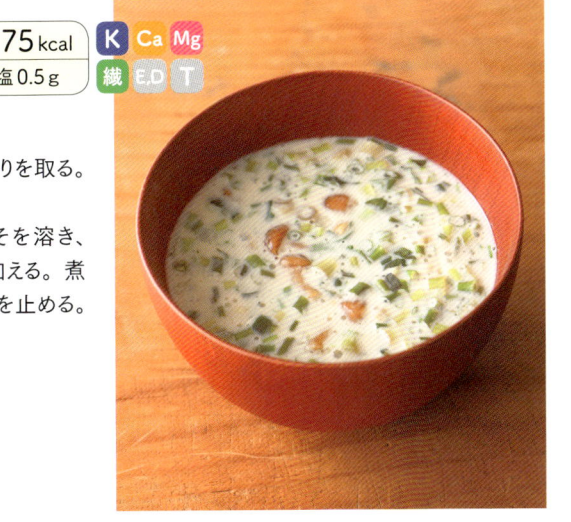

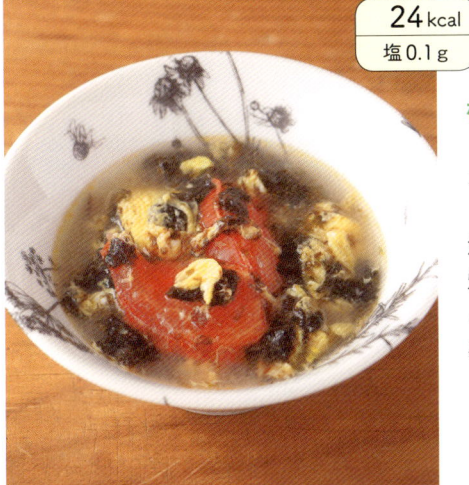

トマト、のり、卵のスープ
調味はトマトの旨味で十分

24 kcal　塩 0.1g

材料（1人分）
- トマト……大 1/4 個（50g）
- オリーブオイル……小さじ 1/2
- 湯……130㎖
- 焼きのり……1枚
- こしょう……少々
- 卵……1/2 個（25g）

作り方
1. トマトは一口大に切る。
2. のりは小さくちぎる。
3. 鍋にオリーブオイルを中火で熱し、トマトを炒める。トマトがくずれ始めたら分量の湯を加え、煮立ったらのりを加える。最後にこしょうをふり、卵を溶いて流し入れ、さっと火を通す。

column 6
自宅での血圧の測り方

血圧の自己測定は安静状態で1日2回同じ時間に行います

肩の力を抜いて袖をまくり、カフは直接腕に巻いて計測（上腕式血圧計 HEM-7510c／オムロン）

手首にはめ、そのまま心臓の高さに合わせて測る（手首式デジタル血圧計 BP-210／タニタ）

高血圧と診断されたら、生活改善とともに毎日の自己管理も欠かせません。患者さんのなかには白衣高血圧や仮面高血圧（P.14参照）の方もみられますので、日常生活での血圧をできるだけ正確に把握するためには毎日決まった時間に測定し、きちんと記録しましょう。生活改善の効果が出るとすぐわかりますし、その数値が励みにもなります。

血圧計は上腕で測るもののほか、手首式や指先タイプもありますが、末端の動脈になるほど血圧の数値は不安定になります。最もおすすめなのは上腕で測るタイプです。

家庭では朝と夜の1日2〜3回、時間を決めて測定します。午前中は起床時の1時間以内で排尿後、朝食や降圧薬を口にする前に行います。夜は就寝前、夕食後や入浴後で30分以上経ってリラックスしている状態で行うとより正確に測ることができます。食事や入浴、運動、会話や喫煙は血圧を上げますので、30分以上安静にしてから測るようにしてください。

測定するときは背筋を伸ばして椅子に座り、測定する部位（上腕や手首）が心臓と同じ高さになるようにします。上腕なら腕をまっすぐ伸ばし、ひじの下にタオルを敷いて安定させるとよいでしょう。カフ（腕帯）を巻くときは、まず上腕の脈を打っている部分を探し、そこにカフの中心がくるように巻きます。

巻くときの注意点ですが、きつく巻きすぎると低い数値が出ますし、ゆるすぎると高く出やすく、またカフの幅が狭すぎても高めの血圧になります。だいたい、指が1〜2本入るくらいのきつさで巻いて正確に測定しましょう。

168

第8章
デザート＆ジュース

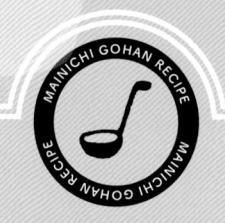

食後、ちょっともの足りないときや、昼間リラックスしたいときなどに、甘いものを口にすると落ち着くものです。手作りのデザートは、低カロリーですし、足りない栄養素を意識的に摂ることができるので一石二鳥です。1日の総エネルギーを超えないように、甘みを楽しんでください。

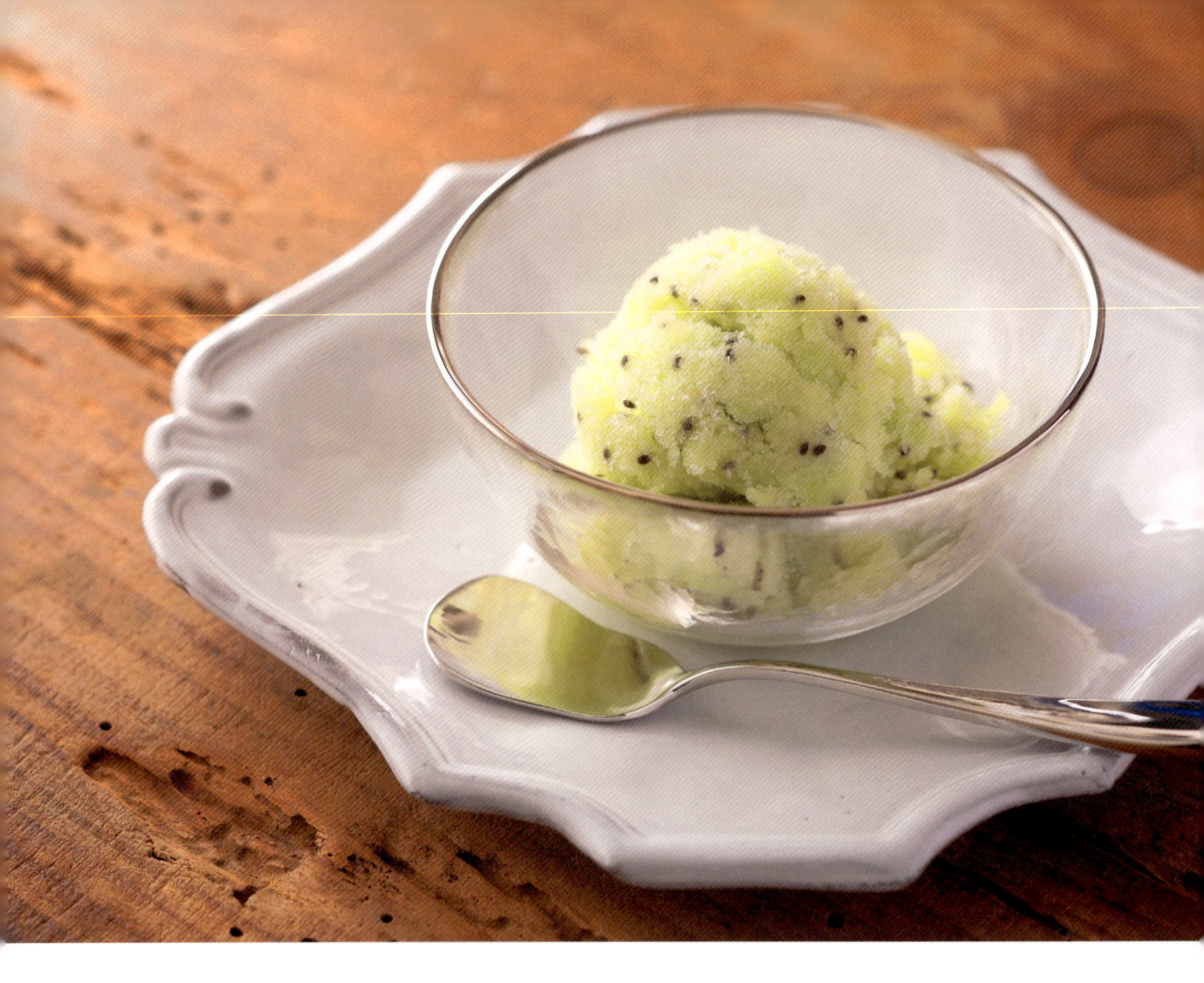

フルーツの酸味が利いたクールなデザート

キウイとレモンのシャーベット

41 kcal
塩 0g
K Ca Mg 繊 E,D T

材料（2人分）
キウイフルーツ……3/4 個（75g）
A ┌ レモン汁……大さじ1
　└ 砂糖……10g

作り方
❶キウイは5mm角に刻む。
❷①にAを混ぜる。これを冷凍庫に7〜8時間入れ、時々混ぜながら凍らせる。

MEMO
キウイに多いカリウムと食物繊維は、余分なナトリウムを排出する働きがあります。

〈血圧を下げる栄養素〉 K カリウム　Ca カルシウム　Mg マグネシウム　繊 食物繊維　E,D EPA、DHA　T タウリン

第8章 デザート&ジュース

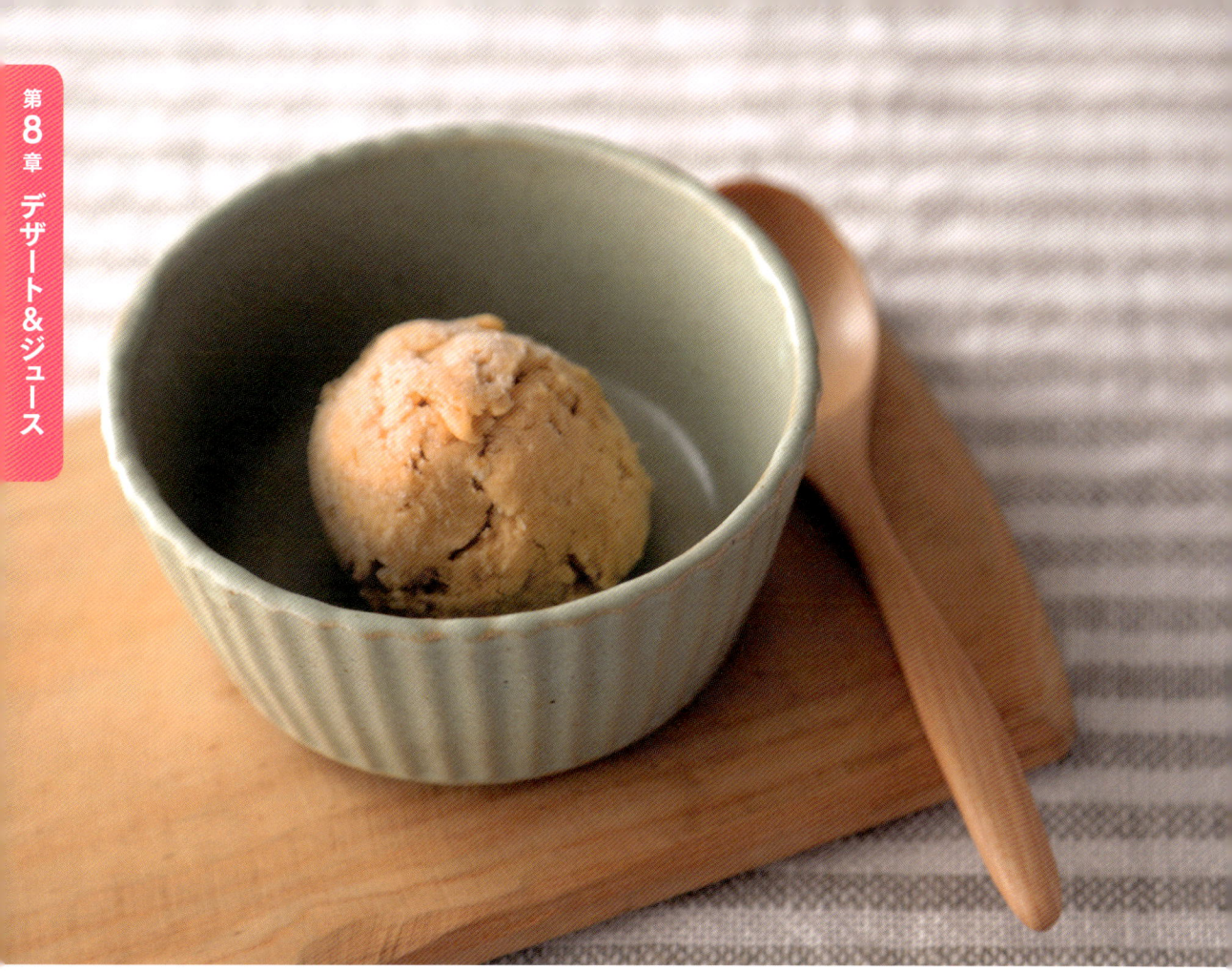

えっと驚く変わり食材で不思議なアイス

山いものアイス風

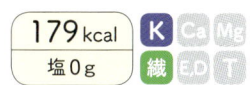

179kcal 塩0g K Ca Mg 繊 E.D T

材料（2人分）
大和いも……50g
A ┌ ココナッツミルク……50㎖
　├ 黒糖……25g
　└ バニラエッセンス……少々
ラム酒……小さじ1

作り方
❶大和いもはすりおろす。
❷①にAを加えてよく混ぜる。冷凍庫に7～8時間入れ、時々混ぜながら凍らせる。

MEMO
ビタミンやカリウム豊富な大和いもを使った栄養デザート。

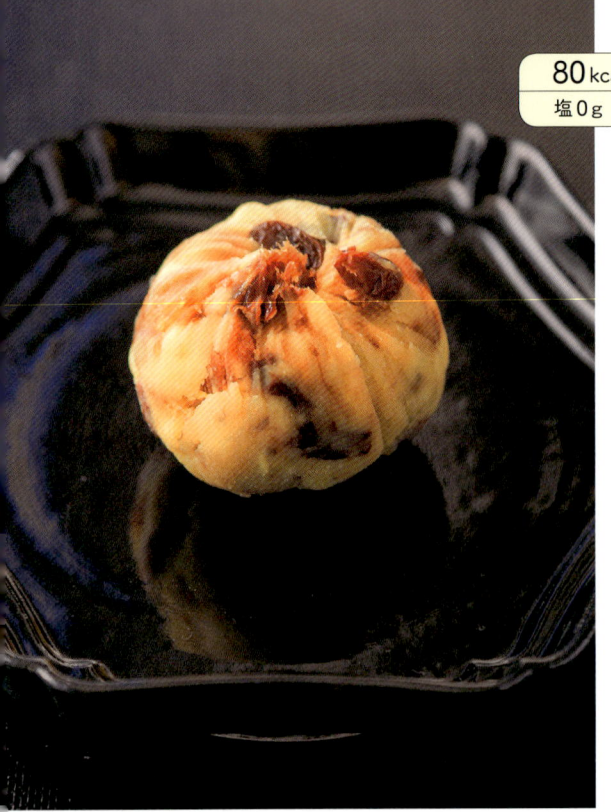

血管を強化するミネラルがたっぷり
ドライフルーツ入りいもきんとん

80 kcal　塩 0g

材料（2人分）
さつまいも……1/4本（50g）
レーズン……10g
あんず（乾燥）……10g
プルーン……15g

💗MEMO
さつまいもには、血圧を下げる栄養素、食物繊維がたっぷり含まれます。

作り方
❶ あんず、プルーンは1cm角に切っておく。
❷ さつまいもは皮をむいて一口大に切り、水に30分さらしたあと、柔らかくゆでる。
❸ ②をゆで、湯を切り、熱いうちになめらかにつぶし、レーズン、①を混ぜる。
❹ ③をラップなどに包んで丸く形を整える。

きびの香りが広がる素朴なおやつ
きびもちのずんだあん添え

120 kcal　塩 0.1g

材料（3人分）
もちきび……1/2合
枝豆……50g（さやつき100g）
砂糖……10g
塩……少々（0.1g）

💗MEMO
● もちきびはミネラルが豊富です。
● 枝豆の豊富な食物繊維も高血圧の改善を助けます。

作り方
❶ 枝豆は柔らかくゆでて豆を取り出す。豆を、すりこ木等でなめらかにつぶし、砂糖、塩を混ぜる。
❷ もちきびはさっと洗って、米と同様に炊く。炊き上がったら、すりこ木等でついて軽くつぶし、もち状にする。
❸ 皿に②を盛りつけ①を添える。

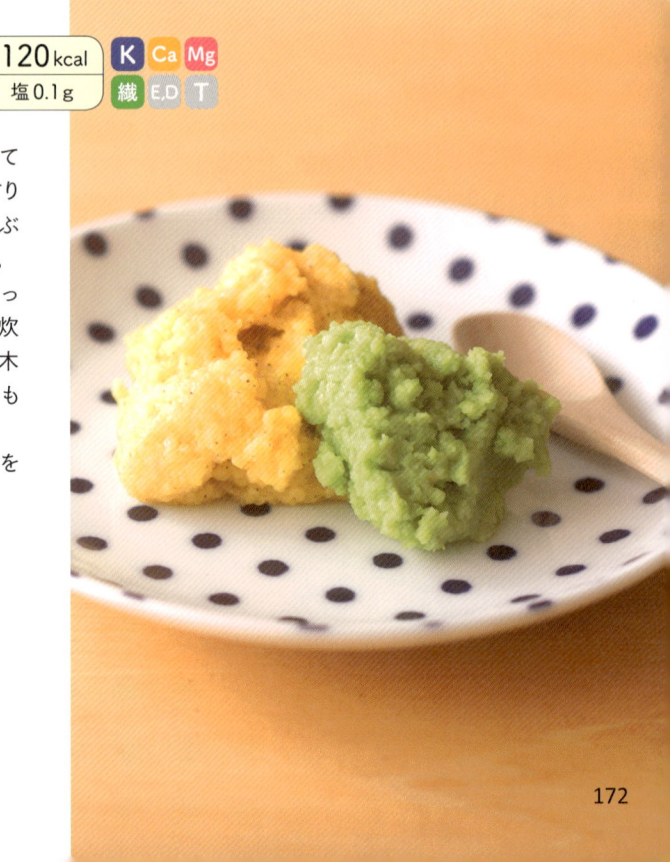

172

第8章 デザート&ジュース

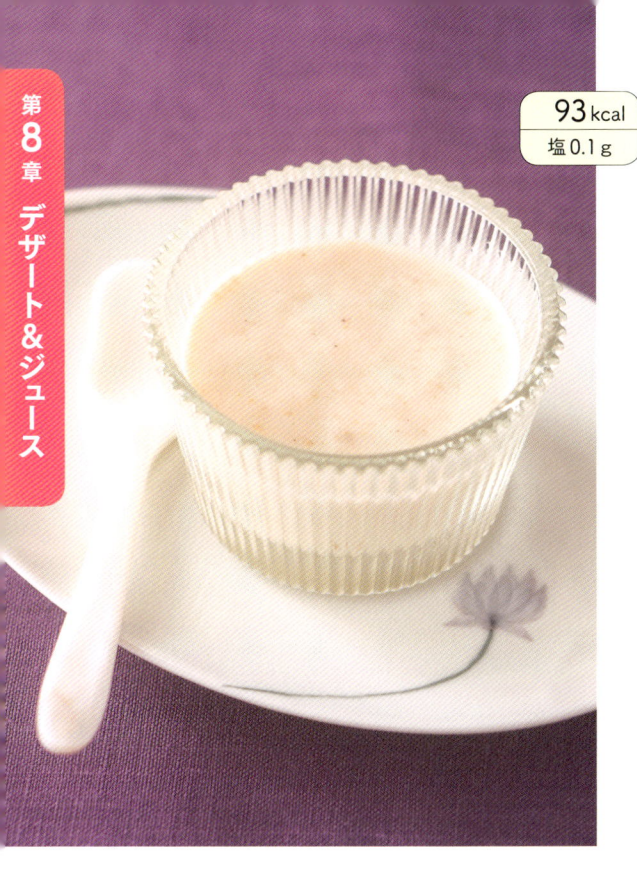

ごまのブラマンジェ
白ごま香るやさしい味わい

93kcal　塩0.1g

材料（4人分）
粉ゼラチン……5g
冷水……大さじ3
牛乳……1カップ
砂糖……約大さじ1（10g）
白練りごま……30g

MEMO
牛乳とごまで、カルシウムをしっかり補給できます。

作り方
❶ゼラチンは分量の冷水にふり入れもどす。
❷鍋に牛乳を入れ中火にかける。砂糖と①を加えて、煮立てないように煮溶かす。
❸ボウルに練りごまを入れ、②を少しずつ加えて溶きのばす。
❹ゼリー型に流し入れ冷蔵庫で冷やし固める。

かぼちゃと豆乳の汁粉
クリーミーなかぼちゃのデザート

107kcal　塩0g

材料（2人分）
かぼちゃ……100g
豆乳……120㎖
砂糖……20g
クコの実……少々

MEMO
豆乳には、血圧を安定させるカルシウムが、かぼちゃには、食塩を排出させるカリウムが豊富です。

作り方
❶かぼちゃは皮をむいて一口大に切り、柔らかくゆで、ゆで湯を切る。
❷①をボウルに入れてなめらかにつぶし、豆乳で溶きのばし砂糖を加える。
❸皿に②を盛りつけて、クコの実を散らす。

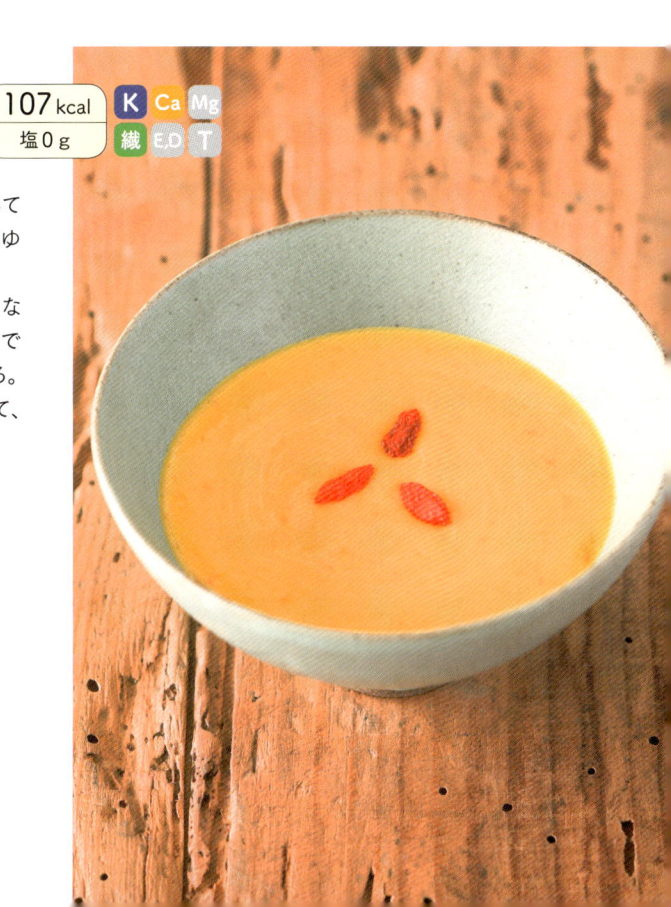

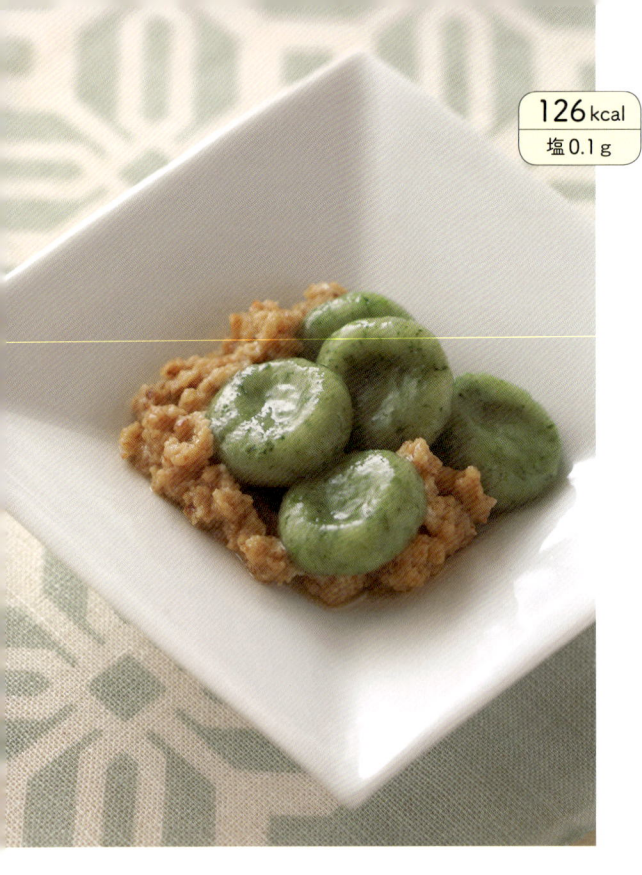

練り込んだ菜の香りも楽しんで
クレソン白玉 くるみだれ

126kcal / 塩0.1g

K Ca Mg 繊 E,D T

材料（4人分）
クレソン（葉）……20g
白玉粉……40g
くるみ（素焼き・無塩）
　　……50g
A ┌ しょうゆ
　│　　……小さじ 2/3
　│ 砂糖……小さじ1
　└ 水……大さじ1

💗 MEMO
くるみに豊富なαリノレン酸は、体内で、血圧を下げる栄養素 DHA、EPA に変わります。

作り方
❶ くるみを、すりこ木等ですりつぶし、Aをすり混ぜ、くるみだれを作っておく。
❷ クレソンは色よく柔らかめにゆでる。冷水に取って冷やし、水気をしぼって細かく刻む。
❸ すり鉢に②を入れ、すりこ木等ですりつぶしてペースト状にし、白玉粉を加えてこねる。固いようなら水を2〜3滴加えてなめらかな生地にする。
❹ 鍋に湯を煮立て、③を小さくまとめてゆで、火を通し、冷水に取る。
❺ 皿に、①と水気を切った④を盛りつける。

しょうがとレモンの風味を利かせて
小豆のしょうがシロップ煮

99kcal / 塩0g

K Ca Mg 繊 E,D T

材料（4人分）
小豆……80g
砂糖……30g
A ┌ しょうが汁
　│　　……大さじ1
　└ レモン汁
　　　　……大さじ2

作り方
❶ 鍋に小豆とひたひたの水を入れ、一度ゆでこぼしたあと、たっぷりの水を入れ直し、柔らかくゆでる。
❷ 豆が柔らかくなったら、湯をひたひたまで捨てる。砂糖を加え、7〜8分煮て味を含ませる。
❸ 火を止めてAを加える。

💗 MEMO
小豆からは、血管の老廃物を除去する働きがある食物繊維を補給できます。

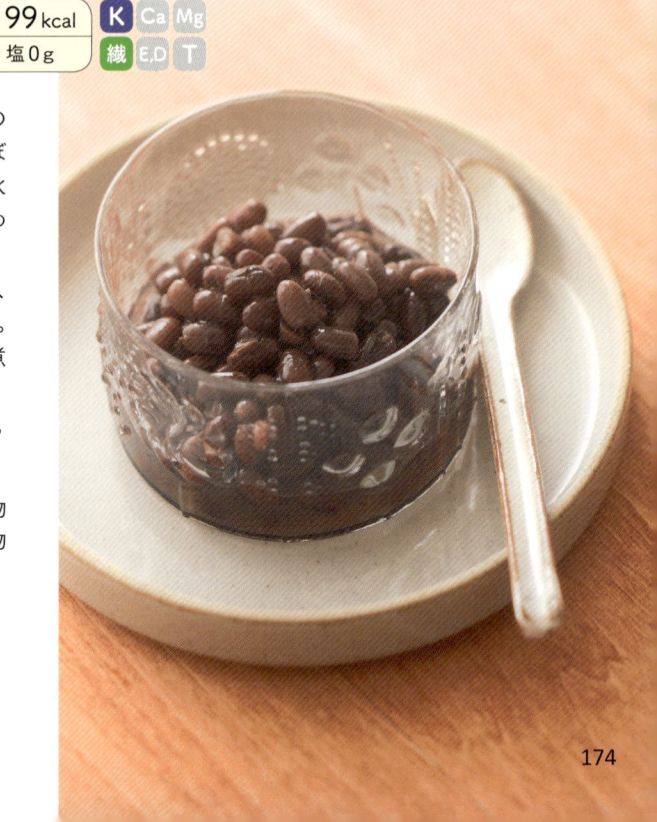

第8章 デザート&ジュース

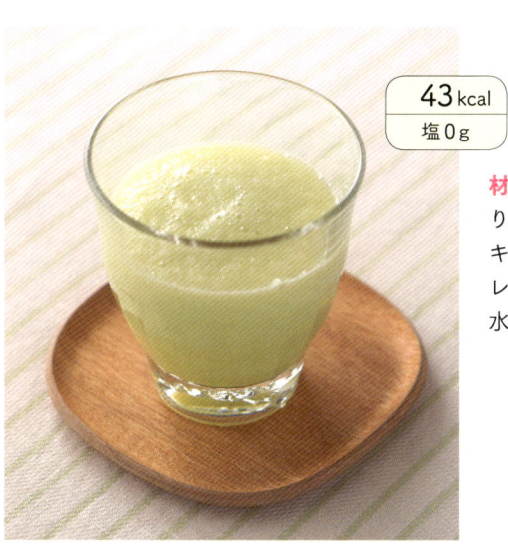

塩分が気になる食事のあとに
りんごとキャベツのジュース

43kcal 塩0g
K Ca Mg 繊 E.D T

材料（1人分）
りんご……小1/4個（50g）
キャベツ……1枚（50g）
レモン汁……大さじ2
水……1/4カップ

作り方
りんご、キャベツは2cm角程度に切り、レモン汁、水を加えミキサーにかける。

MEMO
りんごは、高血圧改善の栄養素カリウムが豊富です。

3食材の栄養を合わせて
トマトといちごのジュース

51kcal 塩0g
K Ca Mg 繊 E.D T

材料（1人分）
トマト……大1/2個（100g）
いちご……2個（50g）
赤パプリカ ……2/5個（50g）

作り方
すべてを2cm角程度に切り、ミキサーにかける。

MEMO
トマトやいちごからは、カリウムはもちろん、ビタミンCやβカロチンも補給できます。

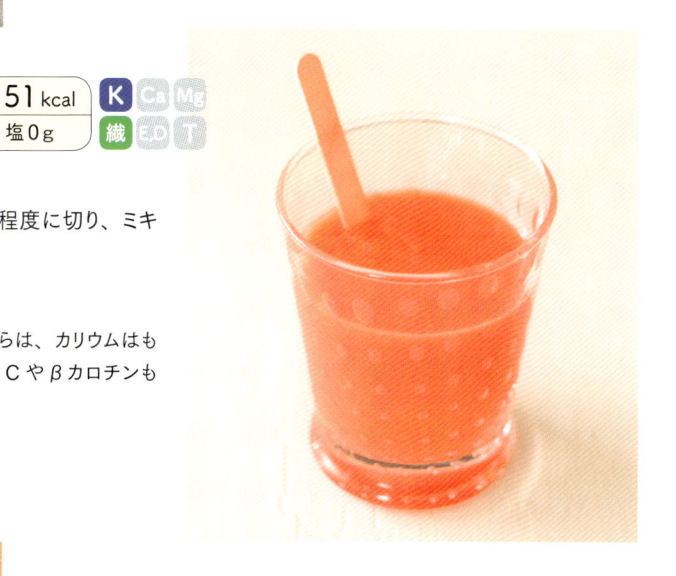

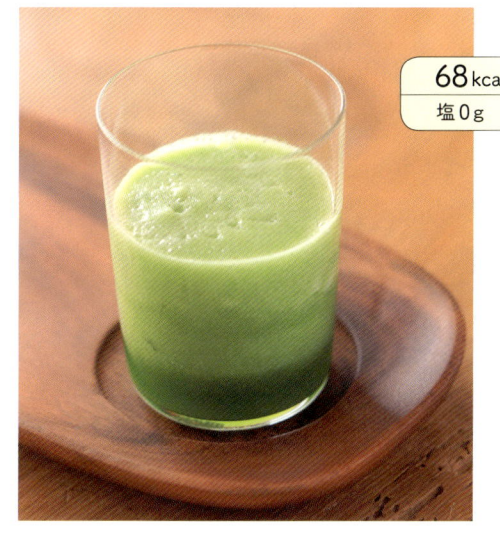

甘苦い高栄養ジュース
ゴーヤとなしのジュース

68kcal 塩0g
K Ca Mg 繊 E.D T

材料（1人分）
ゴーヤ……20g
なし……3/4個（150g）

作り方
❶ゴーヤは外側の緑色の濃いところだけをすりおろして使う。
❷なしは2cm角程度に切る。①と②を合わせ、ミキサーにかける。

MEMO
たっぷりのカリウムが余分なナトリウムを排出してくれます。

175　〈血圧を下げる栄養素〉　K カリウム　Ca カルシウム　Mg マグネシウム　繊 食物繊維　E.D EPA、DHA　T タウリン

高血圧の人の外食メニューの選び方

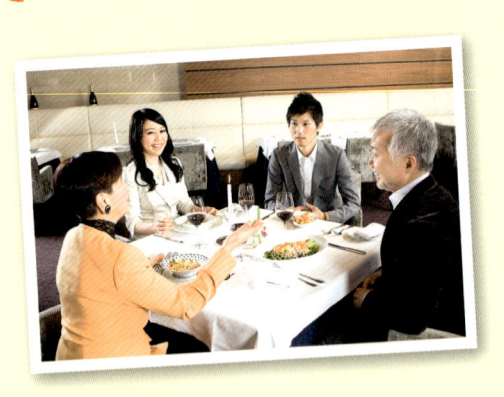

高血圧症の大敵が、
高塩分、高脂肪の外食メニュー。
ラーメン1杯で1日分の食塩量6g近くに達してしまいます。
でも、外食だからと、あきらめてはいけません。
その場でできるちょっとした一工夫を実行すれば
意外にかんたんに減塩できるものです。

外食メニューの食塩量を知り減塩生活を維持しよう

外食のメニューは一般的に味つけが濃く、食塩量やエネルギーが高めです。また野菜類が少ないためビタミンやミネラルが不足しがちな点でも、高血圧の人にはあまり向いていません。しかし、いくら避けたいと思っても、仕事などで外へ出かけることが多い人の場合、外食せざるを得ないこともあります。

高血圧の人が外食する場合は、メニューの食塩量を把握して、できるだけ塩分が控えめな献立を選ぶようにすることが大切です。

たとえばラーメンやうどんなどの汁物には1杯約6gの食塩が含まれていますので、1日の目標値を超えてしまいます。

また、カツ丼は高脂肪で食塩量も4.3gとやや高めでエネルギーが800kcalを超えますので、肥満もある人にはとくに避けてほしい食事です。

汁物や丼物のようなエネルギーも高めな単品メニューは食塩量もエネルギーも高めな上に、ミネラルなどの栄養素は少ないことが多い

食べ方の一工夫で外食を減塩で乗り切ろう

どうしても丼を食べたいときは、たれのしみた部分のごはんは残し、天丼などの衣は少しはずすなどの一工夫で、食塩や脂肪分の摂りすぎを避けられます。

そばやうどんなどは、山菜入りや鍋焼きのように具だくさんのものを選ぶと栄養バランスもよくなります。もちろん汁は残してください。

お弁当を買うときも栄養表示を確認し、幕の内弁当など食材がバラエティに富むものを選びましょう。コーヒーの代わりにトマトジュースを選ぶなど無理のない範囲でメニューを考え、血圧を上げない食べ方を心がけましょう。

ので、できれば定食などおかずの種類が多いものを選びます。主菜は、焼き魚や刺し身など魚料理をメインにすると、血流を促す不飽和脂肪酸がとれるので栄養面からもおすすめです。さらに、付け合わせの漬け物やみそ汁は残し、しょうゆやふりかけなどもできるだけ使わないようにすると食塩量を抑えられます。

176

外食で食塩を摂りすぎないための6ポイント

Point 1
**自分の好きな外食メニューの
カロリーと食塩量を把握しておく。**

店によって多少は異なりますが、自分がよく食べる料理の総カロリーや食塩量を把握しておけば、食塩などを摂りすぎたときに、1日の他の2食で調整できます。

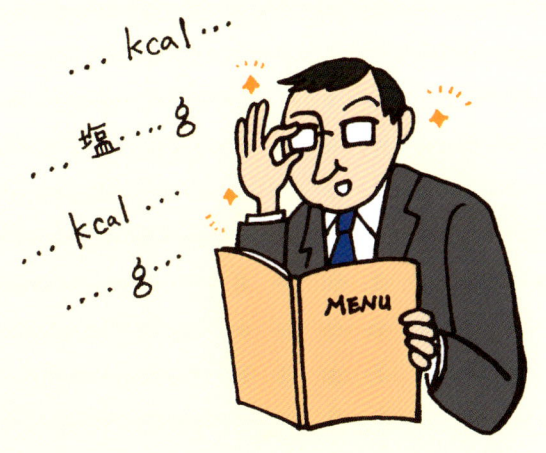

Point 2
外食は1日1回以下にする。

外食や市販のお弁当は、総じて食塩量もカロリーも高めです。できれば1日1回以下に抑えて、食間になが食いなどしないよう食事の時間も決めておきます。

Point 3
単品メニューよりも、定食を選ぶ。

ラーメンやカツ丼、カレーなどの単品メニューは、高塩分、高カロリーで栄養も偏りがち。副菜などで栄養バランスのとれた定食やセットメニューを選びます。

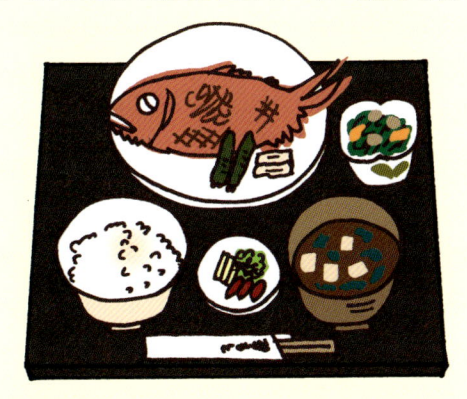

Point 4
**麺類は具だくさんのものを選び、
汁は飲まない。**

麺類やスープ類は高塩分です。つけ麺は、つゆを加減してつけられるのでおすすめです。セットメニューのスープは思い切って残しましょう。

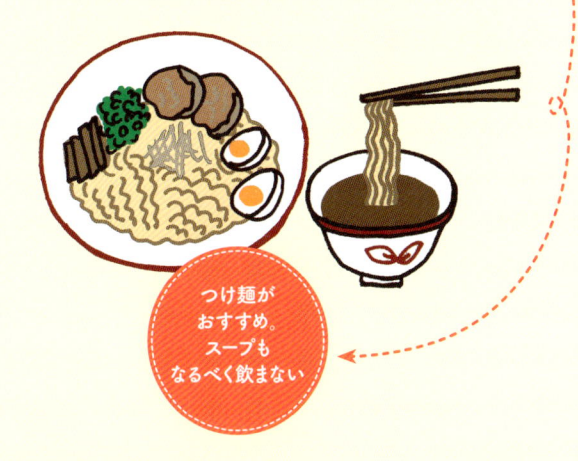

つけ麺が
おすすめ。
スープも
なるべく飲まない

Point 5
**揚げ衣は
衣を半分ほど除いて食べる。**

天ぷらやフライの衣は、たっぷり油がしみていて高カロリーです。揚げ物を食べたいときは、衣を半分はがし、天つゆやソースも控えめにつけて食べましょう。

Point 6
**単品メニューを選んだら、
野菜の副菜を追加して補う。**

ラーメンやざるそばなどの単品は栄養バランスが偏りがちなので、五目そばなど具の多いものを選ぶか、サラダや小鉢などで野菜を足してビタミン補給します。

減塩生活に役立つ
外食メニューの食塩データ

（1人分、または1回分に使いやすい量の食塩とエネルギーのデータです）

参考資料：『食品別「塩分量」早わかり手帳』（三才ブックス）
『塩分早わかり 第3版』（女子栄養大学出版部）

分類	食品名（主な食品内容・重量）	食塩量(g)	エネルギー量(kcal)
丼・ワンプレート	ポークカレー　ごはん230g　豚肉60g	2.2	733
	ハヤシライス　ごはん230g　牛肉60g	2.3	714
	クッパ　ごはん200g　卵25g	2.5	240
	チャーハン　ごはん200g　肉30g　卵30g	3.1	566
	ピザ　サラミ10g	3.4	577
	お好み焼き（ミックス）490g	1.7	588
	オムライス　ごはん200g　卵75g	3.1	695
麺	しょうゆラーメン　655g	5.5	385
	塩ラーメン　695g	5.5	452
	みそラーメン　655g	5.9	426
	冷やし中華　370g	4.6	534
	冷麺　400g	4.1	425
	ナポリタン　380g	3.7	643
	ミートソーススパゲッティー　610g	4.3	614
	ペペロンチーノ　260g	2.0	469
	かけうどん　570g	3.7	307
	焼きうどん　350g	3.8	561
	そうめん　275g	2.7	287
	きつねそば　540g	3.3	363
	天ぷらそば　515g	3.1	321
	焼きビーフン　ビーフン120g　豚肉50g	2.2	504

主食・定食

分類	食品名（主な食品内容・重量）	食塩量(g)	エネルギー量(kcal)
和食	かきフライ定食　ごはん200g　かき85g	4.3	471
	唐揚げ定食　ごはん200g　鶏肉120g	2.3	659
	しょうが焼き定食　ごはん200g　豚肉90g	3.5	680
	焼き魚定食　ごはん200g　魚45g	2.5	508
	焼肉定食　ごはん200g　牛肉100g	3.8	1001
	天ぷら定食　ごはん200g　魚100g	3.8	807
	煮魚定食　ごはん200g　魚80g	3.1	502
洋食	ハンバーグ定食　ごはん200g　ひき肉100g	4.7	895
	えびフライ定食　ごはん200g　えび3尾	2.5	584
中華	酢豚定食　ごはん200g　豚肉65g	6.3	812
	八宝菜定食　ごはん200g　野菜75g	4.8	695
	麻婆豆腐定食　ごはん200g　豆腐100g	4.7	535
丼・ワンプレート	うな丼　ごはん250g　魚100g	4.8	768
	親子丼　ごはん250g　鶏肉80g	2.9	740
	海鮮丼　ごはん250g　魚65g	1.7	541
	カツ丼　ごはん250g　肉80g	3.6	988
	牛丼　ごはん250g　牛肉70g	3.9	770
	中華丼　ごはん250g　豚肉20g	1.5	698
	天丼　ごはん250g　えび40g　きす20g ほか	3.8	772
	ビビンパ　ごはん250g	2.4	507

主菜

	食品名 (主な食品内容・重量)	食塩量(g)	エネルギー量(kcal)
和食	かきフライ　かき 85g	2.6	374
	かれいの唐揚げ　魚 100g	0.4	87
	ゴーヤチャンプルー　ゴーヤ 30g	1.4	288
	しょうが焼き　豚肉 90g	1.9	301
	筑前煮　鶏肉 50g	2.5	240
	鶏肉の唐揚げ　鶏肉 90g	0.6	276
	トンカツ　豚肉 100g	1.8	533
	鶏肉の照り焼き　鶏肉 50g	0.8	161
	豚キムチ　豚肉 50g	0.9	258
	豚の角煮　豚肉 100g	1.4	482
	ぶり大根　魚 60g	1.7	210
洋食	えびフライ　3尾 70g	0.6	155
	オムレツ　卵 75g	0.8	104
	クリームシチュー　鶏肉 40g	0.9	291
	チキンソテー　鶏肉 50g	1.3	247
	チキンドリア　ごはん 200g　卵 75g	1.9	671
	ハンバーグ　ひき肉 100g	2.6	424
	ビーフシチュー　牛肉 60g	1.2	289
	ビーフステーキ　牛肉 130g	2.7	319
	ポークステーキ　豚肉 130g	1.0	279
	マカロニグラタン　マカロニ 70g　えび 20g	2.3	390
	ラザニア　ラザニア 40g	4.9	591
	ローストビーフ　牛肉 150g	1.2	306
	ロールキャベツ　3個　ひき肉 100g	3.3	409

	食品名	食塩量(g)	エネルギー量(kcal)
アジア料理	かにたま　卵 80g	2.0	325
	酢豚　豚肉 65g	3.3	387
	チンジャオロース　牛肉 60g	1.6	294
	肉団子の甘酢あん　ひき肉 100g	3.2	384
	八宝菜　野菜 80g　豚肉 30g　えび 45g　いか 45g	1.8	345
	棒棒鶏　鶏肉 50g	1.1	137
	ホイコーロー　豚肉 50g	3.5	301
	麻婆豆腐　豆腐 200g	1.7	188
	麻婆なす　なす 60g　ひき肉 20g	1.7	143
	麻婆はるさめ　90g	1.5	171
	えびチリ　えび 120g	2.3	203
海料理	あじの南蛮漬け　魚 133g	1.3	148
	あじフライ　魚 70g	0.7	264
	うなぎのかば焼き　魚 190g	1.9	248
	鮭の塩焼き　魚 45g	1.0	77
	鮭のホイル焼き　魚 45g	1.2	143
	さばのみそ煮　魚 50g	1.0	146
	焼きさば　魚 60g	1.5	168
	さわらのみそ焼き　魚 80g	1.2	183
	白身魚のフライ　魚 60g　タルタルソース 15g	0.8	223
	さんまの塩焼き　魚 50g	0.8	105
	さんまの竜田揚げ　3切れ　魚 70g	0.8	284
	ぶり照り焼き　魚 85g	1.3	218
	煮魚(かれい)　魚 100g	1.4	135
	まぐろ山かけ　魚 60g	0.8	113

分類	食品名	食塩量(g)	エネルギー量(kcal)
中華	ぎょうざ 5個 ひき肉 18g	1.0	204
中華	しゅうまい ひき肉 5個	1.3	233
中華	チヂミ 1皿 175g	0.8	266
中華	生春巻き ビーフン 25g えび 20g	0.1	184
中華	春巻き 2本	0.7	296
中華	レバにら炒め 肉 60g	1.7	145
汁物	あさりのみそ汁 1杯 180g	1.8	27
汁物	けんちん汁 1杯 250g	1.1	136
汁物	雑煮 1杯 345g	2.4	195
汁物	つみれ汁 1杯 205g	1.7	61
汁物	豚汁 1杯 250g	1.4	94
汁物	わかめスープ 1杯 150g	1.0	8
汁物	オニオングラタンスープ 1杯 285g	2.0	172
汁物	クラムチャウダー 1杯 320g	2.1	195
汁物	コーンスープ 1杯 200g	1.4	145
汁物	中華スープ 1杯 200g	0.9	67
汁物	ポトフ ウインナー 40g	2.3	219
サラダ	グリーンサラダ 野菜 60g	0.1	13
サラダ	コールスローサラダ キャベツ 40g	0.6	55
サラダ	ごぼうサラダ ごぼう 50g	0.4	84
サラダ	シーザーサラダ レタス 30g	1.0	302
サラダ	タラモサラダ じゃがいも 100g	1.3	120
サラダ	春雨サラダ 春雨 30g	1.1	53
サラダ	ポテトサラダ じゃがいも 70g	0.9	165
サラダ	マカロニサラダ マカロニ 40g	1.1	148

副菜

分類	食品名（主な食品内容・重量）	食塩量(g)	エネルギー量(kcal)
和食	揚げだし豆腐 豆腐 170g	0.9	168
和食	かつおのたたき 魚 80g	0.1	96
和食	かぼちゃの煮つけ かぼちゃ 100g	0.8	128
和食	刻み昆布のいり煮 115g	1.7	68
和食	切り干し大根の煮物 野菜 50g	0.8	47
和食	金時煮豆 金時豆 40g	0.2	72
和食	きんぴらごぼう ごぼう 50g	0.9	75
和食	小松菜と油揚げの煮物 小松菜 80g	1.1	92
和食	コロッケ じゃがいも 50g ひき肉 25g	0.6	215
和食	里いもの煮物 里いも 100g	1.1	86
和食	だし巻き卵 卵 100g	0.6	97
和食	茶碗蒸し 卵 30g 鶏肉 15g	1.2	97
和食	肉じゃが 牛肉 50g	1.9	331
和食	春雨の酢の物 春雨 30g 野菜 15g	0.8	64
和食	ひじきの煮物 干しひじき 4g	0.9	34
和食	ピーマンの肉詰め 合いびき肉 70g	2.0	211
和食	ほうれん草のおひたし 65g	0.8	16
和食	目玉焼き 卵 60g	0.5	94
洋食	ジャーマンポテト じゃがいも 100g	0.8	171
洋食	スクランブルエッグ 卵 80g	0.7	127
洋食	ウインナー 70g	1.3	238
洋食	チキンナゲット 鶏肉 140g	0.8	225
洋食	フライドポテト じゃがいも 135g	0.7	320
洋食	フライドチキン 鶏肉 96g	0.3	120

間食

分類	食品名（重量）	食塩量(g)	エネルギー量(kcal)
スナック菓子	クッキー 30g	0.2	157
スナック菓子	クラッカー 20g	0.3	98
スナック菓子	コーンスナック 20g	0.3	105.3
スナック菓子	サラダせんべい 7g	0.1	26
スナック菓子	しょうゆせんべい 9g	0.2	34
スナック菓子	チョコプレッツェル 30g	0.2	148
スナック菓子	ビスケット 18g	0.1	78
スナック菓子	ポップコーン 20g	0.3	97
スナック菓子	ポテトチップス 15g	0.1	83
スナック菓子	いもかりんとう 25g	0	119
スナック菓子	柿の種ピーナッツ入り 30g	0.4	141
スナック菓子	歌舞伎揚げ 12g	0.2	63
スナック菓子	かりんとう（黒）42g	0	185
レトルト食品	カップうどん 1食分	6.6	433
レトルト食品	カップスパゲッティ 1食分	3.0	431
レトルト食品	カップ焼きそば 1食分	4.9	562
レトルト食品	カップラーメン 1食分	5.5	358
レトルト食品	冷凍焼きおにぎり 1個 ごはん100g	0.3	277
珍味・ナッツ	いか（燻製）30g	1.8	62
珍味・ナッツ	さきいか 20g	1.4	56
珍味・ナッツ	酢いか 20g	0.6	40
珍味・ナッツ	するめ 1枚 10g	0.2	33
珍味・ナッツ	チーズ入りたら 20g	0.5	70
珍味・ナッツ	ビーフジャーキー 20g	1.0	63
珍味・ナッツ	ミックスナッツ 20g	0.1	124

分類	食品名（重量）	食塩量(g)	エネルギー量(kcal)
洋菓子	アイスクリーム（バニラ）1個 100g	0.2	224
洋菓子	エクレア 1個 115g	0.3	329
洋菓子	カステラ 1個 50g	0.1	160
洋菓子	カップケーキ 1個 30g	0.1	133
洋菓子	クレープ 1個 190g	0.6	497
洋菓子	シュークリーム 1個 100g	0.3	245
洋菓子	ショートケーキ 1個 110g	0.2	378
洋菓子	スイートポテト 1個 45g	0.3	120
洋菓子	チーズケーキ 1個 100g	0.4	272
洋菓子	ティラミス 1個 100g	0.2	208
洋菓子	プリン 1個 110g	0.2	139
洋菓子	モンブラン 1個 70g	0.2	338
洋菓子	レアチーズケーキ 1個 64g	0.2	410
洋菓子	ロールケーキ 1個 68g	0.2	239
和菓子	あんだんご 1本 70g	0.1	141
和菓子	月餅 1個 56g	0.1	200
和菓子	ぜんざい 1皿 200g	0.2	281
和菓子	大福 1個 70g	0.1	165
和菓子	たい焼き 1個 85g	0.2	189
和菓子	どら焼き 1個 60g	0.2	170
和菓子	みたらしだんご 1本 60g	0.4	118
和菓子	今川焼き（あん）1個 100g	0.1	222
和菓子	きんつば 1個 50g	0.1	132
和菓子	栗蒸しようかん 1切れ 65g	0.1	157

食塩量に注意したい！
食材の食塩データ

（1回分に使いやすい量の食塩とエネルギーのデータです）
参考資料：『塩分早わかり 第3版』（女子栄養大学出版）

分類	食品名（重量）	食塩量(g)	エネルギー量(kcal)
練り製品	いわし・つみれ 1個 35g	0.5	40
練り製品	さつま揚げ（小判） 1枚 30g	0.6	42
練り製品	さつま揚げ・ごぼう巻き 1本 30g	0.4	32
練り製品	鳴門巻き 3枚 20g	0.4	16
練り製品	はんぺん 1枚 100g	1.5	94
練り製品	焼きちくわ（中） 1本 30g	0.6	36
練り製品	かに風味かまぼこ 1本 15g	0.3	14
練り製品	かまぼこ 1.5cm厚さ2切れ 25g	0.6	24
練り製品	笹かまぼこ 1枚 25g	0.4	20
練り製品	チーズ入りかまぼこ 1本 40g	1.1	63
缶詰	鮭（水煮） 50g	0.5	78
缶詰	さんま（味つけ） 2切れ 40g	0.5	107
缶詰	ツナ（油漬け） 40g	0.4	115
缶詰	いわし・オイルサーディン 4尾 30g	0.2	108
缶詰	さば（みそ煮） 60g	0.7	130
缶詰	さば（水煮） 50g	0.4	95
缶詰	ずわいがに（水煮） 20g	0.3	15
缶詰	ほたて貝（水煮） 20g	0.2	19
塩辛	いか塩辛赤造り 20g	1.4	23
塩辛	このわた（ナマコの内臓） 20g	0.9	13
乾物	かつお節 5g	0.1	18
乾物	桜えび（煮干し） 10g	0.9	27
乾物	青のり 大さじ1 2.5g	0.2	4
乾物	まこんぶ 10cm 3g	0.2	4
乾物	とろろこんぶ 5g	0.3	6

水産加工品

分類	食品名（重量）	食塩量(g)	エネルギー量(kcal)
干物	あじ（開き干し） 1枚 130g 正味85g	1.4	143
干物	あじ（開き干し甘塩） 1枚 120g 正味78g	0.7	131
干物	塩鮭（甘塩・甘口） 1切れ 80g	2.2	159
干物	スモークドサーモン 3枚 20g	0.8	32
干物	塩だら 1切れ 110g	2.2	72
干物	いわし（生干し） 1尾 40g 正味24g	0.4	58
干物	目刺し 4尾 60g 正味51g	1.4	131
干物	しらす干し 大さじ1と1/2 10g	0.4	11
干物	ちりめんじゃこ 大さじ2 10g	0.7	21
干物	煮干し 5尾 10g	0.4	33
みそ漬け・粕漬け・酢漬けほか	さば（塩さば） 半身 150g	2.7	437
みそ漬け・粕漬け・酢漬けほか	さば（みりん干し） 半身 200g	7.4	404
みそ漬け・粕漬け・酢漬けほか	さんま（開き干し） 1枚 100g 正味70g	0.9	183
みそ漬け・粕漬け・酢漬けほか	さんま（みりん干し） 1枚 80g 正味68g	2.4	278
みそ漬け・粕漬け・酢漬けほか	ほっけ（開き干し） 1枚 310g 正味186g	3.2	264
みそ漬け・粕漬け・酢漬けほか	いわし（ぬか漬け） 1切れ 70g	1.7	152
みそ漬け・粕漬け・酢漬けほか	銀だら（粕漬け） 1切れ 120g	2.0	264
みそ漬け・粕漬け・酢漬けほか	鮭（粕漬け） 1切れ 80g	2.3	106
みそ漬け・粕漬け・酢漬けほか	さわら（みそ漬け） 1切れ 120g	1.0	212
みそ漬け・粕漬け・酢漬けほか	むつ（西京漬け） 1切れ 85g	1.1	161
みそ漬け・粕漬け・酢漬けほか	しめさば 半身 120g	2.0	407
みそ漬け・粕漬け・酢漬けほか	酢だこ 50g	0.7	50

チーズ

食品名（重量）	食塩量(g)	エネルギー量(kcal)
エダムチーズ 25g	0.5	89
カッテージチーズ 50g	0.5	53
カマンベールチーズ 25g	0.5	78
ゴーダチーズ 25g	0.5	95
チェダーチーズ 25g	0.5	106
パルメザンチーズ 25g	1.0	119
パルメザンチーズ（粉） 大さじ1 6g	0.2	29
ブルーチーズ 25g	1.0	87
モッツァレラチーズ 25g	0.3	85
ナチュラルチーズ（クッキング用） 30g	0.5	112
スティックチーズ 1本 10g	0.3	34
スライスチーズ 1枚 17g	0.5	58
プロセスチーズ 25g	0.7	85
6Pチーズ 1個 20g	0.6	68

食事パン

食品名（重量）	食塩量(g)	エネルギー量(kcal)
食パン6枚切り 1枚 60g	0.8	158
食パン8枚切り 1枚 45g	0.6	119
ぶどう食パン 1枚 70g	0.7	188
ライ麦パン 1枚 65g	0.8	172
クロワッサン 1個 30g	0.4	134
ロールパン 1個 30g	0.4	95
フランスパン 6cm幅1切れ 50g	0.8	140

肉加工品

分類	食品名（重量）	食塩量(g)	エネルギー量(kcal)
ハム	ロースハム 5mm厚さ1枚 45g	1.1	88
ハム	ショルダーハム 1枚 30g	0.7	66
ハム	生ハム（促成） 2枚 20g	0.6	49
ハム	生ハム（長期熟成） 1枚 15g	0.8	40
ハム	プレスハム 1枚 15g	0.4	18
ハム	ボンレスハム（薄切り） 2mm厚さ1枚 20g	0.6	24
ベーコン	ショルダーベーコン（薄切り・小） 1枚 10g	0.2	19
ベーコン	ショルダーベーコン（ブロック） 3cm角1個 30g	0.7	56
ベーコン	ベーコン（薄切り） 1枚 18g	0.4	73
ベーコン	ベーコン（ブロック） 3cm角1個 30g	0.6	122
スモーク類	鴨スモーク 5枚 40g	0.7	133
スモーク類	スモークタン 2枚 30g	0.5	85
スモーク類	スモークレバー 2枚 20g	0.4	40
スモーク類	焼き豚（薄切り） 1枚 15g	0.4	26
スモーク類	ローストビーフ 3枚 30g	0.2	59
ソーセージ	あらびきソーセージ 1本 20g	0.4	60
ソーセージ	ウインナソーセージ 1本 25g	0.5	80
ソーセージ	ウインナーソーセージ（缶詰） 5本 47g	0.9	98
ソーセージ	サラミソーセージ 5枚 30g	1.1	149
ソーセージ	ボロニアソーセージ 1枚 12g	0.3	30
缶詰	焼き鶏（塩味） 50g	1.0	84
缶詰	焼き鶏（たれ） 50g	1.1	89
缶詰	牛肉大和煮 1/2缶 50g	0.9	78
缶詰	コンビーフ 1缶 100g	1.8	203

漬物

	食品名（重量）	食塩量(g)	エネルギー量(kcal)
梅干し	梅干し 1個 13g 正味 10g	2.2	3
	梅干し（調味漬け） 1個 20g 正味 16g	1.2	15
	かつお梅 1個 7.5g 正味 6g	0.6	5
塩漬け	かぶ（皮つき） 5切れ 30g	0.8	7
	きゅうり 5切れ 30g	0.8	5
	キャベツ 30g	0.7	7
	なす 6切れ 30g	0.7	7
	白菜 30g	0.7	5
ぬかみそ漬け	かぶ（皮つき） 6切れ 30g	0.7	8
	大根 5切れ 30g	1.1	9
	きゅうり 5切れ 30g	1.6	8
	なす 6切れ 30g	0.8	8
しば漬け・たくあん漬けなど	しば漬け・なす 15g	0.6	5
	たくあん漬け 5切れ 30g	1.3	19
	たくあん漬け（かつお風味） 3切れ 30g	1.0	12
	奈良漬け 5切れ 30g	1.5	49
	べったら漬け 3切れ 30g	0.9	17
その他漬け物	キムチ・白菜 30g	0.7	14
	ザーサイ 15g	2.1	3
	福神漬け 15g	0.8	20
	メンマ（味つけ） 20g	0.8	13
	わさび漬け 15g	0.4	22
	ザワークラウト 30g	0.3	5
	ピクルス・オリーブ（ライプ） 4個 15g 正味 11g	0.2	13
その他漬け物	ピクルス・きゅうり（スイート） 1個 20g	0.2	13
	しょうが（甘酢漬け） 15g	0.5	8
	らっきょう（甘酢漬け） 10個 20g	0.4	23

ふりかけ・つくだ煮

	食品名（重量）	食塩量(g)	エネルギー量(kcal)
ふりかけ	かつお 1食分 小さじ1強 2g	0.2	9
	鮭 1食分 小さじ1 2g	0.3	8
	のりたまご 1食分 小さじ1強 2.5g	0.2	11
	ゆかり 1g	0.4	2
つくだ煮	あさり 15g	1.1	34
	あみ 15g	1.0	35
	いかなご（こうなご） 10g	0.6	28
	かつお（角煮） 20g	0.8	45
	鮭（フレーク） 10g	0.4	21
	たら（でんぶ） 5g	0.2	14
	わかさぎ 10g	0.5	32
	こんぶ 5g	0.4	4
	塩こんぶ 5g	0.9	6
	のり 15g	0.9	12

調味料

分類	食品名（重量）	食塩量(g)	エネルギー量(kcal)
ドレッシング・マヨネーズ	和風ドレッシング（しょうゆごま入り） 小さじ1 5g	0.2	12
	和風ごまノンオイルドレッシング 小さじ1 5g	0.3	2.7
	マヨネーズ（全卵型） 小さじ1 4g	0.1	28
	マヨネーズ（卵黄型） 小さじ1 4g	0.1	27
中華風調味料	豆板醤 小さじ1 7g	1.2	4
	コチュジャン 小さじ1 7g	0.5	18
	オイスターソース 小さじ1 6g	0.7	6
	ラー油 小さじ1 4g	0	40
バター・油	バター 小さじ1 4g	0.1	30
	オリーブ油 小さじ1 4g	0	37
	ごま油 小さじ1 4g	0	37
だし・つゆ	顆粒いりこだし みそ汁1杯分 1g	0.4	2
	顆粒かつおだし みそ汁1杯分 1g	0.4	2
	顆粒こんぶだし みそ汁1杯分 1g	0.4	2
	中華風顆粒ブイヨン 小さじ1 2.5g	1.2	5
	顆粒鶏がらだし スープ1杯 2.5g	1.2	5
	中華風ブイヨン（半練りタイプ） 小さじ1 6g	2.3	24
	めんつゆ（ストレート） 1/2カップ 102g	3.4	45
スパイス	しょうが（おろし・チューブ入り） 小さじ1 6g	0.1	3
	西洋からし（練り・チューブ入り） 小さじ1 6g	0.2	10
	和からし（練り・チューブ入り） 小さじ1 6g	0.4	19
	にんにく（おろし・チューブ入り） 小さじ1 6g	0.3	10
	わさび（おろし・チューブ入り） 小さじ1 6g	0.4	16
	粒マスタード 小さじ1 5g	0.2	11
	カレー粉 小さじ1 2g	0	8

分類	食品名（重量）	食塩量(g)	エネルギー量(kcal)
塩	食塩 小さじ1 6g	6	0
	粗塩 小さじ1 5g	5	0
	黒ごま塩 小さじ1 3g	1.5	10
	岩塩 小さじ1 6g	6	0
しょうゆ	薄口しょうゆ 小さじ1 6g	1.0	3
	濃口しょうゆ 小さじ1 6g	0.9	4
	白しょうゆ 小さじ1 6g	0.9	5
	たまりしょうゆ 小さじ1 6g	0.8	7
みそ	米みそ・赤色辛みそ 小さじ1 6g	0.8	11
	米みそ・甘みそ 小さじ1 6g	0.4	13
	米みそ・淡色辛みそ 小さじ1 6g	0.7	12
	だし入りみそ 小さじ1 6g	0.7	12
	麦みそ 小さじ1 6g	0.6	12
	酢みそ 小さじ1 6g	0.2	13
ソース	ウスターソース 小さじ1 6g	0.5	7
	中濃ソース 小さじ1 6g	0.4	8
	お好み焼きソース 小さじ1 7g	0.4	9
	トマトケチャップ 小さじ1 5g	0.2	6
	トマトソース 小さじ1 6g	0.1	3
	トマトピューレ 小さじ1 5g	0	2
	チリソース 小さじ1 7g	0.2	8
	タルタルソース 小さじ1 4.3g	0.1	21
ドレッシング	サウザンアイランドドレッシング 小さじ1 5g	0.2	21
	フレンチドレッシング（乳化型） 小さじ1 5g	0.2	18

目標食塩摂取量	
1日	g
1週間	g

→

1週間合計摂取量	g
目標摂取量に ±	g

日付	月 日（木曜）		月 日（金曜）		月 日（土曜）		月 日（日曜）	
	献立	食塩量	献立	食塩量	献立	食塩量	献立	食塩量
朝食		g		g		g		g
		g		g		g		g
		g		g		g		g
		g		g		g		g
		g		g		g		g
		g		g		g		g
	朝食食塩量計	g	朝食食塩量計	g	朝食食塩量計	g	朝食食塩量計	g
昼食		g		g		g		g
		g		g		g		g
		g		g		g		g
		g		g		g		g
		g		g		g		g
		g		g		g		g
	昼食食塩量計	g	昼食食塩量計	g	昼食食塩量計	g	昼食食塩量計	g
夕食		g		g		g		g
		g		g		g		g
		g		g		g		g
		g		g		g		g
		g		g		g		g
		g		g		g		g
	夕食食塩量計	g	夕食食塩量計	g	夕食食塩量計	g	夕食食塩量計	g
その他（間食・夜食など）		g		g		g		g
		g		g		g		g
		g		g		g		g
		g		g		g		g
		g		g		g		g
	その他食塩量計	g	その他食塩量計	g	その他食塩量計	g	その他食塩量計	g
1日の食塩量	合計	g	合計	g	合計	g	合計	g

1週間の食塩摂取量チェックシート

目標の食塩摂取量を決めて、1週間の献立と食塩量を記録してみましょう。
現在のおよその食塩摂取量が把握できれば、今後どのように減塩していけばよいかがわかります。
高血圧が気になる方は、ぜひこのチェックシートを活用してみてください。

☆記入例(1人分)

日付	8月 1日(○曜)		月　日(月曜)		月　日(火曜)		月　日(水曜)	
	献立	食塩量	献立	食塩量	献立	食塩量	献立	食塩量
朝食	食パン6枚切り2枚	1.6 g		g		g		g
	ハムエッグ	1.0 g		g		g		g
	野菜サラダ	0.1 g		g		g		g
	オレンジジュース	0 g		g		g		g
	コーヒー	0 g		g		g		g
		g		g		g		g
	朝食食塩量計	2.7 g	朝食食塩量計	g	朝食食塩量計	g	朝食食塩量計	g
昼食	天ぷらそば	5.2 g		g		g		g
	白菜漬物	0.7 g		g		g		g
	お茶	0 g		g		g		g
		g		g		g		g
		g		g		g		g
		g		g		g		g
	昼食食塩量計	5.9 g	昼食食塩量計	g	昼食食塩量計	g	昼食食塩量計	g
夕食	ごはん	0 g		g		g		g
	しょうが焼き	1.9 g		g		g		g
	キャベツ千切り	0 g		g		g		g
	かぼちゃの煮物	0.8 g		g		g		g
		g		g		g		g
		g		g		g		g
	夕食食塩量計	2.7 g	夕食食塩量計	g	夕食食塩量計	g	夕食食塩量計	g
その他(間食・夜食など)	せんべい2枚	1.0 g		g		g		g
	りんご1/2個	0 g		g		g		g
		g		g		g		g
		g		g		g		g
		g		g		g		g
	その他食塩量計	1.0 g	その他食塩量計	g	その他食塩量計	g	その他食塩量計	g
1日の食塩量	合計	12.3 g	合計	g	合計	g	合計	g

エネルギー量、食塩量、栄養素で引く INDEX

〈血圧を下げる栄養素〉 **K** カリウム　**Ca** カルシウム　**Mg** マグネシウム　**繊** 食物繊維　**E,D** EPA、DHA　**T** タウリン

主菜（レシピ名）	エネルギー（kcal）	食塩(g)	栄養素	ページ
あじのねぎみそ焼き	137	0.7	K 繊 E,D	105
厚揚げのドライカレー	517	0.9	Ca Mg 繊	74
いかとかぼちゃの煮物	153	0.8	K 繊 T	108
えびの豆板醤炒め	156	0.9	K 繊 T	109
牛肉、トマト、しその炒め物	176	0.4	K 繊	113
牛肉とアスパラ巻き焼き	213	0.6	K 繊	115
牛肉と香り野菜のチャーハン	459	0.9	K Mg 繊	62
牛肉とレタスのすき煮	172	0.6	K 繊	114
牛肉とれんこんの炒め物	189	0.5	K 繊	114
牛肉のこしょう焼き	134	0.3	K	96
牛肉の豆乳煮	182	0.1	K Ca Mg 繊	110
牛肉のボルシチ風煮物	215	0.6	K 繊	111
牛ひきハンバーグ	169	0.6	K 繊	112
クレソンオムレツのサンドイッチ	386	1.8	Ca	42
黒酢酢豚	202	0.8	K 繊	120
高野豆腐の卵とじ	144	1.1	K Ca Mg 繊	130
ごぼう、しいたけ、牛肉の卵とじ	171	0.8	K 繊	130
鮭缶とキャベツのミルクスープ	248	0.9	K Ca E,D	46
鮭のコーンクリーム煮	210	0.5	Mg 繊 E,D	106
鮭の南蛮漬け	173	0.1	K Mg 繊 E,D T	58
ささ身の青のり衣揚げ	217	0.1	K Mg	125
ささ身のピザ風	180	0.5	K Ca 繊	122
さばのおろし蒸し	143	0.2	K 繊 E,D	104
さわらのねぎマヨ焼き	180	0.3	K E,D	107
鯛とレタスのお粥	286	0.3	K 繊 E,D	38
鯛の中華風刺し身	139	0.3	E,D T	108
鯛の漬け焼きアスパラ添え	79	0.3	E,D	94
たこ、あさり、じゃがいものトマト煮	165	0.7	K 繊 T	109
たことアボカド、トマトのパスタ	504	1.2	K T	52
卵炒め、オクラとかにのあんかけ	198	0.9	K 繊 T	131
卵炒め、なめこあんかけ	192	0.8	K 繊	129
たらのかき油煮	108	0.5	E,D	100
チキンサラダ	163	0.4	Ca Mg	44
中華風トマト卵炒め	178	0.5	K 繊	131
チリコンカーン	186	0.8	K Ca Mg 繊	132
手羽先の酢煮	201	0.4	K	68
豆腐とれんこん、みつばの卵炒め	227	0.7	Ca Mg 繊	36
豆腐のおろし煮	170	0.5	Ca Mg	78
豆腐のカレーじょうゆ煮	197	0.5	K Ca Mg	54
豆腐のグラタン	218	0.4	K Ca Mg 繊	133
豆腐の粒マスタード焼き	154	0.3	Ca Mg	40
鶏だんごの中華風煮こみ	145	0.8	K 繊	123
鶏肉と白菜のあんかけごはん	525	0.5	K 繊	56
鶏むねとじゃがいも、玉ねぎのこしょう炒め	161	0.6	K 繊	126
鶏むねのタンドリー風	106	0.6	K 繊	127
鶏むねのワイン蒸し	207	0.4	K 繊	126
鶏ももとセロリ、マッシュルームのハーブ炒め	130	0.1	K 繊	127
鶏ももとトマトのてり焼き	123	0.5	K 繊	125
鶏ももの酒粕煮	140	0.6	K 繊	124
長いも入り青椒肉絲	194	0.5	K 繊	113
納豆とわけぎのオムレツ	191	0.5	K Ca Mg 繊	128

レシピ名	エネルギー(kcal)	食塩(g)	栄養素	ページ
にらタマ黒酢あん	195	0.7	繊	64
ビーフストロガノフ風	201	0.6	K Ca 繊	115
豚しゃぶの薬味おろしかけ	200	0.4	K 繊	119
豚つくね焼き	128	0.3	K Ca Mg 繊	119
豚肉とえのきのちぢみ	439	0.3	K 繊	60
豚肉とカリフラワーの炒め煮	178	0.5	K 繊	117
豚肉ときゅうり、きくらげの酢炒め	179	0.7	K 繊	120
豚ひきのクリーム煮	181	0.6	K Ca 繊	118
豚ヒレ肉のトマト煮	174	0.5	K 繊	70
豚ヒレのごま煮	166	0.5	K Ca Mg 繊	121
豚ヒレのマリネ	179	0.1	K 繊	116
豚ロースの辛子焼き	138	0.3	K 繊	121
ぶりと大根の塩煮	228	0.5	K Mg E,D	72
ぶりのココナッツミルク煮	254	0.1	K 繊 E,D	107
ブロッコリーとほたての卵炒め	188	0.6	K 繊 T	129
ポークソテーサンド	414	1.5	K 繊	98
ほたて貝柱の中華風ミルク煮	267	0.8	Ca Mg E,D T	76
ほたてとれんこんの蒸し豆腐	195	0.7	K Ca Mg 繊 T	132
マーボー豆腐	193	0.4	K Ca Mg 繊	133
まぐろのタルタルステーキ風	208	0.1	K E,D	80
もずく、ねぎ、えのきの平焼きオムレツ	177	0.7	繊	128
ゆで豚と青梗菜の薬味だれ	209	0.4	K 繊	48

副菜 (レシピ名)	エネルギー(kcal)	食塩(g)	栄養素	ページ
アーモンドとくるみのピクルス	149	0	K Ca Mg 繊 E,D	165
アスパラと赤パプリカのお浸し	26	0.5	K 繊 E,D	78
アスパラとにんにくのアーモンド炒め	96	0.3	K Ca Mg 繊	136
いんげん、赤パプリカ、コーンのサラダ	59	0.2	K 繊	70
いんげん、玉ねぎ、桜えびのサラダ	55	0.3	K Ca	62
いんげん、マッシュルーム、玉ねぎのスープ煮	35	0.3	K 繊	98
いんげんのナムル	45	0.2	K Ca 繊	136
エリンギと青梗菜の炒め物	56	0.4	K 繊	68
エリンギとねぎのソテー	44	0.2	K 繊	42
エリンギの黒酢炒め	56	0.1	繊	155
エリンギのマリネ	41	0.2	繊	164
オクラの納豆あえ	60	0.4	K Ca Mg 繊	138
カッテージチーズのサラダ	79	0.5	K Ca	52
かぶと油揚げの煮物	97	0.5	K Ca Mg 繊	149
かぶの葉の卵炒め	78	0.3	K Ca 繊	138
かぼちゃとグレープフルーツのサラダ	95	0	K 繊	58
かぼちゃの甘煮	58	0	K 繊	44
かぼちゃのザーサイ蒸し	71	0.3	K 繊	158
かぼちゃのしいたけだし煮	49	0.2	K 繊	162
カリフラワー、れんこん、にんじんのピクルス	31	0	K 繊	74
カリフラワーとアボカドのサラダ	56	0.2	K 繊 E,D	148
きくらげの酢炒め	45	0.1	繊	160
絹さやと桜えびの煮浸し	29	0.6	K Ca 繊	137
絹さやとにんじんのごまあえ	48	0.4	K Ca Mg	94
キャベツ、トマト、豚肉の酢の物	63	0.4	K	76
キャベツとツナのあえ物	46	0.3	K 繊 E,D	144
キャベツのマリネ	42	0.1	K 繊	164
きゅうり、わかめ、かに缶の酢の物	33	0.3	K Ca Mg 繊 T	147
くるみ、アーモンド、じゃこの佃煮風	146	0.4	Ca Mg E,D	161
黒大豆のピクルス	113	0	K Ca Mg 繊	165
高野豆腐とのりの卵とじ	73	0.7	Ca Mg	156
ゴーヤ、みょうが、しそあえ	10	0.3	K 繊	68
ゴーヤのくるみ酢あえ	83	0.2	K 繊 E,D	148
ごぼうのカレーきんぴら	34	0.1	K 繊	163

189

料理名	カロリー	塩分	栄養	ページ
ごぼうのしょうゆ煮	36	0.5	K 繊	146
小松菜としいたけの炒め煮	35	0.5	K Ca 繊	72
小松菜ととろろ昆布の煮浸し	16	0.4	K Ca 繊	139
小松菜ともやしの辛子あえ	16	0.3	K Ca 繊	36
こんにゃくと牛肉のしぐれ煮	57	0.2	K 繊	161
こんにゃくのこしょうきんぴら	21	0.2	繊	163
さつまいもと切り昆布のきんぴら	91	0.7	K Ca Mg 繊	38
さつまいもの黒酢煮	71	0.1	K 繊	160
さつまいものヨーグルトあえ	102	0.1	K Ca 繊	159
里いものトマト煮	83	0.2	K 繊	159
しいたけじゃこ煮	14	0.2	Ca 繊 E,D	162
しいたけともやしのいり煮	33	0.4	K 繊	76
ししとうの炒め漬け	58	0.1	K 繊	140
しめじのくるみ炒め	101	0.4	繊	154
じゃがいも、えのき、みつばの酢の物	36	0.2	K 繊	72
じゃがいも、ピーマン、にんじん炒め	86	0.4	K 繊	78
じゃがいもと桜えびの煮物	64	0.2	K Ca 繊	162
じゃがいもとマッシュルームのソテー	100	0.2	K 繊	46
春菊のヨーグルトあえ	68	0.1	K Ca 繊	140
ズッキーニのトマト煮	64	0.3	K 繊	145
セロリと豆腐の辛子あえ	50	0.3	K Ca Mg 繊	147
セロリのスープ煮	11	0.3	繊	52
大根と豚肉のスープ煮	94	0.6	K	62
大根の黒こしょう炒め	64	0.3	K 繊	150
たこ、赤パプリカ、玉ねぎのマリネ	51	0.3	K T	164
たたきとろろとアボカドのトマトあえ	93	0	K 繊	158
青梗菜、エリンギ炒め	58	0.4	K 繊	141
青梗菜、しいたけ、豆腐の炒め物	66	0.4	Ca Mg 繊	100
青梗菜、トマト、ゆばのあえ物	43	0.5	K Mg 繊	56
豆苗炒め	43	0.6	K 繊	56
豆苗とピーナッツの白あえ	89	0.5	K Ca Mg 繊	137
トマトと卵の炒め物	118	0.4	繊	94
トマトとなすの納豆あえ	63	0.4	K Ca Mg	64
トマトとブロッコリーのサラダ	46	0	K 繊	46
トマトのチーズ焼き	57	0.2	K 繊	141
長ねぎのスープ煮	65	0.2	K 繊	150
なすとしらすの煮浸し	32	0.4	K Ca 繊	149
にらとえのきのごま油あえ	30	0.2	繊	54
にらとひじきのアボカドあえ	70	0.3	K Ca Mg 繊	142
にんじんと玉ねぎのわさび酢	33	0.2	K 繊	48
にんじんのカレーヨーグルトあえ	38	0.1	K Ca	96
にんじんの塩きんぴら	32	0.2	K 繊	163
白菜、にんじん、しいたけのスープ煮	26	0.3	K 繊	44
白菜と鮭缶のスープ煮	79	0.5	K Ca Mg 繊 E,D	151
ピーマンとしめじの煮浸し	23	0.5	K 繊	142
ひじきと鮭缶のいり煮	48	0.3	K Ca Mg 繊 E,D	161
ひじきのヨーグルトサラダ	94	0.2	K Ca Mg 繊	152
ブロッコリーのにんにくスープ煮	70	0.5	K 繊	143
ほうれん草としいたけのごまあえ	25	0.3	K Ca Mg 繊	58
ほうれん草と玉ねぎのソテー	45	0.2	K Mg 繊	96
ほうれん草とトマトのくるみサラダ	150	0	K Mg 繊 E,D	80
ほうれん草と長いものおかかあえ	77	0.3	K 繊	40
ほうれん草のアーモンドあえ	40	0.3	K Ca Mg 繊	143
干ししいたけとにんじんの納豆あえ	55	0.3	K Ca Mg 繊	157
マッシュルームのミルク煮	82	0.1	Ca 繊	154
豆もやし、小松菜、れんこんのナムル	53	0.3	K 繊	60
豆もやし、にんじん、小松菜のあえ物	16	0.4	K 繊	100
水菜とわかめの煮浸し	20	0.4	K Ca Mg 繊	48
水菜のツナマヨあえ	56	0.2	K 繊 E,D	139

レシピ名	エネルギー(kcal)	食塩(g)	栄養素	ページ
ミニトマトのピクルス	49	0	K 繊	165
蒸し鶏と春菊、しめじのピーナッツあえ	88	0.4	Mg 繊	38
めかぶとなめこのポン酢あえ	14	0.6	K Ca Mg 繊	153
もずくとキウイの酢の物	52	0.3	K 繊	153
もやしと切り昆布の豆板醤炒め	57	0.3	K Ca Mg 繊	151
焼き油揚げの薬味あえ	91	0	Ca Mg	156
焼きしいたけの薬味おろし	33	0	繊	155
ゆで玉ねぎのサラダ	74	0.1	K Ca 繊	145
ゆばの辛子あえ	29	0.4	Ca Mg 繊	157
レタスとパインのサラダ	41	0	K	42
レタスの豆乳煮浸し	72	0	K Ca Mg 繊	144
れんこん甘酢煮	39	0.2	K 繊	160
れんこんとかぼちゃのピクルス	45	0	K 繊	98
れんこんのピーナッツみそ炒め	120	0.5	K Mg 繊	146
わかめと長いもの炒め物	54	0.3	K Ca Mg 繊	152

丼・混ぜごはん・ワンプレート(レシピ名)	エネルギー(kcal)	食塩(g)	栄養素	ページ
エスニック混ぜごはん	454	0.7	K Mg 繊 E,D	91
ごぼうとチキンのカレー	518	0.5	K 繊	84
鮭の混ぜごはん	455	0.1	繊 E,D	90
豆乳スープかけごはん	531	0.1	K Ca Mg 繊	85
豆腐、おかかあえそば	390	0	Ca Mg 繊	86
生トマトのナポリタン	495	0.7	K 繊 E,D	89
ねぎと牛肉のピリ辛焼きそば	472	0.8	K 繊	87
まぐろの混ぜ寿司	473	0.3	E,D	93
もずく入りお好み焼き	400	0.7	K 繊	88
ゆで牛の混ぜごはん	497	1.2	K Mg 繊	92

汁物・鍋(レシピ名)	エネルギー(kcal)	食塩(g)	栄養素	ページ
えびとかぶの酸味スープ	74	0.5	T	54
かぶと玉ねぎのみそ汁	43	0.9	K 繊	40
カリフラワー、しめじ、ねぎのミルクスープ	114	0.3	K Ca 繊	80
キムチスープ	76	0.9	K Ca 繊	166
くずし豆腐ときゅうりのスープ	64	0.5	Ca Mg	60
さばのスープ	129	0.6	K 繊 E,D	166
サンラータン	24	0.3	K 繊	166
セロリ、ズッキーニ、かぼちゃのスープ煮	30	0.4	K 繊	64
玉ねぎのカレースープ	167	0.6	K Ca 繊 T	167
豆乳みそスープ	75	0.5	K Ca Mg 繊	167
トマト、のり、卵のスープ	24	0.1	K Ca Mg 繊	167
なすのヨーグルトスープ	76	0.1	Ca	70
にんじんとキャベツのみそ汁	43	0.9	K 繊	36
水菜、玉ねぎ、ベーコンのスープ	85	0.3	K 繊	74

デザート&ジュース(レシピ名)	エネルギー(kcal)	食塩(g)	栄養素	ページ
小豆のしょうがシロップ煮	99	0	K 繊	174
かぼちゃと豆乳の汁粉	107	0	K Ca 繊	173
キウイとレモンのシャーベット	41	0	K 繊	170
きびもちのずんだあん添え	120	0.1	K Ca Mg 繊	172
クレソン白玉 くるみだれ	126	0.1	K 繊 E,D	174
ゴーヤとなしのジュース	68	0	K 繊	175
ごまのブラマンジェ	93	0.1	Ca Mg	173
トマトといちごのジュース	51	0	K 繊	175
ドライフルーツ入りいもきんとん	80	0	K 繊	172
山いものアイス風	179	0	K 繊	171
りんごとキャベツのジュース	43	0	K 繊	175

〈血圧を下げる栄養素〉 K カリウム　Ca カルシウム　Mg マグネシウム　繊 食物繊維　E,D EPA、DHA　T タウリン

STAFF

編集・構成	山本和歌子、小平美香 （エディトルーム・カノン）
取材・文	笹田久美子
撮影	加藤タケ美
デザイン	木村美穂（きむら工房）
スタイリング	櫻田志満
イラスト	戸塚恵子
企画・編集	川上裕子、君島久美 （成美堂出版編集部）

参考文献
『高血圧治療ガイドライン2019』（日本高血圧学会）、『スーパー図解　高血圧・動脈硬化』（法研）、『よくわかる高血圧の基本の食事』（主婦の友社）、『高血圧の人のおいしいレシピブック』『腎臓病の人のおいしいレシピブック』（保健同人社）

撮影協力
UTUWA	☎ 03-6447-0070
福萬醤油	☎ 092-718-0588
貝印	☎ 0120-016-410
天塩	☎ 03-3371-1521
オムロンヘルスケア	☎ 0120-30-6606
タニタ	☎ 0570-099655
メテックス	☎ 03-3589-3300

監修　富野康日己（とみの・やすひこ）
順天堂大学名誉教授

1974年順天堂大学医学部卒。医学博士。専門は腎臓病（特にIgA腎症）、高血圧、糖尿病腎症、腎不全。市立札幌病院、東海大学医学部内科を経て、1988年順天堂大学医学部腎臓内科学助教授。1994～2015年順天堂大学医学部腎臓内科学教授。2014年インドネシア共和国アイルランガ大学名誉教授。2015年順天堂大学名誉教授、医療法人社団松和会理事長。

料理　検見﨑聡美（けんみざき・さとみ）
料理研究家・管理栄養士

「毎日のおかずこそが体と健康を構築する」という考えのもと、基本を踏まえた上で、だれでも確実に作れる家庭料理、お菓子などのレシピを提案する。『基本の和食レシピ 最新版』（主婦の友社）、『和食いちねんせい』（日本文芸社）、『おいしさのコツが一目でわかる基本の料理』（成美堂出版）など著書多数。テレビや雑誌、書籍を中心に幅広く活躍中。

栄養指導　佐藤芳子（さとう・よしこ）
順天堂大学医学部附属順天堂越谷病院栄養科管理栄養士

日本女子大学家政学部食物学科卒。日本糖尿病療養指導士、栄養サポートチーム専門療法士、病態栄養専門管理栄養士。

毎日おいしい高血圧の減塩レシピ

監　修	富野康日己（とみのやすひこ）
料　理	検見﨑聡美（けんみざきさとみ）
発行者	深見公子
発行所	成美堂出版 〒162-8445　東京都新宿区新小川町1-7 電話(03)5206-8151　FAX(03)5206-8159
印　刷	広研印刷株式会社

©SEIBIDO SHUPPAN 2015　PRINTED IN JAPAN
ISBN978-4-415-31974-2

落丁・乱丁などの不良本はお取り替えします
定価はカバーに表示してあります

- 本書および本書の付属物を無断で複写、複製(コピー)、引用することは著作権法上での例外を除き禁じられています。また代行業者等の第三者に依頼してスキャンやデジタル化することは、たとえ個人や家庭内の利用であっても一切認められておりません。